NCCD

国家心血管病中心

NATIONAL CENTER FOR CARDIOVASCULAR DISEASES

中国心血管健康与疾病报告
2023

ANNUAL REPORT ON CARDIOVASCULAR HEALTH AND DISEASES IN CHINA（2023）

NCCD
国家心血管病中心
NATIONAL CENTER FOR CARDIOVASCULAR DISEASES

中国协和医科大学出版社
北　京

图书在版编目（CIP）数据

中国心血管健康与疾病报告. 2023 / 国家心血管病中心主编. —北京：中国协和医科大学出版社，2024.5（2024.7 重印）

ISBN 978－7－5679－2385－0

Ⅰ.①中… Ⅱ.①国… Ⅲ.①心脏血管疾病－诊疗－研究报告－中国－2023 Ⅳ.①R54

中国国家版本馆CIP数据核字（2024）第087847号

内 容 简 介

本书由国家心血管病中心编撰。共分五个部分：第一部分概要，第二部分心血管疾病及其危险因素流行状况，第三部分心血管疾病诊疗状况，第四部分心血管疾病研究概述，第五部分心血管疾病卫生经济学。本书收录了中国心血管健康与疾病方面的大样本横断面和队列人群流行病学调查、随机对照临床研究、大样本注册登记研究等有代表性的、已发表的、高质量的研究结果。此外，本书还纳入了国家心血管病中心承担的有关心血管疾病项目的资料。

本书内容全面、准确、完整，具有代表性和权威性，可为广大医务工作者、医学生日常工作和科学研究提供参考。

主　　编　国家心血管病中心
责任编辑　李元君　郑成巍
封面设计　邱晓俐
责任校对　张　麓
责任印制　黄艳霞
出版发行　**中国协和医科大学出版社**
（北京市东城区东单三条9号　邮编100730　电话010-65260431）
网　　址　www.pumcp.com
印　　刷　北京联兴盛业印刷股份有限公司
开　　本　889mm×1194mm　1/16
印　　张　16.75
字　　数　320千字
版　　次　2024年5月第1版
印　　次　2024年7月第2次印刷
定　　价　168.00元

编 委 会

前　言

随着社会经济的发展，国民生活方式的变化，尤其是人口老龄化及城镇化进程的加速，居民不健康的生活方式日益突出，心血管疾病危险因素对居民健康的影响越加显著，心血管疾病的发病率仍持续增高。目前心血管疾病是城乡居民的首要死亡原因，农村为48.00%，城市为45.86%。心血管疾病给居民和社会带来的经济负担日渐加重，已成为重大的公共卫生问题，加强政府主导的心血管疾病防治工作刻不容缓。

2019年6月24日，国务院印发《国务院关于实施健康中国行动的意见》，此后从国家层面出台《健康中国行动（2019—2030年）》，提出从以“疾病”为中心向以“健康”为中心转变，从注重“治已病”向注重“治未病”转变。为响应“健康中国行动”，贯彻“以基层为重点，以预防为主”的国家方针，真正实现使心血管疾病防治主战场由医院逐步向社区转移，国家心血管病中心将2005年以来每年组织全国相关领域的专家编撰的《中国心血管病报告》改版为《中国心血管健康与疾病报告》（以下简称《报告》）。《报告》倡导心血管全生命周期的健康管理，提高居民的心血管疾病风险意识，强调每个人是自己健康的第一责任人，注重不健康饮食和身体活动不足等上游危险因素控制，从源头上预防心血管疾病。

本书仍坚持入选的材料为大样本横断面和队列人群流行病学调查、随机对照临床研究、大样本注册登记研究和社区防治典型案例等有代表性的、已发表的、高质量的研究结果。此外，还纳入了国家心血管病中心承担的项目资料。这些一手数据极大地丰富了本书的内容，也更加及时、全面地反映了我国心血管疾病防治的状况。本书经过编委会专家的集体讨论，以求内容全面、准确和完整，充分体现代表性和权威性。

本书不仅是国家心血管疾病防治和开展国际交流与合作的资讯平台，也是提升中国在心血管疾病防治研究领域地位和影响力的重要组成部分。在历年的编写过程中，我们得到了国家心血管病中心、中国医学科学院阜外医院、《报告》学术委员会与编写委员会等机构和专家学者的大力支持及帮助，在此谨向他们表示衷心感谢。

尽管全体编写人员在编写过程中力求精益求精，可能还会存在疏漏之处，恳请广大读者提出宝贵意见，以使今后的《报告》臻于完善。

国家心血管病中心

2024年4月

目　录

第一部分　概　　要

1.1　心血管疾病及其危险因素流行状况

1.1.1　心血管疾病流行趋势

1.1.1.1　心血管疾病

中国心血管疾病（CVD）患病率处于持续上升阶段。推算CVD现患人数3.3亿，其中卒中1300万、冠心病（CHD）1139万、心力衰竭（HF）890万、肺源性心脏病500万、心房颤动487万、风湿性心脏病250万、先天性心脏病200万、外周动脉疾病（PAD）4530万、高血压2.45亿。

根据全球疾病负担（GBD）研究数据，1990—2019年，中国1～79岁人群CVD［包括风湿性心脏病、缺血性心脏病（IHD）、卒中、高血压性心脏病、非风湿性瓣膜性心脏病、心肌病和心肌炎、心房颤动和心房扑动、主动脉瘤、外周动脉疾病（PAD）、心内膜炎和其他心血管和循环系统疾病］年龄标化发病率从646.2/10万人年上升至652.2/10万人年。CHD年龄标化发病率从1990年的177.1/10万人年上升至2010年的203.7/10万人年，再下降至2019年的197.4/10万人年。

根据GBD研究数据，1990—2016年，CVD伤残调整寿命年（DALY）增长了33.7%，其中男性增长了51.8%，远高于女性（12.1%）。疾病负担增长最快的病种依次为心房颤动和心房扑动（147.0%）、IHD（122.0%）、PAD（108.9%）、缺血性卒中（80.4%）和主动脉瘤（49.1%）。

虽然CVD总疾病负担绝对值处于增长态势，但是年龄标化DALY在1990—2016年下降了33.3%，其中女性（−43.7%）较男性（−24.7%）下降更快。其他所有类型的CVD年龄标化DALY均出现了不同程度的下降，其中降幅较大的有风湿性心脏病（−77.6%）、其他CVD（−68.7%）、高血压性心脏病（−54.8%）和出血性卒中（−52.6%）。

《中国卫生健康统计年鉴2022》显示，城乡居民疾病死亡构成比中，CVD占首位。2021年农村、城市CVD分别占死因的48.98%和47.35%。

农村CVD死亡率从2009年起超过并持续高于城市水平。2021年农村CVD死亡率为364.16/10万，其中心脏病死亡率为188.58/10万；城市CVD死亡率为305.39/10万，其中心脏病死亡率为165.37/10万。

《中国卫生健康统计年鉴2022》数据显示，2021年中国城市居民CHD死亡率为135.08/10万、农村为148.19/10万。无论是城市还是农村地区，男性CHD死亡率均高于女性。

2021年CHD死亡率继续呈2012年以来的上升趋势，农村地区上升明显，到2016年已超过城市水平。

2021年7月至2022年6月，“中国居民心脑血管事件监测”项目对20个省（自治区、直辖市）共103个监测点数据统计分析发现，我国18岁及以上居民CVD［包括急性心肌梗死（AMI），接受经皮冠状动脉（冠脉）腔内成形术（PTCA）、支架植入和/或冠状动脉旁路移植术的心绞痛、卒中和心脏性猝死］粗发病率为600.9/10万（年龄标化率为411.8/10万），男性发病率（粗率689.5/10万，年龄标化率501.9/10万）高于女性（粗率510.7/10万，年龄标化率324.9/10万）。AMI粗发病率为79.7/10万（年龄标化率为55.8/10万），男性（99.0/10万）高于女性（60.1/10万）。

“中国居民心血管病及其危险因素监测”项目于2020—2022年间在31个省（自治区、直辖市）共262个监测点开展调查，初步结果显示，我国18岁及以上居民CHD［包括AMI，接受支架植入手术、接受冠状动脉旁路移植术（CABG）和因不稳定型心绞痛住院］患病率为758/10万，男性（940/10万）高于女性（570/10万），城市（892/10万）高于农村（639/10万）。随着年龄增长，CHD患病率呈现快速升高趋势。

2002—2021年AMI死亡率总体呈上升趋势。从2005年开始，AMI死亡率呈快速上升趋势，自2012年开始农村地区AMI死亡率明显升高，并于2013年开始持续高于城市水平。

1.1.1.2 脑血管疾病

GBD 2019结果显示，2019年我国共有2876万例卒中患者，比1990年增加147.5%。在不同亚型卒中中，从1990年到2019年，患病数增加最多的是缺血性卒中（195.2%），其次是蛛网膜下腔出血（54.8%）和脑出血（43.0%）。2019年卒中年龄标化患病率为1468.9/10万，其中缺血性卒中为1255.9/10万，脑出血为214.6/10万，蛛网膜下腔出血为81.4/10万。与1990年相比，卒中年龄标化患病率上升了13.2%，其中缺血性卒中增加了33.5%、脑出血和蛛网膜下腔出血分别降低了31.9%和21.9%。

2021年7月至2022年6月，“中国居民心脑血管事件监测”项目对20个省（自治区、直辖市）共103个监测点数据进行统计分析，初步结果发现，18岁及以上居民卒中发病率为496.7/10万（年龄标化率为338.6/10万），男性高于女性。

根据《中国卫生健康统计年鉴2022》，2021年中国城市居民脑血管疾病死亡率为140.02/10万，城市居民脑血管疾病死亡人数占城市总死亡人数的21.71%，位列城市居民全死因的第三位；农村居民脑血管疾病死亡率为175.58/10万，农村居民脑血管疾病死亡人数占农村总死亡人数的23.62%，位列农村居民全死因的第二位。中国居民脑血管疾病死亡率男性高于女性，农村高于城市。

2003—2021年，脑血管疾病死亡率整体呈上升趋势，与2003年相比，2021年城市居民脑血管疾病死亡率上升至2003年的1.37倍；农村居民上升至2003年的1.58倍。各年度农村地区脑血管疾病死亡率均高于城市水平。

GBD 2019结果显示，2019年我国有218.9万人死于卒中。1990年到2019年，卒中总的死亡人数增加了59.0%，缺血性卒中和脑出血的死亡人数分别增加171.1%和37.4%，但蛛网膜下腔出血引起的死亡人数下降了58.7%。2019年中国卒中的年龄标化死亡率为127.2/10万，其中缺血性卒中为62.2/10万、脑出血为60.1/10万、蛛网膜下腔出血为5.0/10万。与1990年相比，卒中年龄标化死亡率下降了39.8%，其中缺血性卒中变化不显著，降低了3.3%；脑出血和蛛网膜下腔出血分别降低了48.1%和84.1%。

1.1.2 烟草使用

2018年，中国成人烟草调查显示，我国15岁及以上人群吸烟率为26.6%。

中国医学科学院和牛津大学合作，2004—2008年对来自中国10个地区的51.2万名30～79岁成人进行中位随访11年后发现，吸烟与15种循环系统疾病［HR（95%CI）］的发病风险显著相关，包括主动脉瘤及主动脉夹层［2.46（1.71～3.54）］、动脉栓塞和血栓［1.99（1.40～2.83）］、其他肺源性心脏病［1.78（1.65～1.92）］、肺栓塞（PE）［1.54（1.03～2.30）］、其他动脉瘤［1.54（1.02～2.31）］、急性心肌梗死［1.49（1.39～1.59）］、心搏骤停［1.43（1.20～1.70）］、动脉粥样硬化［1.32（1.16～1.49）］、心力衰竭［1.30（1.21～1.40）］、心脏病并发症和描述不明确的心脏病［1.20（1.08～1.33）］、慢性IHD［1.18（1.15～1.22）］、脑梗死［1.12（1.09～1.15）］、心绞痛［1.09（1.01～1.19）］、静脉曲张［0.81（0.72～0.92）］。

1.1.3 膳食营养

2015—2017年中国居民营养与健康状况监测（CNHS）数据显示，中国居民膳食总能量供给充足。从长期变化趋势看，中国居民膳食总能量摄入呈下降趋势，其中碳水化合物供能比呈明显下降趋势；而脂肪供能比则呈不断上升趋势，城市居民自2002年起超过推荐量30%的上限水平，农村居民2015—2017年脂肪供能比首次突破30%的推荐上限，达到33.2%。

2015—2017年CNHS中72 231名18岁及以上成人数据显示，中国成人微量营养素的摄入严重不足，摄入不足率从2.58%到97.63%不等。其中，钙摄入不足率最高，其次为维生素B_2。而钠摄入量过高，平均达到5139.61mg/d，只有1/4的中国成人低于世界卫生组织（WHO）的建议值。

中国居民膳食结构仍不尽合理。中国居民营养调查和中国慢性病及危险因素监测（CCDRFS）数据显示，2002—2018年我国20岁及以上居民全谷物、蔬菜、水果、红肉、大豆和坚果摄入量均呈上升趋势，含糖饮料摄入量变化不大。红肉和含糖饮料摄入超过中国居民膳食指南的推荐摄入量，而其他食物则低于推荐摄入量。其中，全谷物（21.2g/d）和水果（114.1g/d）的日均摄入量仅为推荐摄入量（全谷物50～100g/d，水果200～350g/d）的一半。

1.1.4 身体活动

中国慢性病及其营养监测数据对全国31个省（自治区、直辖市）298个区县的横断面调查显示，2015年中国18岁及以上成人经常参加身体活动率为12.5%，城市（18.1%）高于农村（8.5%）。2018年业余静态行为时间较2010年明显增加（3.2h/d vs 2.7h/d）。

1985—2014年，学生体质健康达标优秀率总体趋于下降。2004—2015年静态行为增加了1.8h/7d，活动不足率升高了5.5%。2016年中小学生体育课≥2节/7天、课外体育训练≥5次/7天的比例分别为85.2%、31.5%。周末看电视、使用手机、看电脑≥2h的比例分别为23.7%、27.7%、17.5%。2017年小学生、初中生活动达标率高于2016年。2019年肌肉力量锻炼≥3次/7天的比例达到39.3%。

WHO 2016年报告指出，身体活动达标可以使我国40～74岁人群过早死亡风险减少18.3%，相当于每年避免101.65万人过早死亡。中国慢性病前瞻性研究（CKB）中，与身体活动量≤9.1MET·h/d相比，≥33.8MET·h/d组的CVD死亡风险降低41%。身体活动量每增加4MET·h/d，CVD死亡风险降低12%。

1.1.5 超重肥胖

我国儿童与成人超重、肥胖均呈快速增长趋势。1985—2019年7次全国学生体质与健康调研数据显示，2019年中国7～18岁儿童青少年超重肥胖检出率为23.4%（超重检出率为13.9%，肥胖检出率为9.6%），城市（25.4%）高于农村（21.5%）、男生（28.4%）高于女生（18.4%）。从增长速度看，我国7～18岁儿童青少年超重与肥胖检出率均持续增长，超重肥胖检出率由1985年的1.2%增长至2019年的23.4%，增长了18.1倍。其中，肥胖检出率增长了75.6倍。2019年城市男生、城市女生、农村男生和农村女生超重肥胖检出率较1985年分别增长了22.3倍、11.7倍、54.2倍和10.1倍，农村男生的增长速度最快。

"中国居民心血管病及其危险因素监测"项目于2020—2022年在31个省（自治区、直辖市）共262个监测点开展调查，有效样本量293 022人，初步结果显示，18岁及以上居民超重率、肥胖率和中心性肥胖率分别为34.6%、17.8%和34.9%。肥胖率男性（20.5%）高于女性（15.0%），农村（18.7%）高于城市（16.7%）。随着年龄的增长，超重率和肥胖率均呈现先升高后降低的趋势。

开滦队列2006—2010年对68 603名未患CVD或癌症的成人（平均年龄55.46岁）中位随访7.0年后，3325人罹患CVD。与稳定-低正常体重组相比，稳定-高正常体重组、稳定-超重组、稳定-低肥胖组、稳定-高肥胖组患CVD的风险较高。研究结果提示，长期超重和肥胖与终生CVD风险增加有关。

超重、肥胖会增加CVD疾病负担。根据GBD数据估算，2019年中国归因于高体重指数（BMI）的CVD死亡人数为54.95万，归因于高BMI的CVD年龄标化死亡率为38.64/10万，11.98%的CVD死亡归因于高BMI。

1.1.6 高血压

1958—2022年，全国范围内的高血压患病率抽样调查表明，高血压患病率整体呈上升趋势。“中国居民心血管病及其危险因素监测”项目于2020—2022年在31个省（自治区、直辖市）共262个监测点对298 438人进行了初步调查，结果显示，18岁及以上居民高血压患病率为31.6%，男性（36.8%）高于女性（26.3%），农村（33.7%）高于城市（29.1%）。随着年龄的增长，高血压患病率呈现快速升高的趋势。

2019年全国学生体质与健康调研（n＝19万，7～17岁，汉族）显示，儿童及青少年高血压患病率为13.0%，女生高于男生（13.2% vs 12.7%），农村高于城市（14.1% vs 11.9%），且总体呈现随年龄增长逐渐增加的趋势（$P<0.001$）。

CHNS研究对12 952名18岁及以上中国人群的前瞻性队列调查显示，高血压年龄标化发病率从1993—1997年的40.8/（1000人年）增长至2011—2015年的48.6/（1000人年）。

CCDRFS全国6次调查数据显示，2004—2018年中国18～69岁成人高血压知晓率、治疗率和控制率均呈上升趋势。

中国高血压知晓率、治疗率和控制率均呈上升趋势。“中国居民心血管病及其危险因素监测”项目于2020—2022年在31个省（自治区、直辖市）共262个监测点298 438人进行了调查，初步结果显示，18岁及以上居民高血压知晓率、治疗率、控制率分别为43.3%、38.7%和12.9%。

CHNS研究结果显示，中国≥18岁成人血压正常高值年龄标化检出率从1991年的30.1%增加到2015年的43.1%。中国高血压调查（CHS）发现，2012—2015年中国≥18岁居民血压正常高值检出粗率为39.1%、加权率为41.3%，估计全国有血压正常高值人数4.35亿。

CHS结果显示，人群收缩压（SBP）加权值为126.1mmHg，舒张压（DBP）加权值为76.0mmHg，SBP随年龄的增加而升高，DBP随年龄的增加先升高后降低。

基于中国老年人的DECIDE-Salt研究显示，使用代盐可以有效降低老年人的血压，并显著降低心血管事件风险。

根据1990—2017年中国及各省死亡率、发病率和危险因素研究发现，高收缩压是导致死亡和DALY的四大主要危险因素之一。2017年，因高收缩压导致254万人死亡，其中95.7%死于CVD。

2005—2018年中国及各省归因于高收缩压的心血管疾病负担研究发现，中国由收缩压升高导致的CVD死亡人数呈持续上升趋势，从2005年的198万增加到2018年的267万，CVD相关早死寿命损失年（YLL）也持续上升，由2005年的4014万人年增加到2018年的4816万人年。

1.1.7 血脂异常

2015年中国成人营养与慢性病监测项目（CANCDS）对179 728名18岁及以上居民的调查结果显示，中国居民总胆固醇（TC）、低密度脂蛋白胆固醇（LDL-C）、非高密度脂蛋白胆固醇（HDL-C）、甘油三酯（TG）水平均较2002年升高。

中国18岁及以上人群血脂异常患病率大幅上升，从2002年的18.6%上升至2012年的40.4%。“中国居民心血管病及其危险因素监测”项目于2020—2022年在31个省（自治区、直辖市）共262个监测点对275 961人进行了调查，初步结果显示，18岁及以上居民血脂异常患病率为38.1%，男性（46.1%）高于女性（29.6%），城市（38.9%）高于农村（37.4%）。

2013—2014年第四次中国慢性病与危险因素监测（CCDRFS）项目、2015年CANCDS项目、2014年院率为10.0%。

对2017年1月至2021年6月住院的41 708名射血分数保留的心力衰竭（HFpEF）患者的分析发现，缺血（26.6%）、感染（14.4%）和心律失常（10.5%）是住院最常见的三个诱发因素。67.4%的患者有三种或更多的合并症。高血压（65.2%）、CHD（60.3%）和心房颤动（41.2%）是中国HFpEF患者最常见的三种合并症。

1.2.6 先天性心脏病

HQMS数据显示，2022年收治诊断含先天性心脏病患者的医院有4947家，占HQMS中开展CVD诊疗服务医院数量的87.6%。其中，三级医院2059家，占比为94.9%；二级医院2888家，占比为83.0%。共诊治诊断含先天性心脏病的住院患者150.8万人次。其中，房间隔缺损/卵圆孔未闭占57.0%、动脉导管未闭占14.1%、室间隔缺损占5.8%、主动脉缩窄占1.3%、心内膜垫缺损占0.4%、法洛四联症占0.3%。

2022年先天性心脏病住院患者中，新生儿和婴儿（住院年龄＜1岁）占38.95%，1～17岁儿童占7.57%，成人（≥18岁）占53.48%。

HQMS数据显示，2022年先天性心脏病住院患者中接受外科手术或介入治疗者13.1万例，占收治诊断先天性心脏病患者的8.7%。在接受外科手术或介入治疗者中，简单先天性心脏病患者11.6万例，复杂先天性心脏病患者1.5万例，分别占88.6%和11.4%。

共有4.9万例先天性心脏病患者接受了外科手术治疗，占接受外科手术或介入治疗的先天性心脏病住院患者的37.1%，1～17岁儿童占比最多（42.8%），其次为成人（35.2%）。在接受外科手术治疗的病例中，复杂先天性心脏病占30.8%。根据HQMS数据，2022年先天性心脏病外科治疗的住院死亡率为1.0%，非康复离院率为2.1%。

2022年接受介入治疗的先天性心脏病患者8.3万例，其中儿童（＜18岁）占30.8%。在接受介入治疗儿童先天性心脏病住院患者中，以房间隔缺损或卵圆孔未闭封堵治疗最多，占接受介入治疗儿童先天性心脏病患者的55.1%，其次是动脉导管未闭封堵（21.4%）、室间隔缺损封堵（20.7%）和肺动脉瓣球囊扩张（2.8%）。

1.2.7 主动脉和外周血管疾病

1.2.7.1 主动脉疾病

HQMS数据显示，2022年开展主动脉疾病诊疗服务的医院有3722家，占HQMS中开展CVD诊疗服务医院数量的65.9%。

2022年收治主动脉疾病住院患者（出院主要诊断包含主动脉疾病且年龄≥18岁）12.8万人次，占诊断中包含CVD住院患者的0.2%。在主动脉疾病患者中，主动脉夹层占比最高，为48.2%；其次为主动脉瘤，占比为23.1%。

2022年收治的主要诊断为主动脉夹层住院患者约6.2万人次，其中，A型主动脉夹层患者为2.0万人次，B型主动脉夹层患者为2.8万人次，不能明确判定类型的主动脉夹层患者为1.3万人次。平均年龄为58.2±13.8岁，女性占24.7%。主动脉夹层住院患者最常见的合并疾病为高血压（76.5%），其次为肝脏疾病（16.3%）。

2022年30.0%的主动脉夹层住院患者接受腔内手术，19.2%的患者接受开放手术，50.8%的患者未接受手术治疗。住院死亡率为4.8%，非康复离院率为16.6%。其中，A型主动脉夹层的住院死亡率为9.2%，非康复离院率为24.0%；B型主动脉夹层的住院死亡率为1.7%，非康复离院率为10.8%。

HQMS数据显示，2022年开展主动脉瘤诊疗服务的医院有2244家，占HQMS中开展CVD诊疗服务医院数量的39.8%。2022年收治主要诊断为主动脉瘤的住院患者3.1万人次，平均年龄为67.5±12.2岁，女性占20.6%。主动脉瘤住院患者合并高血压的比例为59.6%，其次为卒中（19.5%）。42.5%的主动脉瘤住院患者接受腔内手术，13.5%的患者接受开放手术，44.0%的患者未接受手术治疗。2022年主动脉瘤住院患者的住院死亡率为0.8%，非康复离院率为7.5%。

国内一项纳入2018—2021年共1058例急性A型主动脉夹层的多中心注册研究显示，此类患者发病到就诊间隔为10.65h，就诊到手术时间为13h；88.7%的病例接受了全弓置换手术，75.6%接受了冰冻象鼻支架手术，术后住院期间死亡率为7.6%。

有研究分析了2003—2014年338例非复杂B型主动脉夹层患者，其中184例接受胸主动脉腔内修复术（TEVAR），154例接受了单纯药物治疗。长期随访结果显示，相比单纯药物治疗组，TEVAR组主动脉相关事件风险和全因死亡风险明显降低。

1.2.7.2 外周血管疾病

HQMS数据显示，2022年开展颈动脉粥样硬化狭窄闭塞性疾病诊疗服务的医院有3262家，占HQMS中开展CVD诊疗服务医院数量的57.8%。共收治住院患者17.1万人次，患者平均年龄为58.2±13.8岁，女性占24.7%。4.7万人次（27.7%）的患者接受手术治疗、3.8万人次（22.2%）接受颈动脉介入手术、9647人次（5.6%）接受颈动脉开放手术，284人次（0.1%）同期接受开放及介入手术。

2022年颈动脉粥样硬化狭窄闭塞疾病住院患者术后住院死亡率为0.7%，非康复离院率为2.2%。

HQMS数据显示，2022年开展下肢静脉曲张诊疗服务的医院有4098家，占HQMS中开展CVD诊疗服务医院数量的72.6%。住院患者17.4万人次，平均年龄为58.8±11.2岁，女性占43.4%。15.0万人次（86.4%）的患者接受手术治疗，其中13.1万人次（75.1%）接受传统抽剥手术、1.7万人次（10.0%）接受射频消融手术、3.8万人次（21.7%）接受激光手术。

1.2.8 肺血管病

1.2.8.1 肺动脉高压

HQMS数据显示，2022年收治肺动脉高压住院患者的医院有4875家，占HQMS中收治CVD住院患者医院数量的86.3%。收治肺动脉高压成人住院患者（出院诊断包含肺动脉高压且年龄≥18岁)113.1万人次，占出院诊断包含CVD住院患者的1.9%。肺动脉高压住院患者平均年龄为66.9±19.1岁，女性占48.2%。肺动脉高压患者的住院死亡率为1.6%，非康复离院率为9.9%。

2022年第一大类至第五大类肺动脉高压（动脉型肺动脉高压、左心疾病所致肺动脉高压、肺病和/或低氧所致肺动脉高压、肺动脉阻塞所致肺动脉高压、机制不明和/或多因素所致肺动脉高压）的占比分别为7.6%、33.0%、23.1%、2.0%和4.8%，暂无法分类的肺动脉高压占比为29.5%。

2022年，肺动脉高压总人群接受右心导管检查率为1.0%，第一大类至第五大类肺动脉高压中的比例分别为6.6%、0.5%、0.3%、7.2%和0.2%。

一项观察性队列研究探索了经皮肺动脉成形术（PTPA）用于治疗大动脉炎并发肺动脉高压（TA-PH）的有效性及安全性。2016年1月至2019年12月，共有50名完成PTPA手术的TA-PH患者和21名拒绝PTPA手术的患者被纳入。在平均37±14个月的随访过程中，PTPA组有3名患者（6.0%）死亡，1名发生并发症，非PTPA组有6名患者（28.6%）死亡。Cox回归分析显示，PTPA与TA-PH患者全因死亡率显著降低有关（RR＝0.18，95%CI：0.05～0.73，P＝0.017）。

1.2.8.2 静脉血栓栓塞症

HQMS数据显示，2022年收治PE住院患者的医院有4516家，占HQMS中收治CVD住院患者医院数量的80.0%。2022年收治深静脉血栓形成（DVT）住院患者的医院有5092家，占HQMS中收治CVD住院患者医院数量的90.2%。

上述医院收治PE成人住院患者（出院诊断包含PE且年龄≥18岁）26.0万人次，占出院诊断包含CVD住院患者的0.4%。收治DVT成人住院患者132.1万人次，占诊断包含CVD住院患者的2.2%。PE患者住院死亡率为6.0%，非康复离院率为15.9%；DVT住院患者分别为2.0%和9.7%。

56.1%的PE患者合并外科手术史，35.3%合并有DVT，25.0%合并恶性肿瘤。64.1%的DVT住院患者合并外科手术史，6.9%患者合并PE，26.8%患者合并恶性肿瘤。

PE患者中，2.8%的患者住院期间接受了导管溶栓治疗。DVT患者中，1.7%的患者住院期间接受了导管溶栓治疗，7.0%的患者安装了静脉滤器。

1.2.9 心肌病

HQMS数据显示，2022年收治心肌病住院患者（出院主要诊断或其他诊断中包含心肌病）的医院有4928家，占HQMS中收治CVD住院患者医院数量的86.3%。上述医院共收治心肌病住院患者56.2万人次，其中主要诊断为心肌病的患者占26.6%。在所有心肌病的患者中，扩张型心肌病（DCM）占比最高，为69.9%；其次是肥厚型心肌病（HCM），占比为18.6%。2022年心肌病住院患者中，女性患者占34.4%。

由继发病因引起的DCM住院患者共10.3万人次，其中贫血性心脏病最多，占45.1%，其次为尿毒症性心肌病（21.5%）。因继发性HCM住院的患者共6261人次，其中法布里病患者最多，占37.7%；其次为心脏淀粉样变，占22.1%。

超过80%的住院患者合并心力衰竭，合并心房颤动或心房扑动的比例为25.7%，合并室性心动过速的比例为7.5%，9.5%的患者存在肺动脉高压。

心肌病住院患者的住院病死率为1.3%，非康复离院率为8.0%。

共有107家医院进行了835例心肌活检，占主要诊断为心肌病患者人次数的0.56%。开展心内膜心肌活检的医院数量占所有诊治心肌病医院的2.2%。

心肌病患者中0.5%的患者接受了植入型心律转复除颤器（ICD）治疗，0.6%接受了心脏再同步化治疗（CRT）。

1.2.10 心脏康复

HQMS数据显示，2022年CVD患者中，心力衰竭患者进行康复治疗人数为109.4万次；其次为冠脉介入术后患者，为33.9万人次；瓣膜病外科手术和CABG术后患者康复人数分别为4.5万次和3.4万次。

HQMS数据显示，2022年CABG术后进行康复治疗患者平均住院时长为11.2天，未进行康复治疗患者平均住院时长为17.8天。瓣膜病外科术后进行康复治疗患者平均住院时长为11.3天，未进行康复治疗患者平均住院时长为17.4天。

1.2.11 阻塞性睡眠呼吸暂停

HQMS数据显示，2022年开展阻塞性睡眠呼吸暂停（OSA）诊疗服务的医院共有4051家，占HQMS中开展CVD诊疗服务医院数量的71.7%；其中1017家（25.1%）医院可开展夜间睡眠呼吸监测，1695家（41.8%）医院可提供无创正压通气治疗。2022年收治CVD合并OSA的住院患者（出院诊断包含OSA且年龄≥18岁）共27.6万人次，占CVD住院患者的0.5%。住院患者平均年龄为57.2±15.1岁，女性占27.5%。

OSA住院患者合并疾病前四位是高血压、CHD、心力衰竭和心律失常，分别占77.9%、34.8%、21.3%和21.1%。在27.6万人次CVD合并OSA患者中，1.8万（6.5%）患者在住院期间接受了无创正压通气治疗。2022年CVD合并OSA住院患者的非康复离院率为3.5%，死亡率为0.39%。

根据HQMS数据显示，2022年在我国提供CVD诊疗服务的医院中，开展夜间睡眠呼吸监测的仅占不到30%；在CVD住院患者中，约有0.5%的患者被检出患有OSA。

1.2.12 肾脏病

HQMS数据显示，2022年在收治心脏病患者的医院中能诊断慢性肾脏病（CKD）、诊断急性肾损伤（AKI）、开展血液透析、开展腹膜透析及开展持续肾脏替代治疗（CRRT）的医院分别为5375、4687、3260、1551和2663家，占比分别为95.2%、83.0%、57.7%、27.5%及47.2%。

2022年住院CVD患者中有621.1万例合并CKD、34.1万例合并AKI、81.5万例接受了血液透析、17.6万例接受了腹膜透析及16.0万例接受了CRRT。心力衰竭、心房颤动、瓣膜性心脏病和AMI患者中CKD占比分别为21.0%、17.6%、17.0%和15.6%。

在CKD患者中，69.3%诊断为慢性肾功能不全或慢性肾衰竭。CKD患者中合并高血压、糖尿病及肾动脉狭窄的占比分别为78.8%、32.6%及0.5%。

2022年度住院CVD患者中，合并CKD者的住院死亡率、非康复离院率、AKI发生率及住院天数均高于非合并CKD者，分别为2.5% vs 0.9%、10.6% vs 6.3%、1.1% vs 0.6%及8天vs7天。

1.2.13 脑血管疾病

HQMS数据显示，2022年收治卒中住院患者（出院诊断包含脑梗死、脑出血或蛛网膜下腔出血）的医院有5501家，其中三级医院2133家、二级医院3368家。

2022年收治卒中住院患者1276.2万人次，其中脑梗死患者占92.7%。收治的所有卒中患者中，出院主要诊断为卒中的患者占49.7%。卒中住院患者的平均年龄为68.5±12.0岁，住院死亡率为1.3%，非康复离院率为8.6%。

高血压、CHD和糖尿病是卒中住院患者最常见的合并症，占比分别为66.6%、29.1%和25.6%。

1.3 心血管疾病研究概述

1.3.1 心血管疾病基础研究

中国大陆地区的高水平CVD基础研究从2005年后开始起步，有影响力的论文主要发表在*Circulation*、*Circulation Research*、*Signal Transduction and Targeted Theraphy*（*Sigmal Transduct Tar*）、*Cell Discovery*以及*Nature Communications*（*Nat Commun*）等杂志。通过*Nature*、*Circulation*、*European Heart Journal*（*Eur Heart J*）、*Circulation Reasearch*（*Circ Res*）、*Nat Commun*和*Cardiovascular Research*（*Cardiovasc Res*）等期刊的数据，可以观察到近几年国内高水平心血管基础研究的快速发展。

2022—2023年通讯作者和主要作者均来自中国大陆地区，以探索心脏和血管解剖、发育与功能、发病机制为对象的基础研究论文共97篇，涉及心肌梗死、心力衰竭、缺血再灌注损伤、心肌病、心脏重塑、动脉夹层、动脉粥样硬化以及血管重构等方面。其中，热点研究包括心脏保护与再生以及基因治疗等。

1.3.2 心血管疾病临床研究

近年来，我国在CVD领域的研究呈现蓬勃发展势头，数量与质量都不断提升。目前我国CVD领域论文数量位于全球第二位，仅次于美国。自2018年以来，论文数量增长速度高于美国。研究最活跃的几个亚专科是CHD、高血压、心律失常和心力衰竭。其中，CHD和高血压的论文数量均已超过美国。

2022年发表在具有最高影响力的6本医学综合期刊和4本心血管病学期刊上的临床研究文章有14篇，其中最常见的类型是随机对照临床试验，占大多数；其次为大型前瞻队列研究。这体现了我国临床研究者的关注点从认识疾病发展规律转向对干预措施的效果进行科学评价。这些研究所评价的干预措施都是基于临床实践提出的治疗方案或基于我国国情提出的疾病预防措施。

1.3.3 心血管疾病器械研究

2022年8月5日至2023年7月31日，国家药品监督管理局共批准68项医疗器械进入创新医疗器械审评通道，其中42项为心血管类产品，说明心血管领域的创新在我国医疗器械创新领域占主导地位，占比为61.5%；国产原创产品有67项，占98.5%。

同期，国家药品监督管理局共批准获得心血管领域三类医疗器械注册证196项，其中156项为国产产品，其中4项产品曾进入国家创新医疗器械审评通道。这156项国产产品中，介入类产品有125项，成像类产品有4项，血流测量系统有6项，开放手术类产品有4项，有源手术类产品有3项，AI软件有6项，诊断类产品有8个。

1.4 心血管疾病卫生经济学

1.4.1 心血管疾病经济负担

2021年中国心脑血管疾病患者出院总人次数为2764.98万，占同期出院总人次数（包括所有住院病种）的15.36%，其中CVD 1487.23万人次，占8.26%；脑血管疾病1277.75万人次，占7.10%。

2021年心脑血管疾病患者出院人次数中，以IHD（944.90万人次，其中心绞痛416.78万人次、AMI 114.80万人次）和脑梗死（862.43万人次）为主，占比分别为34.17%和31.19%。

2022年以CHD为主要诊断的患者住院总费用中，不稳定型心绞痛占比最高，为38.6%（359.3亿元），其次依次是未分类CHD占比18.8%（175.4亿元）、STEMI占比15.2%（141.9亿元）、NSTEMI占比11.5%（106.7亿元）、稳定型心绞痛占比10.8%（100.8亿元）、AMI占比3.1%（28.9亿元）和急性冠脉综合征（ACS）占比2.0%（18.8亿元）。

2022年主要诊断为CVD的患者次均住院总费用为17 312.8元。瓣膜性心脏病的次均住院总费用最高（64 375.7元），其余依次是心律失常（28 421.4元）、CHD（15 212.3元）、心力衰竭（10 156.7元）以及高血压（7135.1元）。在CHD和瓣膜性心脏病中，材料费占住院总费用的比例较其他费用更高，而在心力衰竭、心律失常以及高血压中，诊断费的占比更高。此外，在CHD、心律失常和瓣膜性心脏病等以手术作为主要治疗手段的疾病中，手术治疗费和手术材料费高于非手术者，而在高血压和心力衰竭患者中未显示此趋势。

1.4.2 心血管疾病卫生经济学评价

一项基于CORE糖尿病模型的卫生经济学评价研究表明，与双相门冬胰岛素30（BIAsp30）相比，德谷门冬双胰岛素（IDegAsp）治疗中国2型糖尿病（T2DM）患者在30年的时间范围内增加了0.280个质量调整生命年（QALY），总成本增加了3888元，增量成本效果比（ICER）为13 886元/QALY，IDegAsp与治疗成本增加有关，但也节省了并发症成本。

一项基于FOURIER试验数据、索赔数据库和已发表文献的卫生经济学评价研究表明，在成人冠状动脉疾病（CAD）和LDL-C水平＞70mg/dl的中国成年患者中，与安慰剂相比，依洛尤单抗增量QALY为1.25，增量成本为18 714元，ICER为14 969元/QALY，低于支付意愿（WTP）阈值（80 976元/QALY，中国人均GDP，2021年）。

一项卫生经济学评价研究模拟了中国75岁CAD患者进行外周动脉疾病（PAD）筛查25年的有效性和成本，如果PAD筛查呈阳性，则给予利伐沙班治疗，将筛查组与中国的无筛查策略组进行比较。研究结果发现，模拟25年，经过一次踝肱指数（ABI）筛查后，增量成本为4959元人民币（约为740美元），增量QALY为0.054，ICER为91 936元人民币（约为13 717美元）/QALY，高于支付意愿门槛［72 447元（约为10 809美元）］，ABI筛查不具有成本－效果。与利伐沙班有关的全因死亡率的降低及其费用是影响ICER的最主要因素。在同样的支付意愿门槛下，如果将利伐沙班的每月费用降低到184.5元人民币（约为27.5美元）或使用国产的利伐沙班，这项筛查将具有成本－效果。因此，对于中国的CAD患者，PAD的ABI筛查结合低剂量利伐沙班给药并不具有成本－效果，但是政策引导的国产品牌利伐沙班的成本变化可以很容易地解决这个问题。

在24h内进行血管内治疗已被证明可以改善大面积梗死的急性缺血性卒中患者的预后。一项卫生经济学评价结果显示，与仅用内科治疗相比，急性缺血性卒中伴大面积梗死的血管内治疗从第四年开始和一生中都具有成本效果。从长远来看，血管内治疗产生了1.33 QALY的终生获益，额外费用为73 900元（约为11 400美元），ICER为55 500元（8530美元），在支付意愿阈值为243 000元/QALY（2021年，3倍中国人均GDP）时，概率敏感性分析结果显示血管内治疗在99.5%的模拟运行中具有成本－效果。因此，血管内治疗急性缺血性卒中伴大面积梗死在中国具有成本－效果。

一项在前循环大血管闭塞患者中，单独使用血管内血栓切除术（EVT）的经济分析研究结果显示，在指数卒中住院时，单独使用EVT组的平均药物成本比EVT＋阿替普酶（IVT）组低487美元，单独使用EVT组的平均EVT相关成本高出479美元，但差异不显著。在试验的90天内，差异无统计学意义。在生命周期内，两组相当。该研究发现单独使用EVT与EVT＋IVT相比没有明显的经济优势。

一项基于强化控制高血压和溶栓卒中研究（ENCHANTED）试验的卫生经济学研究，评估了低剂量阿替普酶与标准剂量阿替普酶在中国治疗急性缺血性卒中的成本－效果。结果表明，与使用标准剂量相比，使用低剂量阿替普酶不会节省总医疗成本，也不会导致中国急性缺血性卒中患者QALY的增加。

一项基于COMPASS试验的卫生经济学评价结果显示，在中国稳定CVD患者中，与单独使用阿司匹林组相比，低剂量利伐沙班联合阿司匹林组每质量调整生命年增加的成本为7937.30美元。与单独使用阿司匹林组相比，单独使用利伐沙班组每质量调整生命年增加的成本为15 045.78美元。支付意愿阈值为11 000美元，在稳定CVD患者的二级预防中，低剂量利伐沙班联合阿司匹林可能具有成本－效果。

第二部分　心血管疾病及其危险因素流行状况

2.1　心血管疾病流行趋势

2.1.1　心血管疾病

2.1.1.1　心血管疾病患病情况

中国CVD患病率处于持续上升阶段。推算CVD现患人数3.3亿，其中卒中1300万、冠心病1139万、心力衰竭890万、肺源性心脏病500万、心房颤动487万、风湿性心脏病250万、先天性心脏病200万、外周动脉疾病4530万、高血压2.45亿。

2.1.1.2　心血管疾病发病情况

根据全球疾病负担研究（GBD）数据[1]，1990年至2019年间，中国1～79岁人群CVD（包括风湿性心脏病、缺血性心脏病、卒中、高血压性心脏病、非风湿性瓣膜性心脏病、心肌病和心肌炎、心房颤动和心房扑动、主动脉瘤、外周动脉疾病、心内膜炎以及其他心血管和循环系统疾病）年龄标化发病率从646.2/10万人年上升至652.2/10万人年。一项纳入来自中国12个省、115个城市和农村社区的47 262名中年参与者的前瞻性队列研究结果显示，心血管疾病发病率为8.35/1000人年，呈现男性高于女性，农村高于城市的特点[2]。

2021年7月至2022年6月，对“中国居民心脑血管事件监测”项目20个省（自治区、直辖市）、103个监测点数据进行统计分析，初步结果发现，我国18岁及以上居民心脑血管疾病［包括急性心肌梗死、接受经皮冠状动脉腔内成形术（PTCA）、支架植入和/或冠状动脉旁路移植术的心绞痛、卒中和心脏性猝死］粗发病率为600.9/10万（年龄标化率为411.8/10万），男性发病率（粗率689.5/10万，年龄标化率501.9/10万）高于女性（粗率510.7/10万，年龄标化率324.9/10万）（图2-1-1）。随着年龄增长，心脑血管疾病发病率呈现快速增长趋势（图2-1-2）。

2.1.1.3　心血管疾病死亡情况[3]

2021年CVD死亡率仍居首位，高于肿瘤及其他疾病（图2-1-3、图2-1-4）。农村CVD死亡率从2009年起超过并持续高于城市水平（图2-1-5）。

2021年农村CVD粗死亡率为364.16/10万，其中心脏病粗死亡率为188.58/10万；城市CVD粗死亡率为305.39/10万，其中心脏病粗死亡率为165.37/10万。

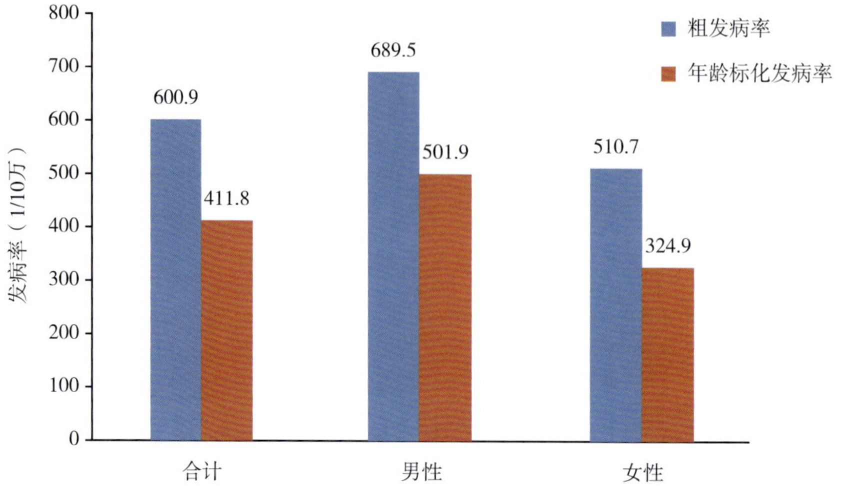

图2-1-1　2021—2022年中国居民心脑血管疾病发病率

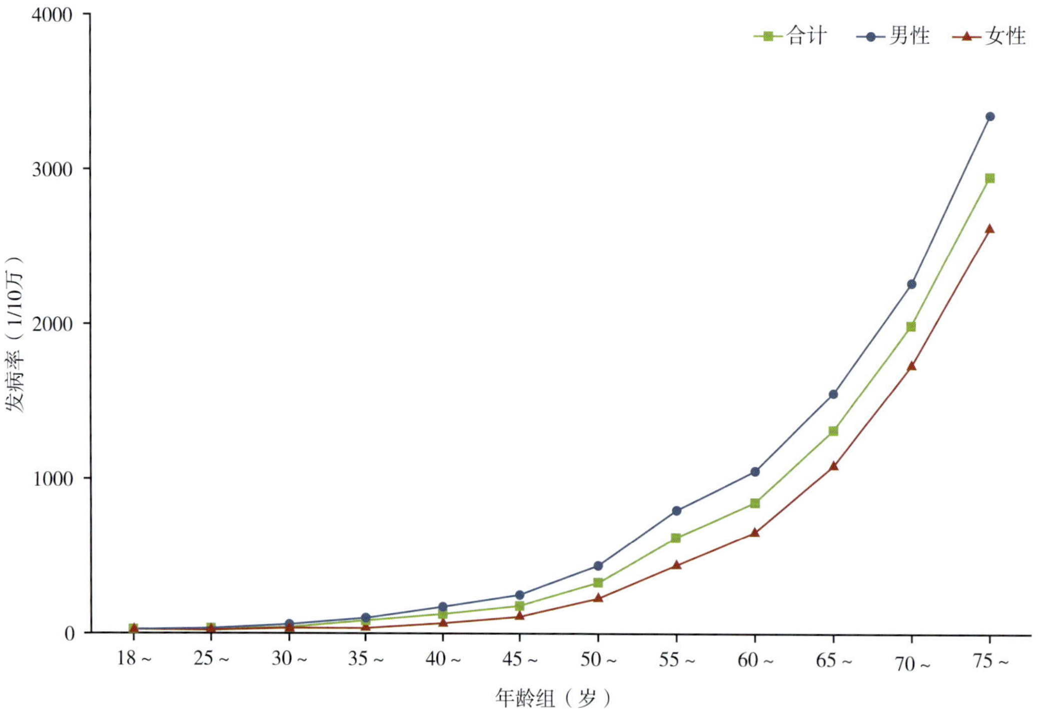

图2-1-2　2021—2022年中国不同年龄居民心脑血管疾病发病率

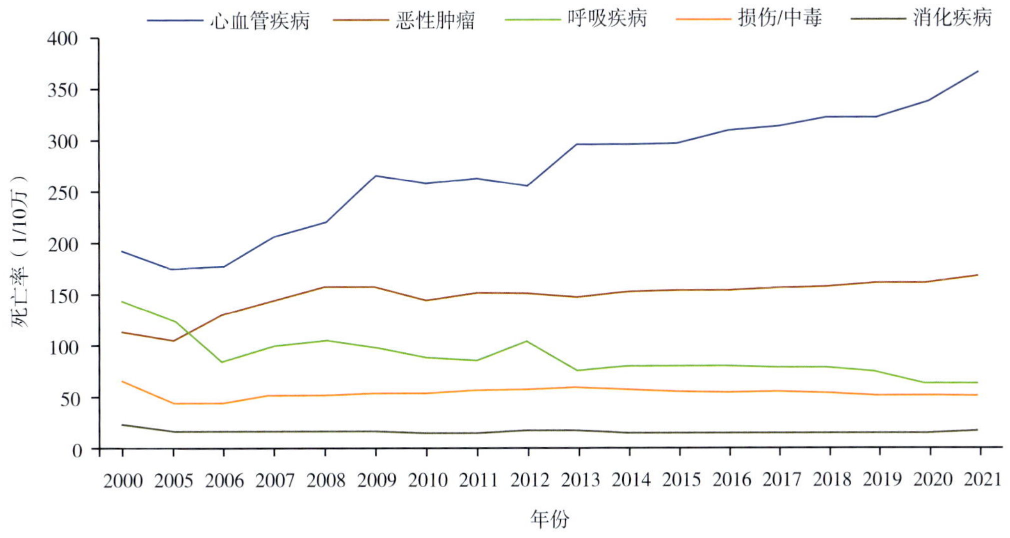

图 2-1-3　2000—2021 年中国农村居民主要疾病死亡率变化

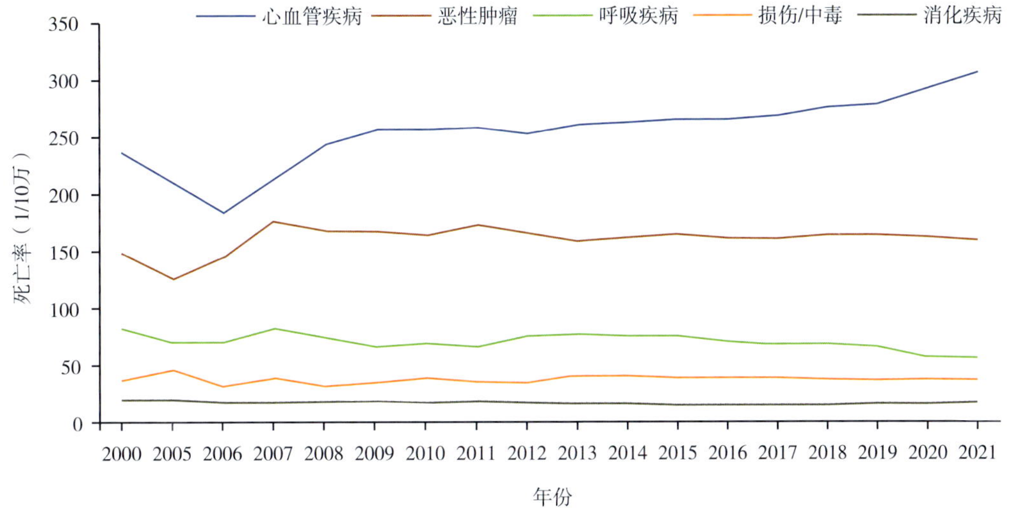

图 2-1-4　2000—2021 年中国城市居民主要疾病死亡率变化

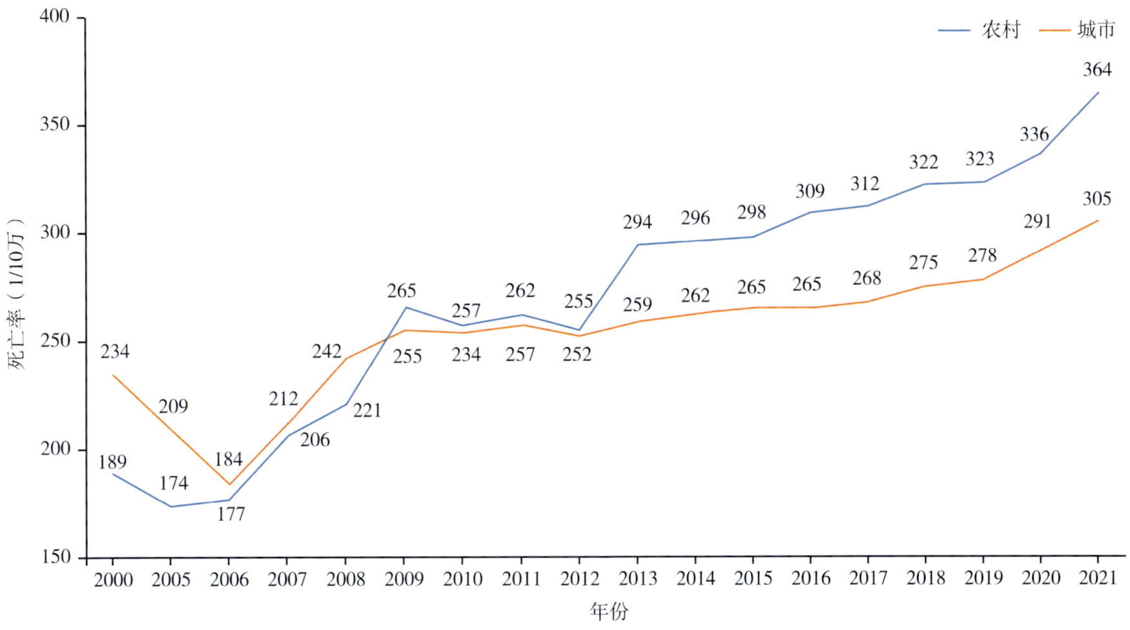

图 2-1-5　2000—2021 年中国城乡居民心血管疾病死亡率变化

城乡居民疾病死亡构成比中，CVD占首位。2021年，CVD分别占农村、城市主要疾病死因的48.98%和47.35%（图2-1-6、图2-1-7）。

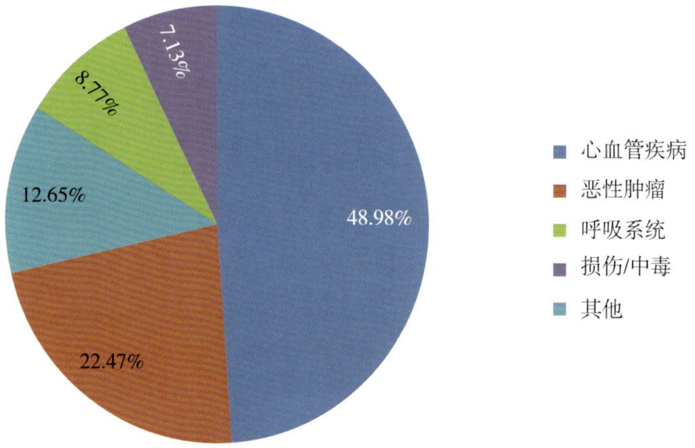

图2-1-6　2021年中国农村居民主要疾病死因构成比

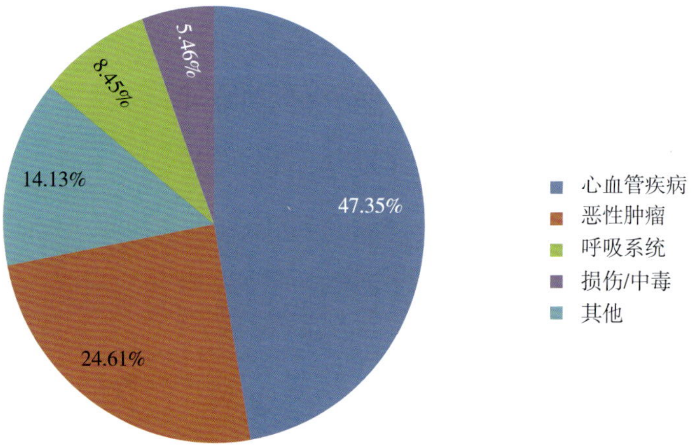

图2-1-7　2021年中国城市居民主要疾病死因构成比

中国死因监测系统覆盖来自中国31个省605个监测点的3亿人群，占中国人口数量的24%。此系统通过以互联网为基础的方式收集人口死亡的详细信息，以2010年人口普查数计算标化率，以寿命损失年（YLL）为主要参数得出CVD过早死亡负担[4]。数据显示，2005年中国CVD死亡人数为309万，2020年增长至458万；年龄标化死亡率（ASMR）从2005年的286.85/10万下降至2020年的245.39/10万，各调查年度的男性ASMR均高于女性（图2-1-8）。2020年中国CVD过早死亡负担较2005年下降了19.27%。虽然CVD过早死亡负担有所下降，但仍处于较高水平，CVD死亡人数仍在增加，2020年较2015年增长了48.06%，老龄化是其主要原因，其次是人口数量的增加。

2020年，缺血性心脏病（IHD）、出血性卒中和缺血性卒中是中国CVD死亡的三大主要原因，在15～50岁的人群中，IHD占据CVD过早死亡率负担的50%～60%。CVD及其亚类的死亡人数和ASMR存在较大的地区差异，经济发达地区普遍低于经济落后地区。2020年，中国ASMR最高的省（自治区、直辖市）是西藏（416.07/10万），其次是黑龙江（346.56/10万）和河南（331.38/10万）；最低的是上海（137.10/10万），其次是浙江（144.40/10万）和江苏（148.11/10万）。中国心血管疾病ASMR总体呈降低趋势，但有些省份，例如安徽、山西和西藏，仍然呈上升趋势。

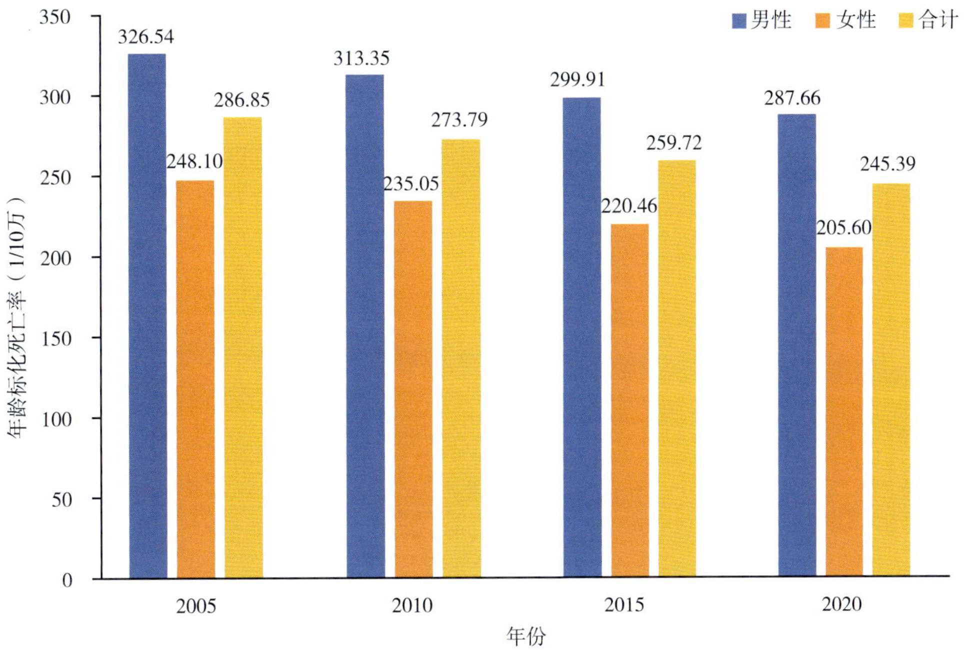

图2-1-8　2005—2020年中国心血管疾病年龄标化死亡率

2.1.1.4　心血管疾病导致的伤残调整寿命年

根据全球疾病负担研究数据[5, 6]，1990年至2016年间，心血管疾病DALY增长了33.7%，其中男性增长了51.8%，远高于女性（12.1%）。疾病负担增长较快的病种依次为心房颤动和心房扑动（147.0%）、缺血性心脏病（122.0%）、外周动脉疾病（108.9%）、缺血性卒中（80.4%）和主动脉瘤（49.1%）。

虽然心血管疾病总疾病负担绝对值处于增长态势，但是年龄标化DALY在1990—2016年间下降了33.3%，其中女性（−43.7%）较男性（−24.7%）下降更快。其他所有类型的心血管疾病年龄标化DALY均出现了不同程度的下降，其中降幅较大的有风湿性心脏病（−77.6%）、其他心血管疾病（−68.7%）、高血压性心脏病（−54.8%）和出血性卒中（−52.6%）。

心血管疾病疾病负担的降低程度与社会发展具有密切关系，经济发展程度越高，心血管疾病疾病负担降幅越大。2016年社会人口学指数（SDI）得分最高的北京、澳门和香港，在过去26年中均取得了超过45%的降幅；而SDI得分较低的西藏、贵州、甘肃和云南，总心血管疾病疾病负担的降幅均在25%以下（图2-1-9）。

2.1.2　冠心病（CHD）

2.1.2.1　CHD发病率

根据全球疾病负担研究数据[1]，1990年至2019年间，中国1～79岁CHD年龄标化发病率从1990年的177.1/10万人年上升至2010年的203.7/10万人年，之后，2019年下降至197.4/10万人年。

2021年7月至2022年6月，“中国居民心脑血管事件监测”项目对20个省（自治区、直辖市）共103个监测点数据进行统计分析，初步结果发现，18岁及以上居民急性心肌梗死（AMI）的粗发病率为79.7/10万（年龄标化率为55.8/10万），男性（99.0/10万）高于女性（60.1/10万）。随着年龄的增长，AMI发病率呈现快速上升趋势（图2-1-10、图2-1-11）。

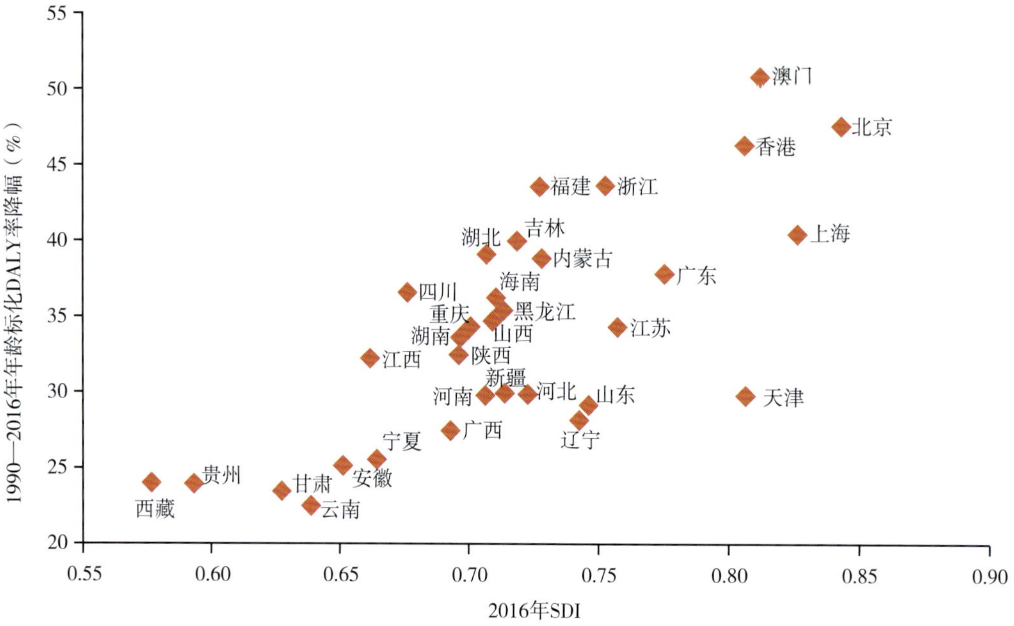

图2-1-9　1990—2016年中国各省级行政区心血管疾病年龄标化DALY率降幅与2016年SDI散点图

注：DALY，伤残调整寿命年；SDI，社会人口学指数。

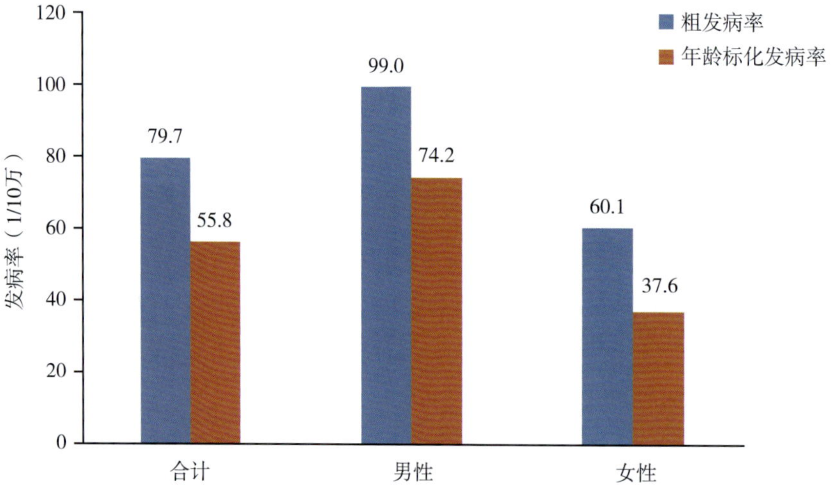

图2-1-10　2021—2022年中国居民急性心肌梗死发病率

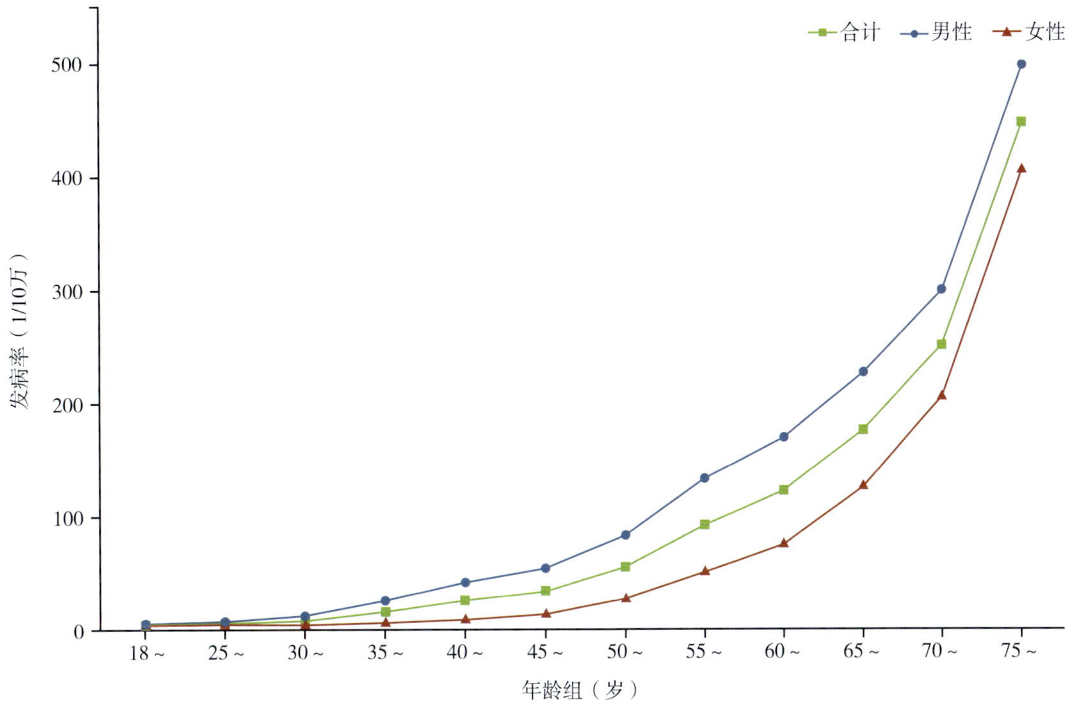

图2-1-11　2021—2022年中国不同年龄居民急性心肌梗死发病率

2.1.2.2　冠心病患病率

"中国居民心血管病及其危险因素监测"项目于2020至2022年间在31个省（自治区、直辖市）262个监测点开展调查，初步结果显示，中国18岁及以上居民冠心病（包括心肌梗死、支架植入手术、冠脉搭桥手术和因不稳定型心绞痛住院）患病率为758/10万。男性（940/10万）高于女性（570/10万），城市（892/10万）高于农村（639/10万）。随着年龄增长，冠心病患病率呈现快速升高趋势（图2-1-12）。

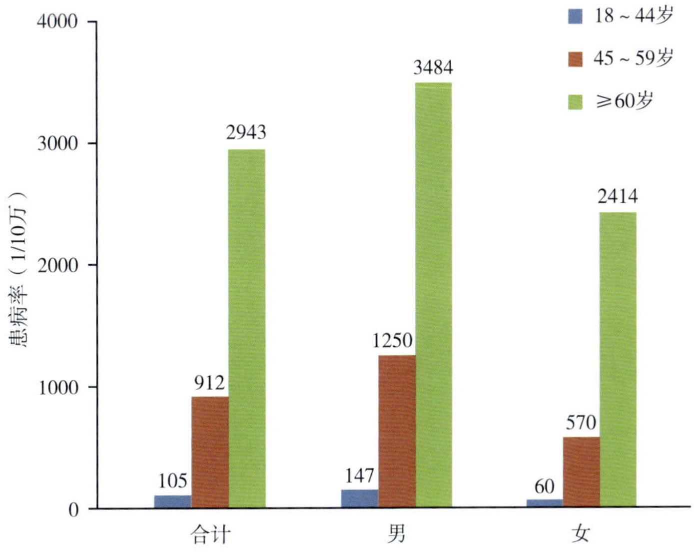

图2-1-12　不同性别、年龄居民冠心病患病率

2.1.2.3 冠心病死亡率

《中国卫生健康统计年鉴2022》数据显示[3]，2021年中国城市居民冠心病粗死亡率为135.08/10万，农村为148.19/10万。无论是城市还是农村地区，男性冠心病死亡率均高于女性（图2-1-13）。

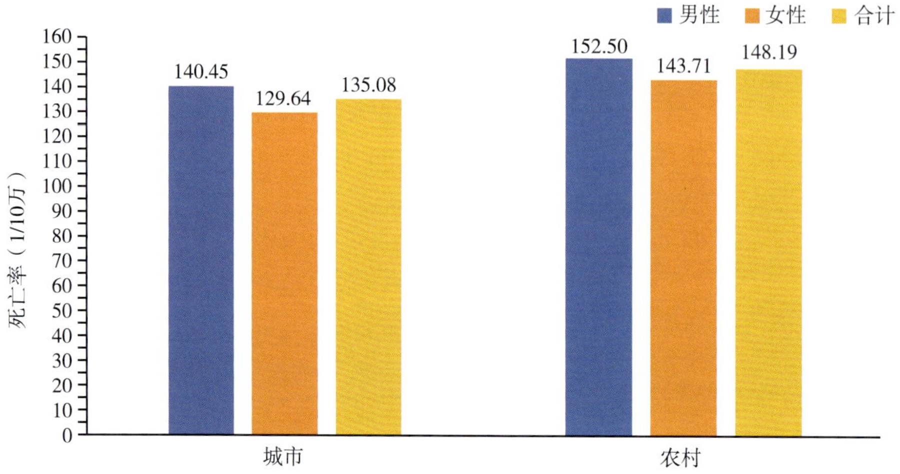

图2-1-13 2021年中国城乡不同性别人群冠心病死亡率

2021年冠心病死亡率继续呈2012年以来的上升趋势（图2-1-14），农村地区上升明显，到2016年已超过城市水平。

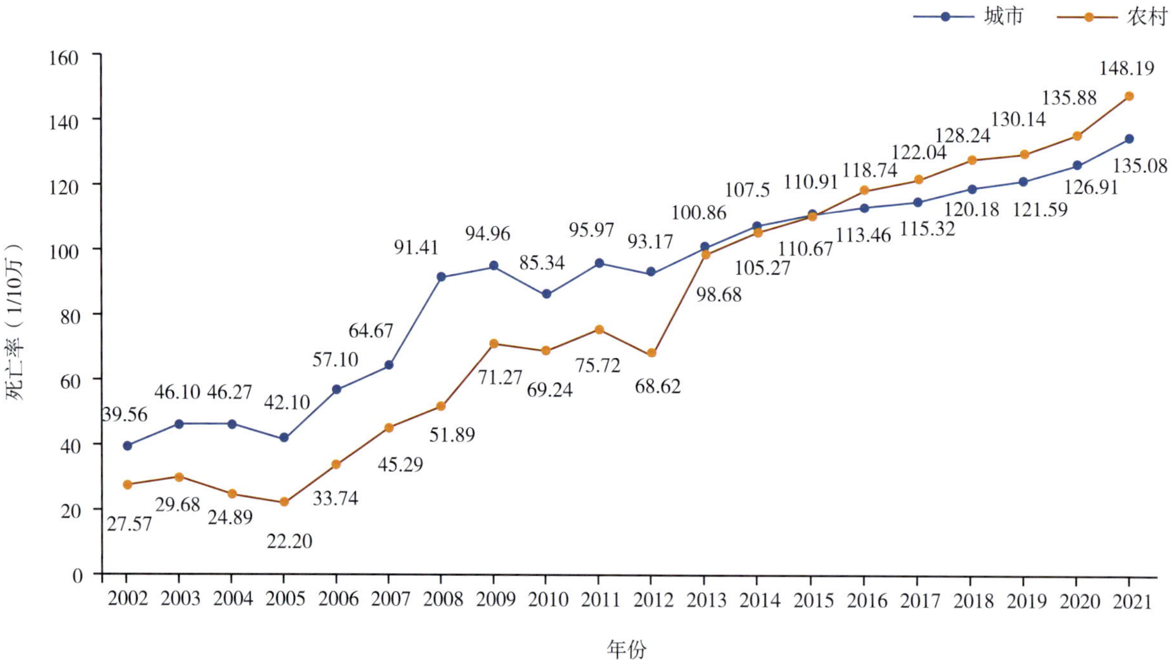

图2-1-14 2002—2021年中国城乡地区人群冠心病死亡率变化趋势

2002—2021年AMI死亡率总体呈上升态势。从2005年开始，AMI死亡率呈快速上升趋势，农村地区AMI死亡率不仅于2007年、2009年、2010年和2011年超过城市地区，而且自2012年开始明显升高，并于2013年开始持续高于城市水平（图2-1-15）。

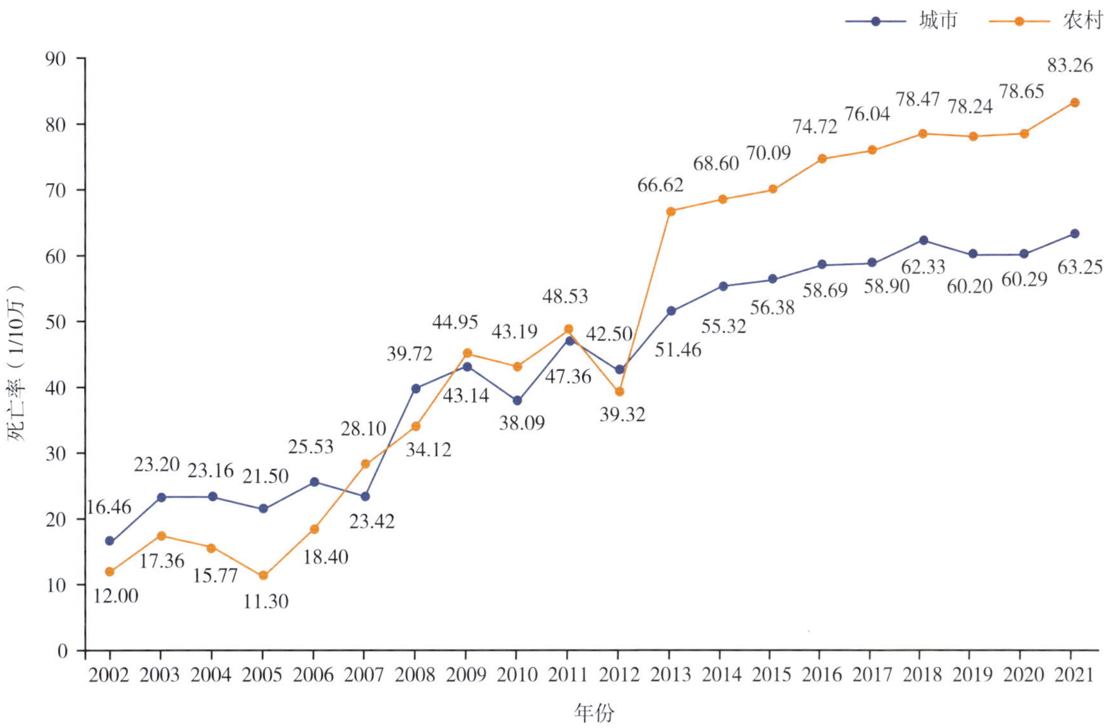

图2-1-15　2002—2021年中国城乡地区人群急性心肌梗死死亡率变化趋势

AMI死亡率随年龄的增长而增加，40岁后开始显著上升，其递增趋势近似于指数关系。无论是城市、农村，还是男性、女性，2002—2021年各年度数据均可发现上述现象。

2.1.3　脑血管疾病

2.1.3.1　脑血管疾病患病情况

2013年全国卒中流行病学调查显示，在480 687名20岁及以上居民中发现7672例确诊或曾患卒中，患病率为1596.0/10万，年龄标化患病率为1114.8/10万，男性（1222.2/10万）高于女性（1005.7/10万），农村（1291.1/10万）高于城市（814.4/10万）。卒中标化患病率最高的是华中地区（1549.5/10万），其次为东北地区（1450.3/10万）和华北地区（1416.5/10万），最低的是华南地区（624.5/10万）[7，8]。

全球疾病负担研究（GBD）2019显示，2019年我国共有2876万例卒中患者，比1990年增加147.5%。针对不同亚型卒中，从1990年到2019年，患病数增加最多的是缺血性卒中（IS）（195.2%），其次是蛛网膜下腔出血（SAH）（54.8%）和脑出血（ICH）（43.0%）。2019年卒中年龄标化患病率为1468.9/10万，其中IS为1255.9/10万、ICH为214.6/10万、SAH为81.4/10万。与1990年相比，2019年卒中年龄标化患病率上升了13.2%，其中IS增加了33.5%，ICH和SAH分别降低了31.9%和21.9%。详见表2-1-1[9，10]。

表2-1-1　1990年和2019年中国不同亚型卒中的患病数和年龄标化患病率及其变化情况（95%UI）

	患病数			年龄标化患病率		
	1990年（万）	2019年（万）	变化幅度（%）	1990年（1/10万）	2019年（1/10万）	变化幅度（%）
卒中	1161.9 （1049.3～1280.1）	2876.0 （2560.0～3221.3）	147.5 （132.8～162.9）	1297.1 （1173.5～1439.2）	1468.9 （1309.2～1640.1）	13.2 （7.7～19.1）

续 表

	患病数			年龄标化患病率		
	1990年（万）	2019年（万）	变化幅度（%）	1990年（1/10万）	2019年（1/10万）	变化幅度（%）
IS	819.1 （708.9～930.4）	2418.3 （2080.4～2786.9）	195.2 （173.7～218.7）	940.7 （814.0～1080.3）	1255.9 （1083.6～1437.6）	33.5 （25.6～42.4）
ICH	304.6 （256.0～355.8）	435.7 （369.1～505.3）	43.0 （37.5～48.7）	315.3 （266.9～368.6）	214.6 （183.8～247.4）	−31.9 （−35.2～−28.6）
SAH	102.1 （85.2～122.6）	158.1 （132.3～190.9）	54.8 （46.3～61.6）	104.3 （87.1～125.8）	81.4 （68.4～97.0）	−21.9 （−26.4～−18.8）

注：UI，不确定区间。

2.1.3.2　脑血管疾病发病情况

2013年全国卒中流行病学调查显示，在480 687名20岁及以上居民中，1643例为新发卒中，发病率为345.1/10万。采用2010年第六次全国人口普查数据进行年龄标化后，卒中发病率为246.8/10万，男性（266.4/10万）高于女性（226.9/10万），农村（298.2/10万）显著高于城市（203.6/10万）。卒中的流行呈现地域性，东北地区卒中发病率最高（365.2/10万），华南地区最低（154.6/10万）[7]。

2021年7月至2022年6月，“中国居民心脑血管事件监测”项目对20个省（自治区、直辖市）103个监测点数据统计分析，初步结果发现，18岁及以上居民卒中发病率为496.7/10万（年龄标化率为338.6/10万），男性（558.6/10万）高于女性（433.6/10万）。随着年龄的增长，卒中发病率呈现增长的趋势（图2-1-16、图2-1-17）。

2.1.3.3　脑血管疾病死亡情况

（1）2021年中国人群脑血管疾病死亡率

根据《中国卫生健康统计年鉴2022》[3]，2021年中国城市居民脑血管疾病粗死亡率为140.02/10万，占城市总死亡人数的21.71%，位列城市居民全死因的第三位；农村居民脑血管疾病粗死亡率为175.58/10万，占农村总死亡人数的23.62%，位列农村居民全死因的第二位。中国居民脑血管疾病死亡率男性高于女性，农村高于城市（图2-1-18）。

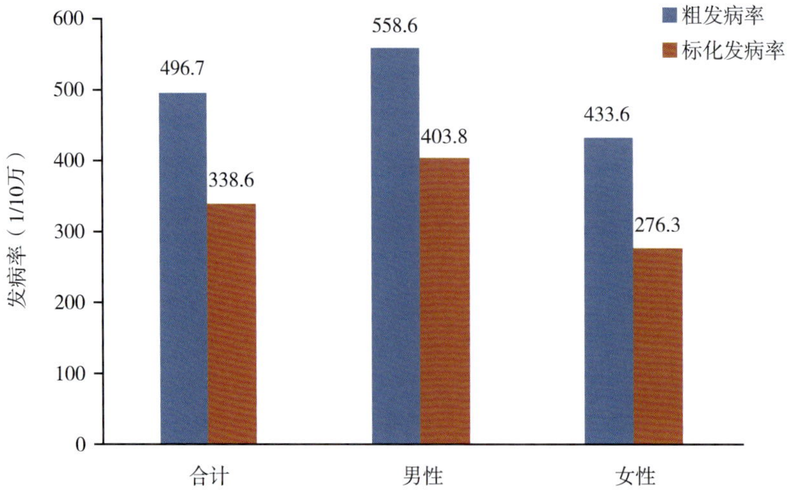

图2-1-16　2021—2022年中国18岁及以上居民卒中发病率

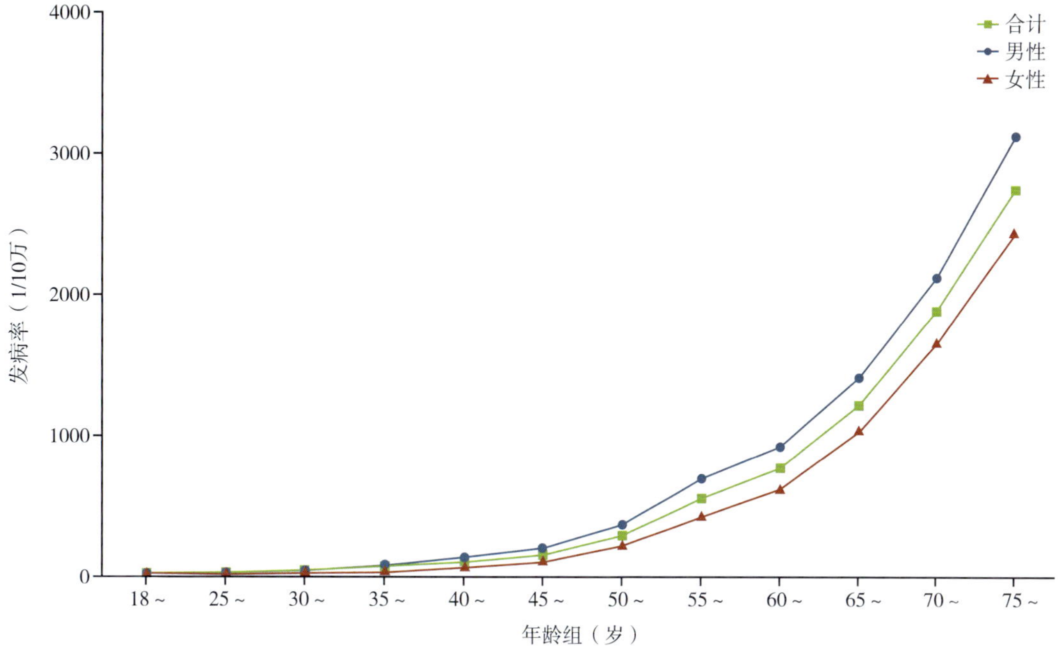

图2-1-17 2021—2022年中国不同年龄居民卒中发病率

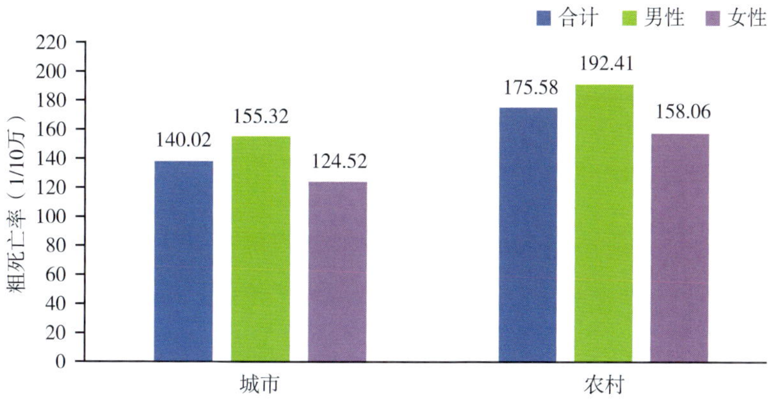

图2-1-18 2021年中国城乡不同性别人群脑血管疾病死亡率

（2）2021年中国城市和农村人群脑血管疾病分性别、年龄死亡率

根据《中国卫生健康统计年鉴2022》[3]，2021年城市和农村居民脑血管疾病粗死亡率均随年龄的增长而增加，且各年龄组男性死亡率均高于女性，其递增趋势近似于指数关系（图2-1-19、图2-1-20）。

（3）2003—2021年中国人群脑血管疾病死亡率变化趋势

根据《中国卫生健康统计年鉴》，2003—2021年，脑血管疾病粗死亡率整体呈增长趋势，2021年城市居民脑血管疾病粗死亡率上升至2003年的1.37倍，农村居民上升至2003年的1.58倍。并且，各年度农村居民脑血管疾病粗死亡率均高于城市居民（图2-1-21）。

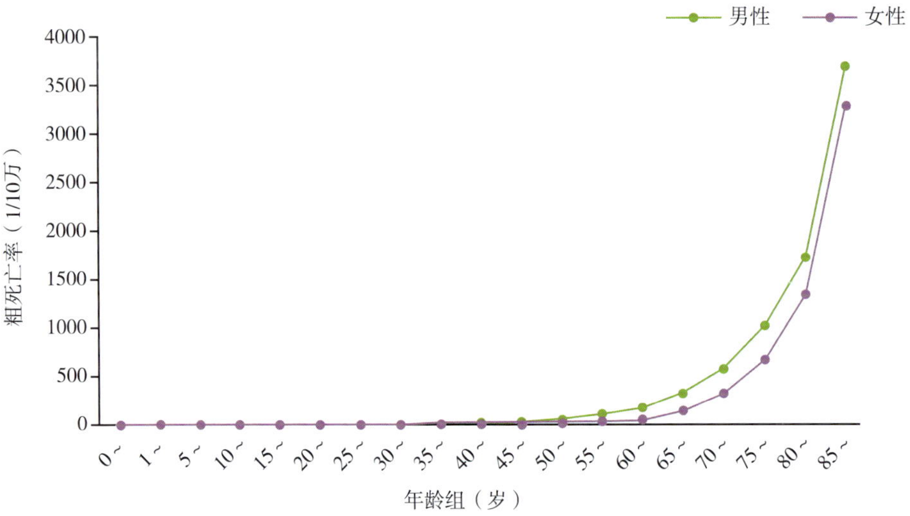

图2-1-19　2021年中国城市居民不同性别人群脑血管疾病年龄死亡专率

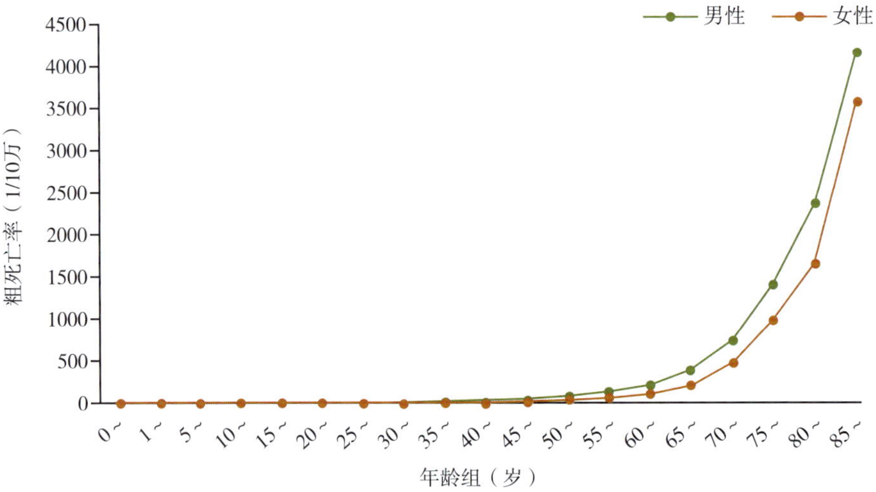

图2-1-20　2021年中国农村居民不同性别人群脑血管疾病年龄死亡专率

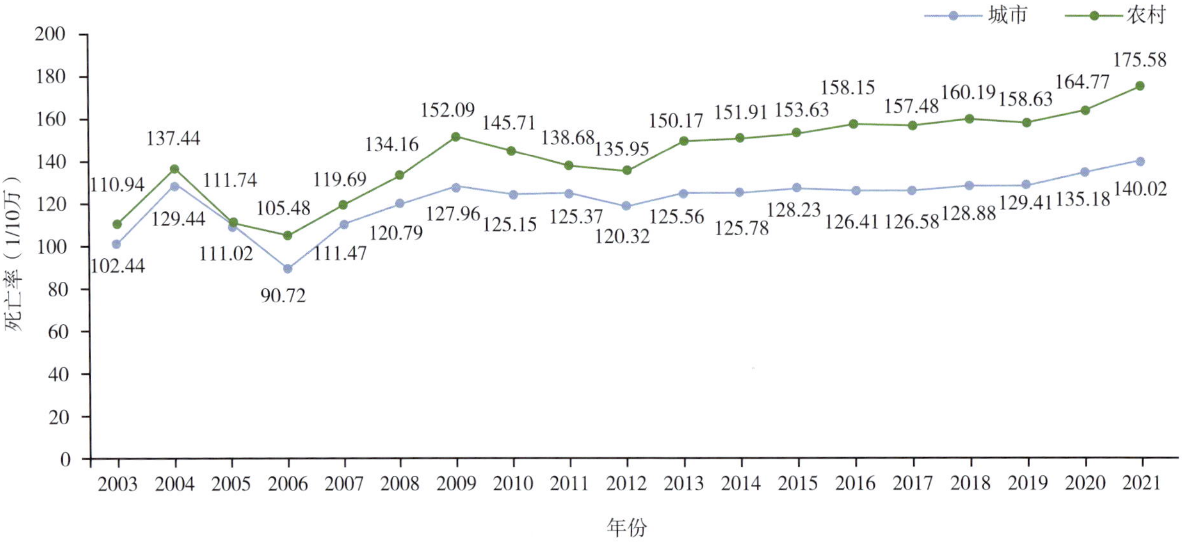

图2-1-21　2003—2021年中国城乡居民脑血管疾病粗死亡率变化趋势

GBD 2019结果显示，2019年我国有218.9万人死于卒中。1990年到2019年，卒中总的死亡人数增加了59.0%，缺血性卒中和脑出血的死亡人数分别增加171.1%和37.4%，但蛛网膜下腔出血引起的死亡数下降了58.7%。2019年中国卒中的年龄标化死亡率为127.2/10万，其中缺血性卒中（IS）为62.2/10万，脑出血（ICH）为60.1/10万，蛛网膜下腔出血（SAH）为5.0/10万。与1990年相比，卒中年龄标化死亡率下降了39.8%，其中IS变化不显著，为-3.3%，ICH和SAH分别降低了48.1%和84.1%（表2-1-2）[9, 11]

表2-1-2　1990年和2019年中国不同亚型卒中的死亡数和年龄标化死亡率及其变化情况（95%UI）

	死亡数			年龄标化死亡率		
	1990年（万）	2019年（万）	变化幅度（%）	1990年（1/10万）	2019年（1/10万）	变化幅度（%）
卒中	137.7（122.1～156.4）	218.9（188.6～251.4）	59.0（30.5～91.1）	211.4（187.7～243.8）	127.2（110.2～144.9）	-39.8（-50.7～-28.6）
IS	38.0（33.1～45.7）	103.0（88.1～117.7）	171.1（108.7～228.3）	64.3（56.4～76.9）	62.2（53.3～70.7）	-3.3（-25.6～16.4）
ICH	77.8（68.4～94.6）	106.9（92.5～123.7）	37.4（9.6～66.2）	115.8（101.5～142.3）	60.1（52.3～69.0）	-48.1（-58.9～-37.8）
SAH	21.9（13.2～26.5）	9.0（7.0～11.3）	-58.7（-70.8～-18.6）	31.3（19.6～37.7）	5.0（3.9～6.2）	-84.1（-88.7～-69.4）

注：UI，不确定区间。

GBD 2019结果显示，2019年我国30～44岁人群中有40 149人死于卒中。1990年到2019年，30～44岁人群卒中死亡人数总体变化不大。2019年我国30～34岁，35～39岁，40～44岁人群卒中的年龄死亡专率分别为5.66/10万、11.09/10万和21.35/10万。1990年到2019年，该人群卒中年龄死亡专率分别下降了36%、39%和46%[10]（表2-1-3）。

表2-1-3　1990年和2019年中国30～44岁人群卒中的死亡数和年龄死亡专率及其变化情况（95%UI）

年龄组（岁）	死亡数			年龄死亡专率		
	1990年	2019年	变化幅度（%）	1990年（1/10万）	2019年（1/10万）	变化幅度（%）
30～34	7824（6663～9336）	7307（5822～8590）	-7（-35～19）	8.84（7.53～10.55）	5.66（4.51～6.65）	-36（-55～-18）
35～39	16 755（14 262～19 891）	11 186（9031～13 161）	-33（-53～-15）	18.31（15.59～21.74）	11.09（8.95～13.04）	-39（-57～-23）
40～44	26 768（22 710～31 765）	21 701（17 633～25 842）	-19（-41～4）	39.81（33.77～47.24）	21.35（17.35～25.42）	-46（-61～-31）

注：UI，不确定区间。

2.1.3.4　脑血管疾病导致的伤残调整生命年

GBD 2019结果显示，2019年我国卒中的DALY增加了36.7%，从1990年的3360万增加到2019年的4590万。2019年我国人群卒中年龄标化DALY率为2412.5/10万，较1990年大幅下降了41.6%。与1990年相比，2019年，年龄标化寿命损失年（YLL）率下降了45.7%，但年龄标化健康寿命损失年（YLD）率上升了15.9%[9]。

不同亚型卒中负担情况表现不一致[9]。IS年龄标化DALY率变化不显著，下降了4.0%；而ICH和SAH分别下降了49.8%和81.5%。同样可见，IS年龄标化YLL率变化不显著，下降了11.4%；而ICH和

SAH分别下降了50.3%和83.4%。ICH和SAH的年龄标化YLD率分别下降了32.2%和21.4%，但IS则上升了35.1%（表2-1-4）。

表2-1-4　2019年中国不同亚型卒中年龄标化DALY率、YLL率和YLD率及其在1990—2019年的变化情况（95%UI）

	年龄标化DALY率		年龄标化YLL率		年龄标化YLD率	
	率（1/10万）	1990—2019年变化（%）	率（1/10万）	1990—2019年变化（%）	率（1/10万）	1990—2019年变化（%）
卒中	2412.5 （2102.9～2742.5）	-41.6 （-50.9～-30.7）	2097.7 （1801.2～2421.8）	-45.7 （-55.6～-34.0）	314.8 （220.6～407.8）	15.9 （9.9～22.2）
IS	1147.9 （1008.6～1302.8）	-4.0 （-22.8～12.6）	890.2 （756.7～1023.6）	-11.4 （-32.4～7.8）	257.8 （179.6～337.5）	35.1 （27.1～44.5）
ICH	1142.2 （978.1～1322.5）	-49.8 （-59.8～-38.9）	1101.2 （943.5～1281.6）	-50.3 （-60.4～-39.1）	41.1 （28.9～53.4）	-32.2 （-35.7～-28.7）
SAH	122.4 （97.3～149.0）	-81.5 （-86.6～-66.1）	106.3 （82.0～132.9）	-83.4 （-88.2～-68.1）	16.0 （11.3～21.5）	-21.4 （-26.0～-17.6）

注：UI，不确定区间。

2.1.4　心脑血管疾病防控政策与行动

近年来我国政府先后制定了《中国防治慢性病中长期规划（2017—2025年）》《“健康中国2030”规划纲要》等一系列国家政策和策略，近期又出台了《健康中国行动—心脑血管疾病防治行动实施方案（2023—2030年）》，明确提出了心脑血管疾病的控制目标。

我国心脑血管疾病防控应坚持“以基层为重点、以预防为主”的国家方针，坚持“大卫生、大健康”理念，把健康融入所有政策。在生命早期强调心脑血管健康，以饮食、身体活动、肥胖、吸烟、睡眠和心理为干预对象，形成有利于健康生活方式的社会环境，实施以预防高血压、血脂异常、糖尿病发生为目标的“零级预防”，促进从“以治病为中心”向“以健康为中心”的转变[12]；依托国家重大公共卫生服务项目[13]，加大力度推进实施心血管疾病、卒中等早期筛查和早诊早治项目，推广卒中人群筛查及综合干预技术方案，做好心脑血管疾病一级预防，从注重“治已病”向注重“治未病”转变。通过实施国家基本公共卫生服务项目，加强了对高血压患者和2型糖尿病患者的规范管理，遏制了心脑血管疾病死亡率迅猛上升的势头。

2.1.5　小结

心脑血管疾病是导致我国居民死亡和健康寿命损失的首要原因。近年来，由于医疗条件和健康环境的改善，以及医疗技术的进步，使得更多的心脑血管疾病患者得到及时的救治和出院后的正确护理和康复，心血管病年龄标化DALY和由卒中造成的过早死亡寿命损失均呈下降趋势。不能忽视的是，中国人口老龄化和城镇化等导致CVD患病率、粗死亡率上升，疾病负担绝对值增加，特别是农村CVD死亡率呈现加速上升趋势。然而，心脑血管疾病的危险因素大多是可防可控的，因此，基于人群流行现况及趋势，制定并完善心脑血管疾病防控策略，优化医疗资源配置，采取有针对性的人群干预措施，多方面举措并行，齐抓共管，有望在一定程度上改善我国心脑血管疾病防控局面，促进健康中国目标的实现。

（执笔人：郑聪毅　翟　屹　裴旭燕　审稿人：王增武）

参考文献

［1］WANG H，ZHANG H，ZOU Z．Changing profiles of cardiovascular disease and risk factors in China：a secondary analysis

for the Global Burden of Disease Study 2019 [J]. Chin Med J (Engl), 2023, 136 (20): 2431-2441.
[2] LI S, LIU Z, JOSEPH P, et al. Modifiable risk factors associated with cardiovascular disease and mortality in China: a PURE substudy [J]. Eur Heart J, 2022, 43 (30): 2852-2863.
[3] 国家卫生健康委员会. 中国卫生健康统计年鉴2022 [M]. 北京：中国协和医科大学出版社，2022.
[4] WANG W, LIU Y N, LIU J M, et al. Mortality and years of life lost of cardiovascular diseases in China, 2005-2020: empirical evidence from national mortality surveillance system [J]. Int J Cardiol, 2021, 340: 105-112.
[5] 李镒冲，刘世炜，曾新颖，等. 1990～2016年中国及省级行政区心血管病疾病负担报告 [J]. 中国循环杂志，2019，34 (8): 729-740.
[6] LIU S, LI Y, ZENG X, et al. Burden of cardiovascular diseases in China, 1990—2016: findings from the 2016 Global Burden of Disease Study [J]. JAMA Cardiol, 2019, 4 (4): 342-352.
[7] WANG W Z, JIANG B, SUN H X, et al. Prevalence, incidence, and mortality of stroke in China: results from a nationwide population-based survey of 480 687 adults [J]. Circulation, 2017, 135 (8): 759-771.
[8] 孙海欣，王文志. 中国脑卒中患病率、发病率和死亡率调查结果发表 [J]. 中华神经科杂志，2017，50 (5): 337.
[9] MA Q F, LI R, WANG L I, et al. Temporal trend and attributable risk factors of stroke burden in China, 1990—2019: an analysis for the Global Burden of Disease Study 2019 [J]. Lancet Public Health, 2021, 6 (12): e897-e906.
[10] GBD Results. [EB/OL]. [2022-11-07]. https://vizhub.healthdata.org/gbd-results/.
[11] SUN T, CHEN S Y, WU K, et al. Trends in incidence and mortality of stroke in China from 1990 to 2019 [J]. Front Neurol, 2021, 12: 759221.
[12] 胡盛寿，杨进刚. 新时代中国心血管疾病防控策略 [J]. 中国循环杂志，2022，37 (12): 1177-1180.
[13] 国家卫生健康委员会疾病预防控制局. 坚持预防为主以全民健康助力全面小康 [J]. 中华疾病控制杂志，2020，24 (10): 1117-1119，1236.

2.2　烟草使用

控烟是重要的公共卫生问题之一，自2005年世界卫生组织（WHO）《烟草控制框架公约》（简称《公约》）生效后，全球控烟取得很大进步，全球15岁以上人群吸烟率从2007年的22.8%下降到2019年的17.5%[1]。2018年，我国15岁及以上人群吸烟率为26.6%[2]，吸烟人数超过3亿。

2.2.1　中国人群吸烟状况

2018年，中国成人烟草调查采用多阶段分层整群随机抽样的方法，对全国31个省200个区/县19 376名15岁及以上人群的调查显示，与既往调查结果相比，吸烟率呈现下降趋势。2018年我国15岁及以上人群吸烟率为26.6%，与2010年和2015年相比，中国成人烟草调查结果分别下降了1.55%和1.13%（图2-2-1）。男性吸烟率（50.5%）高于女性（2.1%），农村（28.9%）高于城市（25.1%）。2010—2018年，25～44岁和45～64岁人群吸烟率下降较为明显，差异均有统计学意义（$P<0.05$）（图2-2-2）。不同文化程度人群中，大专及以上文化程度的人群吸烟率下降幅度最大，从26.6%降至20.5%（$P=0.002$）[2]。

2.2.2　烟草使用危害研究

2.2.2.1　吸烟与循环系统疾病

有研究者自2004—2008年开始对来自中国10个地区的51.2万名30～79岁成人进行了10余年的随访。研究团队系统地分析了吸烟与85种死因和476种疾病的发病的风险关系。结果表明，吸烟显著增加22种疾病死亡（男性17种，女性9种）和56种疾病发生（男性50种，女性24种）的风险；与从不吸烟者相比，男性吸烟者发生各类疾病的整体风险增加约10%（HR＝1.09，95%CI：1.08～1.11）；吸烟与15种循环系

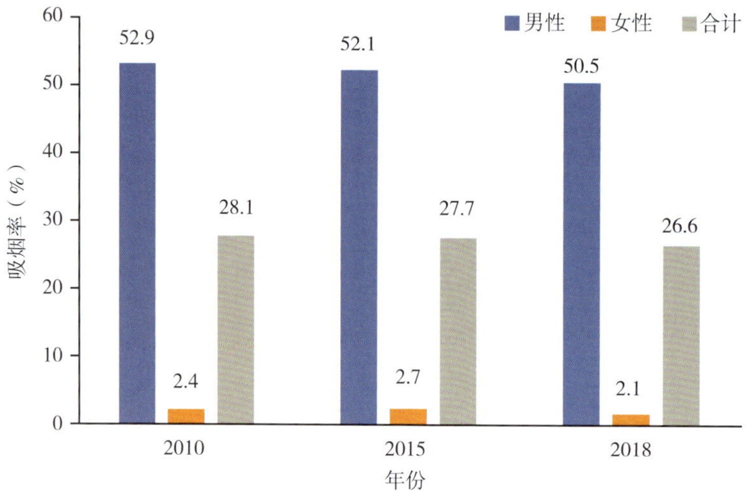

图2-2-1　2010—2018年中国≥15岁人群吸烟率

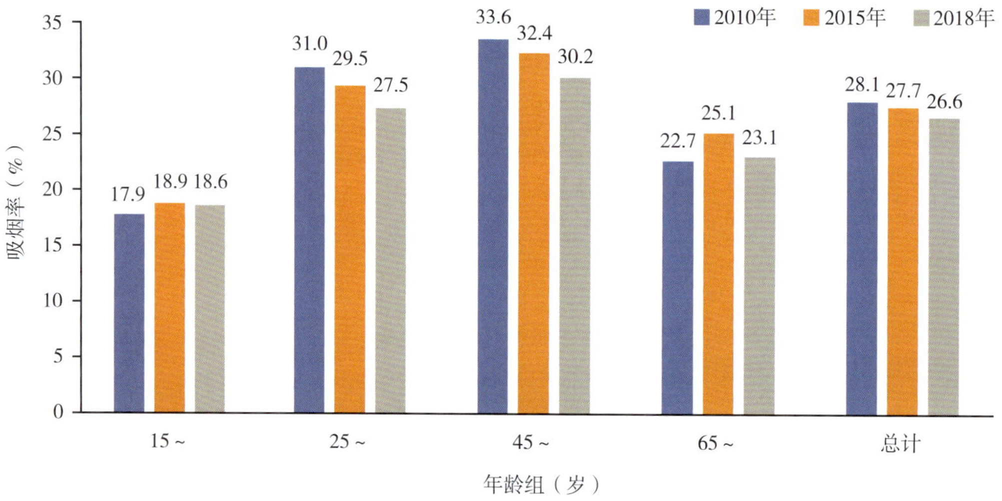

图2-2-2　2010—2018年中国不同年龄组人群的吸烟率

统疾病［HR（95%CI）］的发病风险显著相关，包括主动脉瘤及主动脉夹层［2.46（1.71～3.54）］、动脉栓塞和血栓［1.99（1.40～2.83）］、其他肺源性心脏病［1.78（1.65～1.92）］、肺栓塞［1.54（1.03～2.30）］、其他动脉瘤［1.54（1.02～2.31）］、急性心肌梗死［1.49（1.39～1.59）］、心搏骤停［1.43（1.20～1.70）］、动脉粥样硬化［1.32（1.16～1.49）］、心力衰竭［1.30（1.21～1.40）］、心脏病并发症和描述不明确的心脏病［1.20（1.08～1.33）］、慢性缺血性心脏病［1.18（1.15～1.22）］、脑梗死［1.12（1.09～1.15）］、心绞痛［1.09（1.01～1.19）］、静脉曲张［0.81（0.72～0.92）］[3]。

2.2.2.2　二手烟危害

每年全球有130万人死于二手烟，包括心肌梗死（心梗）、慢性阻塞性肺疾病（慢阻肺）、卒中、下呼吸道疾病、2型糖尿病、肺癌、乳腺癌等。与主动吸烟不同，死于二手烟的女性超过了男性[1]。接触二手烟没有安全水平，即使只是短暂接触二手烟也会造成伤害。接触二手烟可导致严重或致命疾病，包括心脏病、呼吸系统疾病和癌症。

2.2.2.3　控烟措施获益研究

强有力的证据表明，实施禁烟法律的地区减少了急性冠状动脉综合征、卒中和慢阻肺的住院人数，并降低了吸烟相关疾病的死亡率。

《北京市控制吸烟条例》自2015年6月开始实施，5年后北京市吸烟人口减少了55万，室内工作场所和公共场所二手烟暴露率均有所下降。有研究利用北京市职工医保数据，分析了立法前后北京市心脏病、卒中和慢阻肺住院数据，政策实施后，观察到急性心肌梗死下降5.4%，卒中的长期增长趋势每年减缓15.3%，慢阻肺住院率即刻下降14.7%，长期趋势每年放缓3.0%。与未实施该政策的假想情况相比，在实施该政策后的25个月内避免了18 137例卒中患者和5581慢阻肺患者住院[4, 5]。

深圳市的数据发现同样的趋势，特别是65岁以上老人。这也凸显了在国家层面制定全面控烟政策的重要性。深圳市2014年3月生效了《深圳经济特区控制吸烟条例》，但在部分场所设置了三年缓冲期，于2017年3月在所有的室内公共场所、公共场所和公共交通工具全面禁烟。中国医学科学院对2012—2016年深圳市约1200万人口的发病率情况进行分析，发现无烟立法后，AMI减少9%（95%CI：3%～15%）。出血性和缺血性卒中发病率，每年分别下降7%（95%CI：2%～11%）和6%（95%CI：4%～8%）。无烟立法在深圳执行良好，这将为其他城市制定和执行无烟法律提供经验[6]。

目前香港特别行政区男性预期寿命83.4岁，女性87.7岁，连续七年成为全球最长寿地区，有研究结果显示：低吸烟率是香港人口长寿至关重要的原因。比较18个高收入国家和地区，香港男性和女性的寿命分别平均长1.86年和2.50年，而与烟草使用有关的心血管疾病死亡和女性癌症死亡率均较低。进一步分析香港居民长寿原因，控烟在男性和女性分别贡献了50.0%和34.8%的原因[7]。为此香港特别行政区政府2023年出台了14项更加严格的控烟措施，香港正向“零烟害、无烟世代”迈进。

2022年国家卫生健康委员会发布的《2021年我国卫生健康事业发展统计公报》显示，我国居民的人均预期寿命从2020年的77.9岁提高至2021年的78.2岁。其中上海的人均预期寿命最高，为83.2岁。上海取得这一成就的主要原因之一是严格控制吸烟。2023年是《上海市公共场所控制吸烟条例》(简称《条例》)实施13周年，实现室内全面禁烟和将电子烟纳入公共场所禁烟范围，即上海市室内公共场所、室内工作场所、公共交通工具内及部分公共场所的室外区域禁止吸烟。全市控烟工作不断取得新进展。公共场所的控烟状况不断改善，全市控烟监管力度始终保持高位，并形成日常监管和专项执法相结合的控烟管理常态。上海市法定禁烟场所违规吸烟发生率从2009年的37.5%下降至2022年的12.3%；上海市市民对《条例》的知晓率为88.7%，对室内全面禁烟的支持率达98.0%；自2010年上海市将控烟立法以来，成人吸烟率从26.9%下降至2021年的19.40%，提前达到“健康中国2030”控烟目标任务。

2.2.3　控烟政策进展

立法禁烟的基础是公众了解吸烟特别是二手烟的危害，31个国家成人烟草流行调查显示，中国居民知道二手烟可以导致心脏病的比例最低[1]。

2021年12月，全国爱国卫生运动委员会印发《国家卫生城镇评审管理办法》《国家卫生城市和国家卫生县标准》和《国家卫生乡镇标准》。在此之前，卫生城市审评标准中就有“是否有烟草广告”作为卫生城市一票否决标准。在最新标准中，增加了更多直接的控烟指标：15岁以上人群吸烟率20%以下或者持续下降；无烟党政机关、无烟医疗卫生机构、无烟学校建成比例高于90%，要有全面控烟法律法规规定。要求开展控烟宣传、无烟草广告、公共场所、工作场所及公共交通工具有醒目禁烟标识、禁烟场所无吸烟现象，在1000分中，控烟内容为39分（卫生乡镇是43分），占总分的3.9%到4.2%。截至2022年7月，全国现有国家卫生城市（区）270个，比例达到66.3%。已经建成的卫生城市每三年要复审一次，创建卫生城镇成为一个很好的控烟抓手。

2.2.4　小结

全面控烟能提高一个地区的健康水平，延长预期寿命。新时代开展爱国卫生运动，应坚持预防为主，创新方式方法，推进城乡环境整治，完善公共卫生设施，大力开展健康知识普及，倡导文明健康、绿色环保的生活方式，把全生命周期管理理念贯穿城市规划、建设、管理全过程各环节。

（执笔人：姜　垣　审稿人：何　耀）

参考文献

[1] WORLD HEALTH ORGANIZATION. WHO report on the global tobacco epidemic 2023: Protect people from tobacco smoke [EB/OL]. [2024-03-22]. https://www. who. int/publications/i/item/9789240077164.

[2] 肖琳，南奕，邸新博，等. 2018年中国15岁及以上人群吸烟现况及变化趋势研究[J]. 中华流行病学杂志，2022，43(6)：811-817.

[3] CHAN K H，WRIGHT N，XIAO D，et al. Tobacco smoking and risks of more than 470 disease in China: a prospective cohort study [J]. Lancet Public Health，2022，7(12)：e1014-1026.

[4] ZHENG Y T，WU Y Q，WANG M Y，et al. Impact of a comprehensive tobacco control policy package on acute myocardial infarction and stroke hospital admissions in Beijing，China: interrupted time series study [J]. Tob Control，2020，30(4)：434-442.

[5] WU Y Q，WANG Z J，ZHENG Y T，et al. Trends in hospital admissions for chronic obstructive pulmonary diseases after comprehensive tobacco control policies in Beijing，China [J]. Nicotine Tob Res，2022，24(12)：1978-1984.

[6] SHI Y，XIONG J F，LIU L Q，et al. Impact of smoke-free legislation on acute myocardial infarction and subtypes of stroke incidence in Shenzhen，China，2012-2016: an Interrupted time-series analysis [J]. Biomed Environ Sci，2023，356(5)：419-428.

[7] NI M Y，CANUDAS-ROMO V，SHI J，et al. Understanding longevity in Hong Kong: a comparative study with long-living，high-income countries [J]. Lancet Public Health，2021，6(12)：e919-e931.

2.3 膳食营养

2.3.1 膳食营养现状及变化趋势

2015—2017年中国居民营养与健康状况监测（CNHS）数据显示，中国居民膳食总能量供给充足。从长期变化趋势看，中国居民膳食总能量摄入呈下降趋势，其中碳水化合物供能比呈明显下降趋势；而脂肪供能比则呈不断上升趋势，城市居民自2002年起超过推荐量30%的上限水平，农村居民2015—2017年脂肪供能比首次突破30%的推荐上限，达到33.2%[1,2]。2018年CHNS 15省（自治区、直辖市）的数据显示，18～64岁城市居民脂肪供能比为35.85%，农村为34.45%[3]。

我国居民微量营养素摄入不足普遍存在。2015—2017年CNHS中72 231名18岁及以上成人数据显示，中国成人微量营养素的摄入严重不足，摄入不足率从2.58%到97.63%不等。其中，钙摄入不足率最高，其次为维生素B_2（图2-3-1）。钠摄入量过高，平均达到5139.61mg/d，只有1/4的中国成人低于世界卫生组织（WHO）的建议值[4]。2016—2017年7265名中国12～17岁儿童青少年数据显示，铁和锌的日均摄入量达到推荐值80%的比例分别为73.8%和64.8%，部分微量营养素摄入不足，而钠日均摄入量（4143.4mg/d）超过适宜摄入量的比例高达94.4%[5]。

中国居民膳食结构仍不尽合理。中国居民营养调查（CNNS）和中国慢性病及危险因素监测（CCDRFS）调查数据显示，2002—2018年我国20岁及以上居民全谷物、蔬菜、水果、红肉、大豆和坚果摄入量均呈上升趋势，含糖饮料摄入量变化不大。红肉和含糖饮料摄入超过中国居民膳食指南的推荐摄入量，而其他食物则低于推荐摄入量。其中，全谷物（21.2g/d）和水果（114.1g/d）的日均摄入量仅为推荐摄入量（全谷物50～100g/d，水果200～350g/d）的一半[6]（图2-3-2）。2018年CCDRFS对179 985名≥18岁居民分析显示，蔬菜和水果摄入不足率为44.7%，男性（45.8%）高于女性（43.6%），农村（51.1%）高于城市（38.6%），且随着人均年收入、受教育程度的提高以及BMI的增加呈下降趋势[7]。

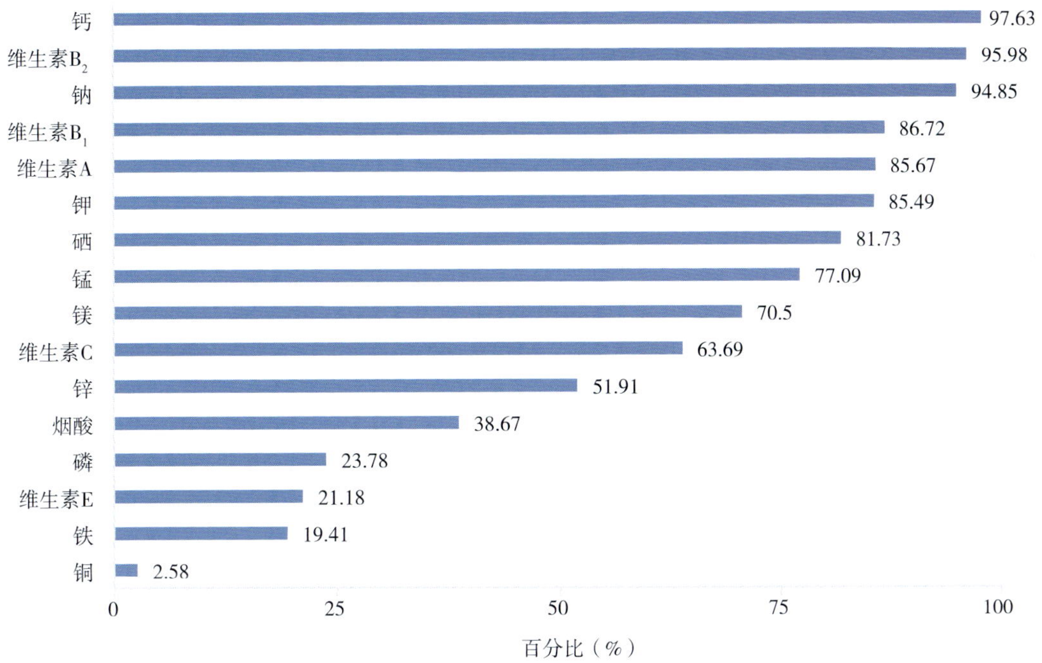

图2-3-1　基于EAR或AI的中国成人膳食微量营养素摄入不足的百分比

注：图中与钠对应的条形显示中国成人钠摄入超过AI的百分比，EAR代表估计平均需要量，AI代表适宜摄入量。

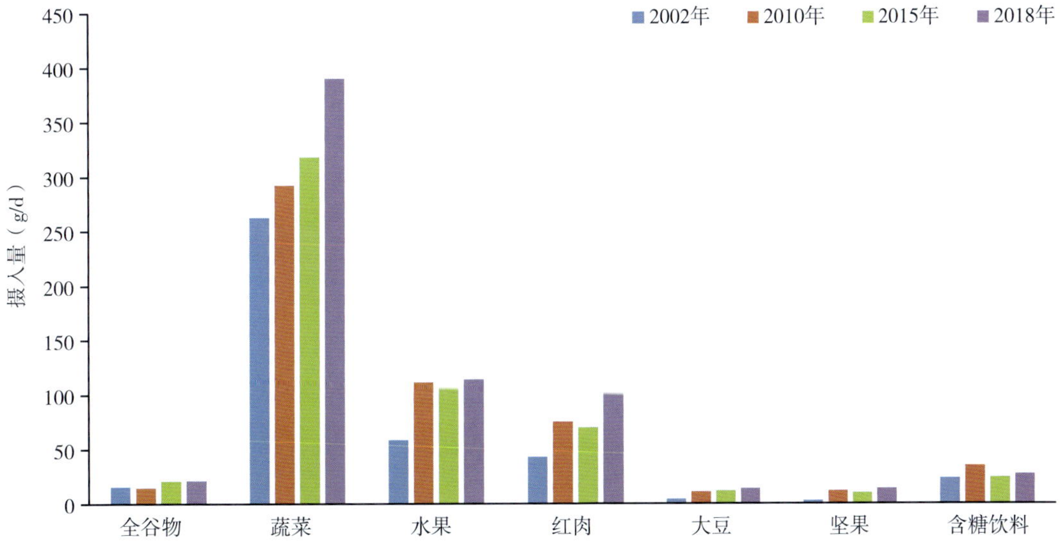

图2-3-2　2002—2018年中国成人食物消费量

2018—2020年开展的基于社区的神经系统疾病的队列研究中23 296名55岁及以上人群分析显示，与2018年相比，2020年畜肉、禽肉、蛋类日摄入量增加，小麦面粉、其他谷类、薯类、大豆类、水果、水产品的日摄入量减少。谷类、畜禽、蛋类摄入过量的比例分别为46.3%、36.6%、26.6%；而粗粮杂豆、薯类、大豆类、乳制品、水果、蔬菜、水产品摄入不足的比例分别为98.4%、80.3%、74.0%、94.6%、94.3%、75.8%、86.5%，超过50%的研究对象不食用乳制品、坚果、全谷物和杂豆类[8]。全国营养调查数据显示，与1982年相比，2015年中国人均每日食用油摄入增加（18.2g/d vs 43.2g/d），家庭烹调用盐有所减少（12.7g/d vs 9.3g/d），但均远高于推荐量[1]。

2016—2017年中国儿童与乳母营养与健康监测对16 042名6～17岁儿童的调查显示，粮谷类、薯类、全谷物和杂豆、新鲜蔬菜、新鲜水果、坚果、畜禽肉类、鱼虾类、蛋类、奶类及其制品和大豆类的日均摄入量分别为236.20g、33.32g、12.12g、164.03g、47.85g、2.16g、103.39g、15.45g、33.25g、72.83g和9.29g。

大部分儿童粮谷类和畜禽肉摄入充足；全谷物和杂豆、新鲜蔬菜、新鲜水果、鱼虾类、奶类及其制品、坚果和大豆类摄入不足[9]。2019—2021年“中国0～18岁儿童营养与健康系统调查与应用”项目中6413名6～17岁儿童主要食物的日均摄入量在城市与农村，南方与北方，东部、中部与西部之间存在差异；杂粮摄入量占粮谷类总量比例为3.7%～10.1%，猪肉摄入量占畜禽肉总量比例为50.9%～71.4%[10]；11～14岁儿童饮料摄入量中位数为42.7g/d，不喝饮料以及每天摄入量＜150g和≥150g的儿童分别占33.2%、32.8%、34.0%[11]。

2.3.2 膳食营养与CVD及其风险因素的关系

2.3.2.1 膳食与CVD及其危险因素的关系

国内外大量的研究表明，食物摄入情况与CVD的发生、死亡及其CVD危险因素的发生密切相关。

基于CNNS、CCDRFS、高血压调查以及中国死因监测系统的数据分析显示，2002—2018年，水果、全谷物和蔬菜摄入不足是缺血性心脏病（IHD）、缺血性卒中（IS）和出血性及其他卒中（HOS）的主要膳食危险因素，而坚果、大豆和含糖饮料摄入仅与IHD死亡率相关。归因于不健康膳食的心血管死亡人数和死亡率呈上升趋势，男性高于女性，且随年龄增加呈明显上升趋势。2018年，全国归因于膳食危险因素的IHD、IS、HOS的死亡率分别为77.9/10万、34.1/10万、32.8/10万[6]（图2-3-3）。

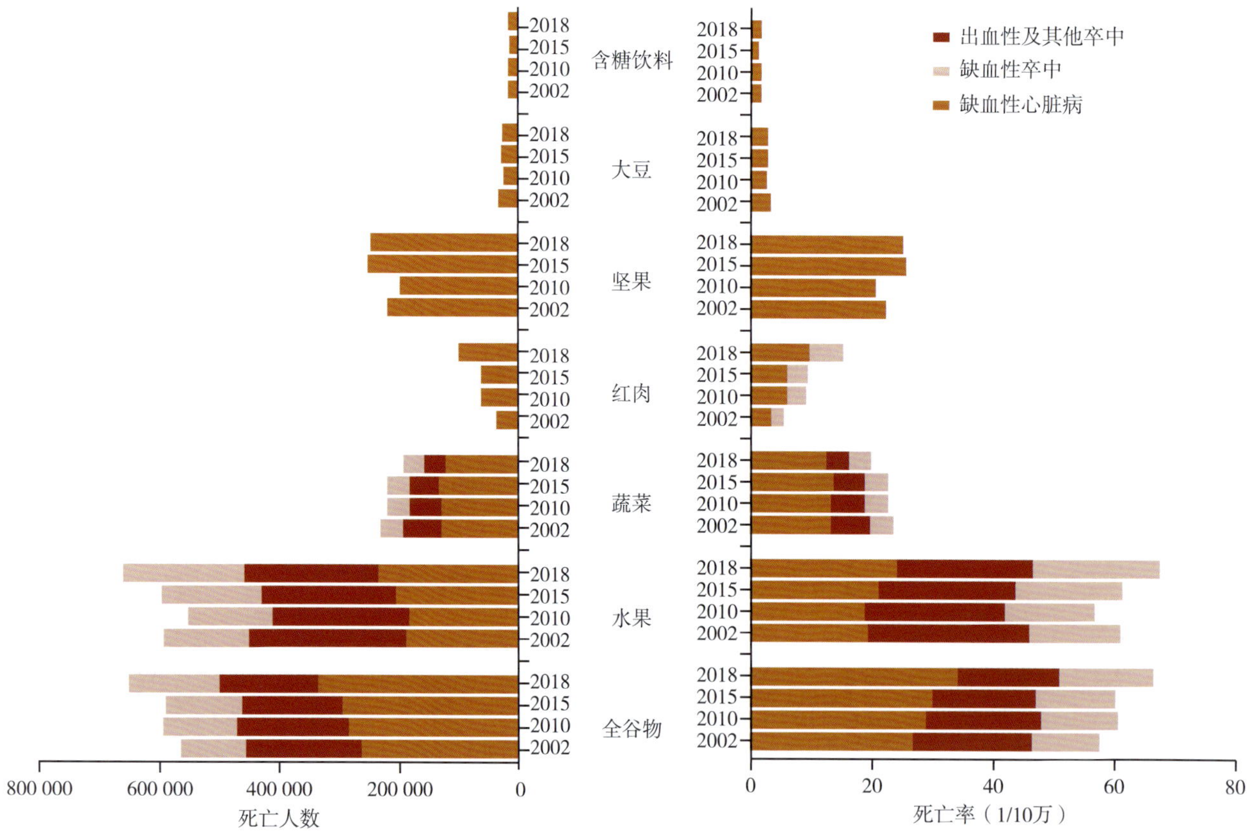

图2-3-3 2002—2018年中国归因于膳食危险因素的死亡人数和死亡率

高盐饮食与高血压和CVD的发生密切相关。2019年全球疾病负担研究数据显示，2019年，中国16.38%的IHD死亡为高盐饮食所致，归因于高盐饮食的IHD年龄标化死亡率和年龄标化伤残调整寿命年（DALY）率分别为16.88/10万和352.24/10万，明显高于全球（9.78/10万和210.38/10万）和不同社会人口学指数（SDI）地区（表2-3-1）。与1990年相比，2019年归因于高盐饮食的IHD死亡人数和DALY率分别增长了1.46%和0.73%[12]。

表2-3-1 1990—2019年中国与全球及不同SDI地区归因于高盐饮食的IHD疾病负担变化趋势

地区	年龄标化死亡率			年龄标化DALY率		
	1990年（1/10万）	2019年（1/10万）	EAPC［%（95%CI）］	1990年（1/10万）	2019年（1/10万）	EAPC［%（95%CI）］
中国	16.89	16.88	0.57（−0.21～1.36）	386.32	352.24	0.07（−0.75～0.90）
全球	13.51	9.78	−1.16（−1.96～−0.36）	285.02	210.38	−1.10（−2.03～−0.15）
高SDI地区	9.48	4.09	−3.39（−4.44～−2.33）	184.18	80.27	−3.36（−4.53～−2.16）
中高SDI地区	19.41	12.53	−1.74（−2.64～−0.84）	396.02	257.41	−1.76（−2.84～−0.67）
中SDI地区	14.40	12.81	−0.15（−0.86～0.56）	317.65	269.77	−0.37（−1.19～0.46）
中低SDI地区	9.90	9.38	−0.07（−0.74～0.59）	227.24	216.00	−0.04（−0.84～0.76）
低SDI地区	8.18	7.32	−0.25（−0.73～0.24）	175.50	153.57	−0.31（−0.88～0.28）

注：EAPC，年度估计变化百分比。

多项前瞻性研究表明，饮食因素对预防个体2型糖尿病有重要作用，如摄入较多的全谷物和绿叶蔬菜，较少的精制谷物、红肉和加工肉制品、含糖饮料等都可以降低2型糖尿病的发生风险。2019年全球疾病负担研究数据显示，我国15岁以上居民中2型糖尿病归因于饮食因素的疾病负担由高到低依次为红肉摄入量高、全谷物摄入量低、水果摄入量低、加工肉类摄入量高、含糖饮料摄入高、膳食纤维摄入量低、坚果和种子类摄入量低。1990—2019年，2型糖尿病归因于饮食因素的疾病负担构成比为26.13%～26.79%，呈增加趋势；其中，归因于红肉和加工肉类摄入量高的疾病负担呈上升趋势，而归因于含糖饮料摄入量高及全谷物、水果、膳食纤维、坚果和种子类摄入量低的疾病负担呈下降趋势（表2-3-2）。2型糖尿病归因于饮食因素的疾病负担呈现明显的性别差异，男性高于女性，且男性上升趋势更明显[13]。2011—2016年中国心脏代谢疾病和癌症队列（4C）研究中79 922名40岁及以上未患糖尿病人，中位随访3.8年后，5886人发生了糖尿病，饮食中新鲜水果摄入量与2型糖尿病的发生风险之间存在线性和剂量依赖的负相关关系，每增加100g全水果的摄入，糖尿病风险降低2.8%（HR＝0.972，95%CI：0.949～0.996）；在糖耐量正常的人群中，糖尿病发生风险降低15.2%（HR＝0.848，95%CI：0.766～0.940）；在血糖正常人群中，与每周水果摄入低于1次相比，每周摄入水果7次以上的人群其糖尿病发生风险降低48.6%（HR＝0.514，95%CI：0.368～0.948）[14]。

表2-3-2 1990—2019年中国15岁以上居民2型糖尿病归因于各类饮食因素的疾病负担

项目	顺位	粗DALY率	标化DALY率	粗YLD率	标化YLD率	粗YLL率	标化YLL率
加工肉类摄入量高							
1990年（1/10万）	7	5.53（2.77～7.70）	7.21（3.66～9.94）	3.37（1.53～5.18）	4.28（1.95～6.51）	2.15（1.14～2.85）	2.93（1.58～3.87）
2019年（1/10万）	4	23.20（11.08～33.08）	16.14（7.68～22.99）	15.71（7.06～24.62）	10.92（4.90～17.21）	7.49（3.57～10.08）	5.21（2.48～6.99）
AAPC（%）		5.04（4.73～5.36）	2.77（2.46～3.08）	5.38（5.07～5.68）	3.23（2.99～3.47）	4.47（4.16～4.79）	2.08（1.76～2.39）
变化率（%）		319.53	123.86	366.17	155.14	248.37	77.82

续 表

项目	顺位	粗DALY率	标化DALY率	粗YLD率	标化YLD率	粗YLL率	标化YLL率
红肉摄入量高							
1990年（1/10万）	2	21.14 （9.67～33.77）	27.48 （12.37～43.52）	12.93 （5.69～22.60）	16.33 （7.13～28.57）	8.22 （3.62～12.44）	11.15 （4.88～16.94）
2019年（1/10万）	1	71.46 （44.79～102.05）	49.77 （31.30～71.23）	47.69 （27.35～73.66）	33.12 （19.09～51.06）	23.78 （15.05～32.84）	16.65 （10.53～23.06）
AAPC（%）		4.27 （4.15～4.40）	2.04 （1.86～2.21）	4.57 （4.45～4.69）	2.44 （2.33～2.55）	3.76 （3.50～4.02）	1.45 （1.24～1.66）
变化率（%）		238.03	81.11	268.83	102.82	189.29	49.33
含糖饮料摄入量高							
1990年（1/10万）	4	11.64 （8.69～15.32）	15.59 （11.74～20.42）	6.99 （4.56～10.16）	9.11 （6.00～13.18）	4.65 （3.73～5.75）	6.48 （5.18～8.00）
2019年（1/10万）	5	18.19 （10.82～25.85）	12.89 （7.72～18.33）	11.95 （6.57～18.67）	8.41 （4.63～13.06）	6.24 （3.94～8.29）	4.48 （2.86～5.93）
AAPC（%）		1.54 （1.44～1.63）	−0.66 （−0.78～−0.55）	1.75 （1.38～2.11）	−0.39 （−0.67～−0.11）	1.06 （0.83～1.28）	−1.23 （−1.44～−1.02）
变化率（%）		56.27	−17.32	70.96	−7.68	34.19	−30.86
膳食纤维摄入量低							
1990年（1/10万）	5	11.22 （4.66～18.33）	14.73 （6.08～24.15）	6.92 （2.76～12.24）	8.81 （3.45～15.50）	4.30 （1.71～7.04）	5.92 （2.37～9.66）
2019年（1/10万）	6	12.81 （4.17～23.08）	9.12 （3.01～16.44）	8.68 （2.88～15.94）	6.16 （2.03～11.30）	4.13 （1.31～7.20）	2.96 （0.95～5.16）
AAPC（%）		0.41 （0.29～0.52）	−1.71 （−1.92～−1.45）	0.76 （0.62～0.89）	−1.27 （−1.44～−1.10）	−0.11 （−0.34～0.13）	−2.31 （−2.52～−2.10）
变化率（%）		14.17	−38.09	25.43	−30.08	−3.95	−50.00
水果摄入量低							
1990年（1/10万）	1	26.98 （16.09～39.86）	35.55 （21.10～51.98）	16.48 （9.02～26.98）	21.07 （11.59～34.25）	10.50 （6.45～14.68）	14.47 （8.92～20.23）
2019年（1/10万）	3	27.98 （11.25～50.89）	20.01 （8.10～36.05）	18.54 （7.44～35.00）	13.19 （5.35～24.76）	9.43 （3.74～16.77）	6.83 （2.71～12.05）
AAPC（%）		0.11 （0.01～0.20）	−1.97 （−2.08～−1.86）	0.35 （0.10～0.59）	−1.66 （−1.84～−1.48）	−0.36 （−0.56～−0.15）	−2.54 （−2.67～−2.42）
变化率（%）		3.71	−43.71	12.50	−37.40	−10.19	−52.80
坚果和种子类摄入量低							
1990年（1/10万）	6	7.99 （0.97～17.52）	10.66 （1.33～23.25）	4.83 （0.55～10.82）	6.26 （0.73～13.96）	3.16 （0.39～6.76）	4.40 （0.57～9.37）
2019年（1/10万）	7	12.28 （1.42～27.69）	8.70 （1.00～19.48）	7.94 （0.86～18.48）	5.59 （0.60～12.92）	4.34 （0.52～9.81）	3.11 （0.38～7.01）
AAPC（%）		1.46 （1.24～1.67）	−0.78 （−0.92～−0.64）	1.69 （1.57～1.82）	−0.42 （−0.55～−0.29）	1.09 （0.78～1.40）	−1.14 （−1.41～−0.87）
变化率（%）		53.69	−18.39	64.39	−10.70	37.34	−29.32

CHNS研究[18]显示，相对于身体活动量最低组，最高组的男性HDL-C水平升高（β＝0.050），低HDL-C风险降低31%。

CIMIC研究显示[19]，与基线活动量最低组（第1个四分位组）相比，第2、第3、第4个四分位组的研究对象高血压风险分别下降8%、28%、30%（表2-4-2）。CHNS研究中[20]，与最低身体活动量组成人（第1个四分位组）相比，第3、第4个四分位组的收缩压（0.98mmHg、0.96mmHg）、舒张压（0.30mmHg、0.38mmHg）、高血压风险（12%、15%）均分别降低。男性职业活动在＜80MET·h/7d者，高血压风险相对更高；女性则在80～240MET·h/7d时风险最低。但是，交通性活动＜213MET·min/7d和≥394MET·min/7d者的高血压风险分别升高29%和15%[21, 22]。

表2-4-2 农村地区人群总身体活动水平与高血压发病的关系

项别	身体活动水平			
	第1个四分位组	第2个四分位组	第3个四分位组	第4个四分位组
发病例数	1813	1748	1591	1628
随访时间（人年）	58 102	59 116	62 601	61 962
年发病率（%）	3.12	2.96	2.54	2.63
HR（95%CI）	1.00（参照组）	0.92（0.86～0.99）	0.72（0.67～0.77）	0.70（0.65～0.75）

注：Cox回归分析时调整了基线年龄、性别、BMI、南北方、受教育水平、饮酒、吸烟、空腹血糖、总胆固醇和基线收缩压，以身体活动量第1个四分位组为参照组。

天津一项调查显示[23]，相对于每天活动≥2h的5～6岁儿童，＜1h/d与空腹血糖异常风险升高79%。中国台湾地区研究显示[24]，相对于高度活跃者（＞9.8MET·h/7d），中等活跃（0.6～9.8MET·h/7d）、缺乏活动（≤0.6MET·h/7d）成人的糖尿病发病风险升高31%、56%。并且，与＜3.75MET·h/7d的空腹血糖受损者相比，≥15.0MET·h/7d者的糖尿病发病风险降低25%（表2-4-3）[25]。CHNS研究中[26]，相对于最低活动量组，活动总量和职业活动最高者的糖尿病风险分别降低27.2%和23.5%。China-MUCA和中国心血管健康研究中[27]，与久坐少动组成人（身体活动水平PAL 1.00～1.39）相比，活动较少（PAL 1.40～1.59）、活跃（PAL 1.60～1.89）、非常活跃（PAL＞1.89）者的糖尿病发病风险分别降低18%、37%和53%。中国双生子队列研究中[28]，身体活动达标者的2型糖尿病遗传度比未达标者降低约32%。

CKB研究中[29]，相对于非主动通勤者，步行与通勤人群的缺血性心脏病（IHD）风险降低10%，骑自行车者的IHD、缺血性卒中风险分别降低19%、8%。China-PAR研究中[30]，与基线未达标者相比，活动达标者CVD发病风险降低26%，高度活跃者降低38%。与基线及随访期间身体活动均不活跃者相比，保持活跃者的CVD风险可降低43%，见表2-4-4。

表2-4-3 中国台湾地区空腹血糖受损者身体活动水平与糖尿病发病的关系

项别	身体活动水平			
	极低（n＝24 469）	低（n＝8450）	中（n＝5328）	高（n＝6581）
发病例数	2535	731	542	612
发病率（%）	10.4	8.7	10.2	9.3
HR（95%CI）	1.00（参照组）	0.88（0.80～0.98）	0.80（0.71～0.90）	0.75（0.67～0.83）

注：1. Cox回归分析时调整基线年龄、性别、婚姻状态、受教育水平、工作时身体活动量、饮酒、吸烟、睡眠时间、蔬菜摄入量、收缩压、心率和血清总胆固醇水平，以极低身体活动者为参照组。
2. 身体活动水平分组切点值分别为3.75MET·h/7d、7.5MET·h/7d和15.0MET·h/7d。

表2-4-4 China-PAR研究人群中高强度身体活动变化情况与CVD风险

	病例数/有发病风险人数	调整发病率（95%CI）	HR（95%CI）
CVD			
持续不活跃	178/4520	9.51（7.93～11.41）	1.00（参照组）
由不活跃转为活跃	47/1942	6.81（5.01～9.26）	0.71（0.50～1.00）
由活跃转为不活跃	125/3271	6.39（5.25～7.79）	0.97（0.74～1.26）
持续活跃	127/5496	5.10（4.21～6.17）	0.57（0.43～0.77）
卒中			
持续不活跃	93/4520	5.70（4.45～7.29）	1.00（参照组）
由不活跃转为活跃	27/1942	3.65（2.43～5.49）	0.78（0.49～1.25）
由活跃转为不活跃	77/3271	3.86（2.96～5.04）	1.07（0.75～1.52）
持续活跃	85/5496	2.96（2.32～3.78）	0.65（0.44～0.96）
缺血性心脏病			
持续不活跃	73/4520	3.40（2.55～4.54）	1.00（参照组）
由不活跃转为活跃	15/1942	2.43（1.43～4.11）	0.59（0.32～1.06）
由活跃转为不活跃	41/3271	2.04（1.50～2.77）	1.02（0.67～1.56）
持续活跃	38/5496	1.76（1.26～2.47）	0.53（0.33～0.87）
心衰			
持续不活跃	20/4520	0.60（0.31～1.15）	1.00（参照组）
由不活跃转为活跃	3/1942	1.09（0.25～4.64）	0.44（0.10～2.02）
由活跃转为不活跃	12/3271	0.37（0.17～0.84）	0.75（0.27～2.11）
持续活跃	4/5496	0.45（0.15～1.34）	0.37（0.10～1.36）
心血管疾病死亡			
持续不活跃	55/4520	2.62（1.79～3.85）	1.00（参照组）
由不活跃转为活跃	15/1942	2.42（1.43～4.12）	0.89（0.50～1.60）
由活跃转为不活跃	42/3271	2.06（1.44～2.94）	1.24（0.80～1.93）
持续活跃	37/5496	1.64（1.16～2.32）	0.52（0.31～0.89）

注：1. 模型调整了年龄、性别、地区、城市化程度、受教育程度、CVD家族史、研究对象来源、当前吸烟状况、饮酒量和低强度身体活动等因素。
2. 调整发病率指每1000人年并根据Poisson回归模型调整了年龄和性别。

2.4.2.2 身体活动与CVD死亡风险

WHO 2016年报告指出[31]，身体活动达标可以使我国40～74岁人群过早死亡风险减少18.3%，相当于每年避免101.65万的人过早死亡。CKB研究中[32]，与身体活动量≤9.1MET・h/d相比，≥33.8MET・h/d组的CVD死亡风险降低41%。身体活动量每增加4MET・h/d，其风险降低12%（表2-4-5）。且与身体活动量最低高血压患者相比，最高四分位组的IHD、脑血管疾病死亡风险分别下降33%、35%（表2-4-6）[33]。广州生物库研究中[34]，相对于保持中等强度活动者，从中、高强度下降到低强度者，全因死亡风险升高47%。保持高强度活动、由低变高强度的死亡风险分别降低17%、29%；持续低强度活动者的死亡风险更高，CVD死亡风险的分析相似（图2-4-4）。

上海男性、女性健康研究中[35]，与非业余活动成人相比，中等强度业余活动者的CVD死亡风险下降25%，活动但未达标者的CVD死亡风险也明显下降，并存在剂量-反应关系。中国家庭追踪调查（CFPS）

中[36]，家务劳动与全因死亡风险降低43%～60%、CVD死亡风险降低42%～50%有关。广州心脏研究（GZHS）中[37]，1MET·h/7d家务劳动降低1%全因死亡风险，1MET·h/7d快走或保健体操/秧歌则降低46%全因死亡风险。CHARLS研究中[38]，与三级握力中最低一级相比，最高握力（41.10±6.16kg）与男、女性死亡风险分别降低53%、49%有关，年轻男性（OR＝0.29）获益比老年男性（OR＝0.49）更高。

表2-4-5 职业、非职业和总身体活动量与心血管死亡的关系

基线身体活动量（MET·h/d）	心血管死亡人数（例）	死亡率（1/1000人年）	HR（95%CI）
总身体活动量			
≤9.1	3611	3.12	1.00（0.96～1.04）
9.2～14.7	1830	2.10	0.75（0.72～0.79）
14.8～22.4	1206	1.84	0.67（0.63～0.71）
22.5～33.7	1061	1.63	0.60（0.56～0.64）
≥33.8	729	1.69	0.59（0.55～0.64）
职业活动量			
0	4164	3.13	1.00（0.95～1.05）
0.1～5.9	1276	1.91	0.75（0.70～0.80）
6.0～13.8	1260	1.73	0.66（0.62～0.69）
13.9～25.7	1054	1.79	0.61（0.58～0.66）
≥25.8	683	2.20	0.59（0.55～0.65）
非职业活动量			
0～3.9	2047	3.30	1.00（0.95～1.05）
4.0～6.5	1685	2.39	0.89（0.85～0.93）
6.6～8.4	1795	2.28	0.85（0.81～0.89）
8.5～11.6	1485	2.03	0.78（0.74～0.82）
≥11.7	1425	1.92	0.71（0.67～0.75）

注：1. 死亡率为人年率[1/（1000人年）]，并调整年龄、性别和地区。
2. Cox分析时按年龄、性别和地区分层，并调整基线经济收入、受教育水平、BMI、饮酒、吸烟、收缩压、新鲜水果摄入量、久坐不动时间和自我健康状态评价。
3. 分析职业或非职业身体活动时，同时调整非职业或职业身体活动量。

表2-4-6 高血压患者总身体活动量与CVD死亡及总死亡的关系

总身体活动量四分位分组	死亡人数（例）	死亡率（1/1000人年）	HR（95%CI）
总死亡			
第1个四分位组	3993	15.33	1.00（参照组）
第2个四分位组	2369	8.87	0.80（0.76～0.84）
第3个四分位组	1913	7.06	0.69（0.65～0.73）
第4个四分位组	1431	5.28	0.67（0.62～0.72）
趋势检验*P*值			＜0.001
缺血性心脏病死亡			
第1个四分位组	694	2.66	1.00（参照组）

续 表

总身体活动量四分位分组	死亡人数（例）	死亡率（1/1000人年）	HR（95%CI）
第2个四分位组	369	1.38	0.78（0.68～0.88）
第3个四分位组	222	0.82	0.68（0.57～0.80）
第4个四分位组	149	0.55	0.67（0.55～0.83）
趋势检验*P*值			＜0.001
脑血管疾病死亡			
第1个四分位组	1152	4.42	1.00（参照组）
第2个四分位组	656	2.46	0.76（0.69～0.84）
第3个四分位组	545	2.01	0.64（0.58～0.72）
第4个四分位组	405	1.49	0.65（0.57～0.74）
趋势检验*P*值			＜0.001

注：Cox分析时调整年龄、性别、受教育水平、婚姻状态、饮酒、吸烟、红肉、水果和蔬菜摄入量、BMI、收缩压、糖尿病、是否绝经（女性）及平均每天静坐时间，分析IHD或脑血管疾病死亡时还分别调整心脏病或卒中家族史。

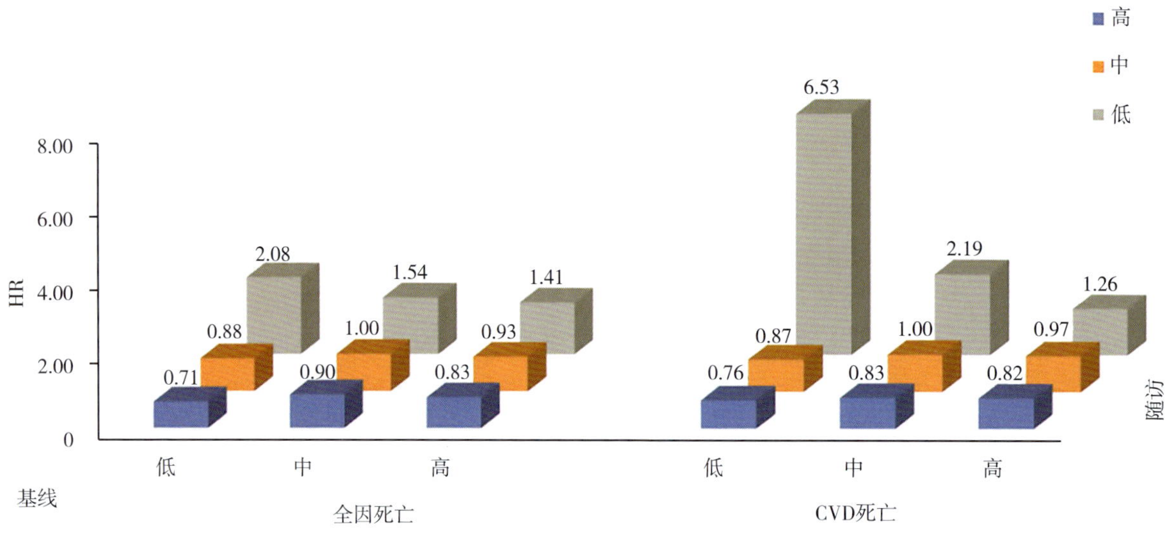

图2-4-4　18 104名中老年人2003—2008年（基线）、2012年（首次重复测量）并随访至2017年的死亡风险

2.4.3　促进人群身体活动的政策策略

2007年，中华人民共和国卫生部疾病预防控制局（简称卫生部疾控局）、中国疾控中心等发起了“全民健康生活方式行动”，倡导“健康一二一”，即日行一万步、吃动两平衡、健康一辈子。2010年卫生部疾控局首次发布了《中国成人身体活动指南（试行）》，覆盖全生命周期的《中国人群身体活动指南（2021）》于2021年发布。针对机关和工作场所，我国政府在1951年就发布了《关于推行广播体操活动的通知》。国家对中小学校关于体育课、校内课外活动设置给予明确要求，健康中国对“中小学健康促进行动”进一步明确和细化。

人群身体活动状况监测主要来自国民体质监测、中国学生体质与健康调研、中国居民营养及健康状况监测及中国成人慢性病及危险因素监测等。国民体质监测始于2000年，并定期发布《国民体质监测公报》。中国学生体质与健康调研监测学生体育课、锻炼参与情况、体质水平等。中国居民营养及健康状况调查、中国成人慢性病及危险因素监测等均收集人群身体活动相关信息，国家卫生健康委综合全国性监测数据，分别于2015年和2020年发布了《中国居民营养与慢性病状况报告》，推进相关研究与实践。

2.4.4 小结

身体活动不足是影响我国居民健康的重要危险因素。目前我国居民身体活动不足普遍流行。其中儿童青少年身体活动达标率不足40%，且视屏时间较长；成人经常锻炼率不足1/5，25～34岁人群尤其值得关注，并且业余静态行为时间趋于增加，平均每天超过3h。国内外大规模人群的研究证据均表明，适量身体活动可改善心血管代谢健康，降低CVD发病和死亡风险。促进人群身体活动已列入健康中国行动，我国政府不断加强监测、促进居民身体活动的政策制定等。

（执笔人：陈晓荣　审稿人：赵文华）

参考文献

[1] CASPERSEN C J，POWELL K E，CHRISTENSON G M. Physical activity，exercise，and physical fitness：definitions and distinctions for health-related research [J]. Public Health Rep，1985，100（2）：126-131.

[2] World Health Organization. WHO guidelines on physical activity and sedentary behaviour. Geneva，Switzerland2020 [EB/OL]. [2020-11-25]. https：//www.who.int/publications/i/item/9789240015128.

[3] 中国人群身体活动指南编写委员会. 中国人群身体活动指南2021 [M]. 北京：人民卫生出版社；2021.

[4] 国家卫生计生委疾病控制局. 中国居民营养与慢性病状况报告（2015年）[M]. 北京：人民卫生出版社；2015.

[5] 王欢，张彦峰，武东明，等. 中国3～6岁幼儿中大强度身体活动、屏幕时间和睡眠时间达标率的空间分布特征和相关因素分析 [J]. 体育科学，2023，43（1）：26-33.

[6] 陈佩杰. 中国儿童青少年体育健身发展报告（2016）[M]. 北京：科学出版社；2016.

[7] FAN X，CAO Z B. Physical activity among Chinese school-aged children：national prevalence estimates from the 2016 Physical Activity and Fitness in China-The Youth Study [J]. J Sport Health Sci，2017，6（4）：388-394.

[8] ZHU Z，TANG Y，ZHUANG J，et al. Physical activity，screen viewing time，and overweight/obesity among Chinese children and adolescents：an update from the 2017 physical activity and fitness in China-the youth study [J]. BMC Public Health，2019，19（1）：197.

[9] XIN F，ZHU Z，CHEN S，et al. Prevalence and correlates of meeting the muscle-strengthening exercise recommendations among Chinese children and adolescents：Results from 2019 Physical Activity and Fitness in China-The Youth Study [J]. J Sport Health Sci，2022，11（3）：358-366.

[10] YANG X，LEUNG A W，JAGO R，et al. Physical activity and sedentary behaviors among Chinese children：recent trends and correlates [J]. Biomed Environ Sci，2021，34（6）：425-438.

[11] 宋逸，罗冬梅，胡佩瑾，等. 1985～2014年中国汉族13～18岁中学生体质健康达标优秀率趋势分析 [J]. 北京大学学报（医学版），2020，52（2）：317-322.

[12] NG S W，HOWARD A G，WANG H J，et al. The physical activity transition among adults in China：1991—2011 [J]. Obes Rev，2014，15 Suppl 1：27-36.

[13] NG S W，POPKIN B M. Time use and physical activity：a shift away from movement across the globe [J]. Obes Rev，2012，13（8）：659-680.

[14] 中国疾病预防控制中心，中国疾病预防控制中心慢性非传染性疾病预防控制中心. 中国慢性病及其危险因素监测报告2013 [M]. 北京：军事医学出版社；2016.

[15] 中国疾病预防控制中心，中国疾病预防控制中心慢性非传染性疾病预防控制中心. 中国慢性病及其危险因素监测报告2018 [M]. 北京：军事医学出版社；2021.

[16] LI C，WANG L M，ZHANG X，et al. Leisure-time physical activity among Chinese adults — China，2015 [J]. China CDC Weekly，2020，2（35）：671-677.

[17] SHI R，CAI Y M，QIN R，et al. Dose-response association between physical activity and clustering of modifiable cardiovascular risk factors among 26，093 Chinese adults [J]. BMC Cardiovasc Disord，2020，20（1）：347.

[18] ZOU Q，SU C，DU W，et al. Longitudinal association between physical activity，blood lipids，and risk of dyslipidemia among Chinese adults：findings from the China Health and Nutrition Surveys in 2009 and 2015 [J]. Nutrients，2023，15（2）：341.

[19] 巩欣媛，陈纪春，李建新，等. 中国农村地区成年人体力活动与高血压发病的关系 [J]. 中华预防医学杂志，2018，

52（6）：615-621.
[20] ZOU Q，WANG H，SU C，et al. Longitudinal association between physical activity and blood pressure，risk of hypertension among Chinese adults：China Health and Nutrition Survey 1991—2015 [J]. Eur J Clin Nutr，2021，75（2）：274-282.
[21] LI QQ，LI R，ZHANG S J，et al. Occupational physical activity and new-onset hypertension：a nationwide cohort study in China [J]. Hypertension，2021，78（1）：220-229.
[22] LI R，ZHANG S，LI Q，et al. Transportation physical activity and new-onset hypertension：a nationwide cohort study in China [J]. Hypertension research，2022，45（9）：1430-1440.
[23] WANG S，LI W，QIAO Y，et al. Abnormal glucose in pre-school children and the association with obesity/physical activity：a large population-based study [J]. Diabetes Metab Res Rev，2021，37（7）：e3442.
[24] GUO C，YANG H T，CHANG L Y，et al. Habitual exercise is associated with reduced risk of diabetes regardless of air pollution：a longitudinal cohort study [J]. Diabetologia，2021，64（6）：1298-1308.
[25] LAO X Q，DENG H B，LIU X，et al. Increased leisure-time physical activity associated with lower onset of diabetes in 44 828 adults with impaired fasting glucose：a population-based prospective cohort study [J]. British journal of sports medicine，2019，53（14）：895-900.
[26] WANG J，HE L，YANG N，et al. Occupational and domestic physical activity and diabetes risk in adults：rResults from a long-term follow-up cohort [J]. Frontiers in endocrinology，2022，13：1054046.
[27] FAN S，CHEN J，HUANG J，et al. Physical activity level and incident type 2 diabetes among Chinese adults [J]. Med Sci Sports Exerc，2015，47（4）：751-756.
[28] 陈松建，高文静，吕筠，等. 体力活动对2型糖尿病遗传效应的修饰作用——中国双生子队列研究 [J]. 中华流行病学杂志，2021，42（7）：1167-1173.
[29] FAN M，LV J，YU C，et al. Association between active commuting and incident cardiovascular diseases in Chinese：a prospective cohort study [J]. J Am Heart Assoc，2019，8（20）：e012556.
[30] LIU Q，LIU F C，HUANG K Y，et al. Beneficial effects of moderate to vigorous physical activity on cardiovascular disease among Chinese adults [J]. J Geriatr Cardiol，2020，17（2）：85-95.
[31] STRAIN T，BRAGE S，SHARP SJ，et al. Use of the prevented fraction for the population to determine deaths averted by existing prevalence of physical activity：a descriptive study [J]. Lancet Glob Health，2020，8（7）：e920-e930.
[32] BENNETT D A，DU H，CLARK R，et al. Association of physical activity with risk of major cardiovascular diseases in Chinese men and women [J]. JAMA cardiology，2017，2（12）：1349-1358.
[33] FAN M，YU C，GUO Y，et al. Effect of total，domain-specific，and intensity-specific physical activity on all-cause and cardiovascular mortality among hypertensive adults in China [J]. J Hypertens，2018，36（4）：793-800.
[34] HUANG Y，JIANG C，XU L，et al. Mortality in relation to changes in physical activity in middle-aged to older Chinese：an 8-year follow-up of the Guangzhou Biobank Cohort Study [J]. J Sport Health Sci，2021，10（4）：430-438.
[35] LIU Y，WEN W，GAO Y T，et al. Level of moderate-intensity leisure-time physical activity and reduced mortality in middle-aged and elderly Chinese [J]. J Epidemiol Community Health，2018，72（1）：13-20.
[36] HU L，WANG L，ZHANG Y Q，et al. Participation in household physical activity lowers mortality risk in Chinese women and men [J]. International journal of environmental research and public health，2023，20（2）：987.
[37] HU P，ZHENG M，HUANG J，et al. Association of habitual physical activity with the risk of all-cause mortality among Chinese adults：a prospective cohort study [J]. Frontiers in public health，2022，10：919306.
[38] WANG Y，LIU Y，HU J，et al. Association of handgrip strength with all-cause mortality：a nationally longitudinal cohort study in China [J]. Journal of science and medicine in sport，2022，25（11）：878-883.

2.5 超重肥胖

肥胖是由多因素引起，但最终因能量摄入与消耗不平衡而导致体内脂肪积聚过多的结果。肥胖是糖脂代谢异常、心血管疾病、癌症等多种慢性病的重要危险因素。我国儿童与成人超重肥胖均呈快速增长趋势，已成为影响健康的公共卫生问题。

2.5.1 超重与肥胖流行特征

中国居民营养与健康状况监测（CNHS）、中国慢性病及危险因素监测（CCDRFS）、中国健康与营养调查（CHNS）、全国健康服务调查（NHSS）以及全国学生体质与健康调研等调查结果均显示，尽管不同性别、不同年龄和不同地区人群超重率和肥胖率有差异，但总体上我国居民超重肥胖均呈持续上升趋势[1-5]。

1985—2019年7次全国学生体质与健康调研（分别纳入409 945、204 931、209 209、234 420、215 317、214 353和212 711名7～18岁儿童）数据显示，2019年中国7～18岁儿童青少年超重肥胖检出率为23.4%（超重检出率13.9%，肥胖检出率为9.6%），城市（25.4%）高于农村（21.5%）、男生（28.4%）高于女生（18.4%）。从增长速度看，我国7～18岁儿童青少年超重与肥胖检出率均持续增长，超重肥胖检出率由1985年的1.2%增长至2019年的23.4%，增长了18.1倍。其中肥胖检出率增长了75.6倍。2019年城市男生、城市女生、农村男生和农村女生超重肥胖检出率较1985年分别增长了22.3倍、11.7倍、54.2倍和10.1倍，农村男生的增长速度最快（图2-5-1）。

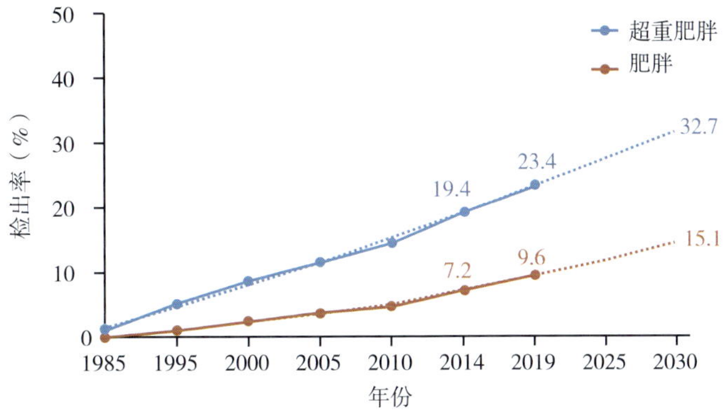

图2-5-1 1985—2019年中国7～18岁儿童青少年超重肥胖检出率和肥胖检出率

注：采用中国肥胖问题工作组的“中国学龄儿童青少年超重、肥胖筛查体重指数值分类标准”判断学生超重、肥胖情况，数据来自1985—2019年7次全国学生体质与健康调研。

中国慢性病及危险因素监测（CCDRFS）项目对2004—2018年6次具有全国代表性的645 223名18～69岁调查对象的数据分析[5]显示，我国成年居民的超重和肥胖总体都处于上升趋势（图2-5-2）。

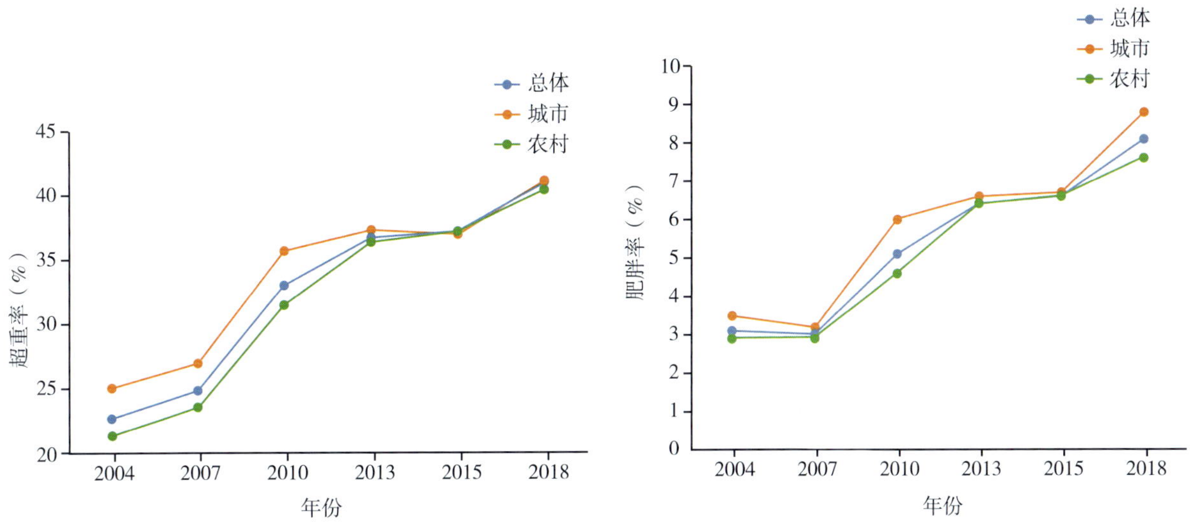

图2-5-2 2004—2018年中国18～69岁居民超重率和肥胖率变化趋势

注：超重和肥胖采用WHO判断标准，数据来自中国慢性病及危险因素监测项目。

“中国居民心血管病及其危险因素监测”项目于2020—2022年间在31个省（自治区、直辖市）共262个监测点开展调查，有效样本量293 022人，初步结果显示，18岁及以上居民超重率、肥胖率和中心性肥胖率分别为34.6%、17.8%和34.9%。就肥胖率而言，男性（20.5%）高于女性（15.0%），农村（18.7%）高于城市（16.7%）。随着年龄的增长，超重率和肥胖率均呈现先升高后降低的趋势（表2-5-1、图2-5-3）。

表2-5-1　2020—2022年中国18岁及以上居民超重率、肥胖率、中心性肥胖率（95%CI）　单位：%

		超重率	肥胖率	中心性肥胖率
合计		34.6（34.0～35.3）	17.8（17.0～18.6）	34.9（32.9～36.9）
性别	男性	37.7（36.9～38.4）	20.5（19.6～21.5）	38.8（36.7～40.9）
	女性	31.5（30.7～32.4）	15.0（14.2～15.8）	30.9（28.6～33.1）
城乡	城市	34.7（34.0～35.4）	16.7（15.6～17.9）	33.8（31.8～35.8）
	农村	34.6（33.6～35.6）	18.7（17.7～19.7）	35.8（32.5～39.1）
地区	东部	35.3（34.3～36.3）	19.0（17.7～20.5）	36.2（33.9～38.5）
	中部	34.0（32.8～35.2）	16.7（15.3～18.1）	33.8（31.0～36.6）
	西部	34.3（33.2～35.4）	17.1（16.1～18.2）	34.2（29.1～39.2）

注：超重和肥胖采用中国判断标准，数据来自“中国居民心血管病及其危险因素监测”项目。

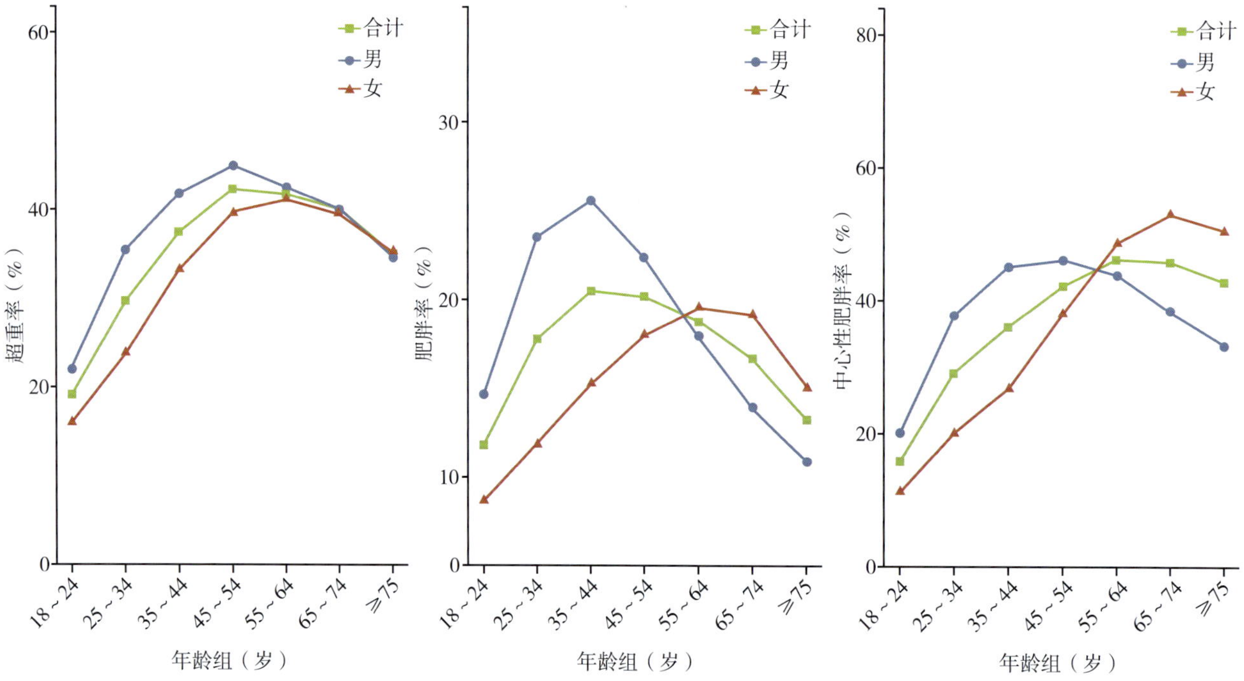

图2-5-3　2020—2022年中国不同性别、年龄居民超重率、肥胖率、中心性肥胖率

注：超重和肥胖采用中国判断标准，数据来自“中国居民心血管病及其危险因素监测”项目。

2.5.2 超重肥胖的CVD风险

大量的研究表明，超重肥胖造成高血压、高脂血症、高血糖等代谢异常，显著增加心血管疾病、2型糖尿病、某些癌症等多种慢性病的发生风险，并增加过早死亡的风险。

中国卒中筛查（CNSSS）中725 707名40岁及以上人群的分析显示，超重/肥胖与冠心病和卒中相关，OR（95%CI）分别为1.16（1.13～1.20）和1.03（1.00～1.05），且与冠心病相关性更强[6]。

开滦队列2006—2010年间68 603名未患CVD和癌症的成人（平均年龄55.46岁）中位随访7.0年后，3325人罹患CVD，与稳定-低正常体重组相比，稳定-高正常体重组、稳定-超重组、稳定-低肥胖组、稳定-高肥胖组患心血管疾病的风险较高。提示长期超重和肥胖与终生CVD风险增加有关[7]。

对中国健康调查2012—2017年的31 178名调查对象分析了肌肉-脂肪比与多种心脏代谢参数的关系，显示较高的肌肉-脂肪比（MFR）与更好的心脏代谢健康有关。每增加1个单位的MFR，男性SBP（β=0.631，95%CI：0.759～0.502mmHg），DBP（β=0.480，95%CI：0.568～0.392mmHg）、TC（β=0.054，95%CI：0.062～0.046mmol/L）、TG（β=0.084，95%CI：0.098～0.070mmol/L）和LDL（β=0.045，95%CI：0.054～0.037mmol/L）水平均降低，而HDL水平增高（β=0.027，95%CI：0.020～0.033mmol/L），这种影响在超重/肥胖人群和女性中尤为显著[8]。

一些研究显示，中心性肥胖与CVD的关系更为密切。对2010年中国慢性病及危险因素监测中的60个监测点的26 794名调查对象进行随访，平均随访6.0年，期间共观察到256例急性心肌梗死（AMI）。调整混杂因素后，与腰围（WC）正常、BMI＜24kg/m^{2}组相比，腹型肥胖、BMI＜24kg/m^{2}组AMI的发病风险增加85%（HR=1.85，95%CI：1.14～3.01），腹型肥胖、BMI≥24kg/m^{2}组AMI的发病风险增加56%（HR=1.56，95%CI：1.11～2.18），而WC正常、BMI≥24kg/m^{2}组与AMI的发病风险无关[9]。

关于肥胖增加CVD风险的机制，目前仍不很明确。对开滦煤矿研究中的94 136名无CVD人群中位随访13.01年后，7327人发生CVD事件，分析发现超重和CVD间的关联有47.81%是通过甘油三酯-血糖指数（TyG-index）介导的，肥胖人群中占37.94%；按腰围、腰臀比、腰围身高比三种标准判断中心性肥胖，中心性肥胖和CVD间的关联中甘油三酯-血糖指数介导的比例分别为32.01%、35.02%和31.06%[10]。

有研究显示，超重的卒中患者随后再次发病的风险低于正常体重或低体重者，但仍需要更多的临床研究来证明。第三次卒中登记中心（CNSR-Ⅲ）队列研究中，对14 146缺血性卒中病例分析，未发现用BMI判断的超重肥胖与1年内再次发生卒中和合并心血管事件相关，而用腰围身高比来衡量超重肥胖（4805人）时，与WHtR正常人（0.47≤WHtR＜0.52）相比，超重（0.52≤WHtR＜0.57）缺血性卒中病例一年内再次发生卒中风险（aHR=0.77，95%CI：0.60～0.99）和复合血管事件风险均降低（aHR=0.75，95%CI：0.58～0.95），但在肥胖人群（WHtR≥0.57）未见相关联系[11]。

2.5.3 疾病负担

超重肥胖会增加心血管疾病的疾病负担。根据全球疾病负担（GBD）数据估算，2019年中国归因于高BMI的CVD死亡人数为54.95万，归因于高BMI的CVD年龄标化死亡率为38.64/10万，11.98%的CVD死亡归因于高BMI[12]。

2.5.4 干预政策

为遏制居民超重肥胖的快速上升，国家颁布和实施了一系列政策和措施。

《“健康中国2030”规划纲要》中提出引导合理膳食和加强体育锻炼；《国民营养计划（2017—2030年）》以及健康中国行动（2019—2030年）中提出了成人和学生肥胖防控的目标；第二阶段（2016—2025年）全民健康生活方式行动提出“三减三健”，将“健康体重”作为行动重点；国家卫生健康委员会同教育部、市场监管总局、体育总局、共青团中央和全国妇联于2020年10月联合印发了《儿童青少年肥胖防控实施方案》。

中华人民共和国国家卫生健康委员会（国家卫健委）疾控局组织专家修订出版了《儿童肥胖预防与控制指南（2021）》《中国成人超重和肥胖预防控制指南（2021》和《中国人群身体活动指南（2021）》，相关专业机构及学会协会组织编写了《中国居民肥胖防治专家共识》《中国超重/肥胖医学营养治疗指南（2021）》等。为充分发挥现代营养学和传统食养的中西医各方优势，将食药同源物质融入合理膳食中，以期达到预防和辅助治疗疾病效果，国家卫健委2024年2月发布了《成人肥胖食养指南》和《儿童青少年肥胖食养指南》，为指导医疗卫生机构和公众科学防控肥胖提供了依据和工具。

2.5.5 小结

我国各年龄段居民超重肥胖仍呈快速上升趋势，不仅严重影响居民健康，也将制约健康中国目标的推进。为此，亟需全社会共同行动，采取综合性、针对性的防控策略和措施。同时应加强科学研究，推动人工智能等新技术融合，研制适宜工具和防控模式。也需要聚焦重点人群和重点地区，防治肥胖及其相关疾病。

（执笔人：刘爱玲　田奕欣　审稿人：赵文华）

参考文献

[1] 国家卫生健康委疾病预防控制局. 中国居民营养与慢性病状况报告（2020年）[M]. 北京：人民卫生出版社，2022.

[2] 赵丽云，丁钢强，赵文华. 2015—2017年中国居民营养与健康状况监测报告[M]. 北京：人民卫生出版社，2022.

[3] XUE L，CAI M，LIU Q Q，et al. Trends and regional variations in chronic diseases and their risk factors in China：an observational study based on National Health Service Surveys[J]. International Journal of Equity in Health，2023，22（1）：120.

[4] 董彦会，陈力，刘婕妤，等. 1985—2019年中国7～18岁儿童青少年超重与肥胖的流行趋势及预测研究[J]. 中华预防医学杂志，2023，57（4）：461-469.

[5] WANG L M，ZHOU B，ZHAO Z P，et al. Body-mass index and obesity in urban and rural China：findings from consecutive nationally representative surveys during 2004—18[J]. Lancet，2021，398（10294）：53-63.

[6] LI Y，YIN L，SHEN Y，et al. Distribution of risk factors differs from coronary heart disease and stroke in China：a national population survey[J]. BMJ Open，2022：12：e 065970.

[7] YANG Y P，SONG L L，WANG L L，et al. Effect of body mass index trajectory on lifetime risk of cardiovascular disease in a Chinese population：a cohort study[J]. Nutrition，metabolism & cardiovascular diseases，2023，33（3）：523-531.

[8] HE H J，PAN L，WANG D M，et al. The association between muscle-to-fat ratio and cardiometabolic risks：the China National Health Survey[J]. Experimental gerontology 2023，175：112155.

[9] 张鑫，王文绢，张润，等. 中国成人BMI和腹型肥胖与急性心肌梗死发病关系的前瞻性研究[J]. 中华疾病控制杂志，2022，26（7）：750-789.

[10] TIAN X，CHEN S，WANG P，et al，Insulin resistance mediates obesity related risk of cardiovascular disease：a prospective cohort study[J]. Cardiovascular Diabetology，2022，21：289.

[11] LI X，XU Q，WANG A，et al. Association of body mass index and waist-to-height ratio with outcomes in ischemic stroke：results from the Third China National Stroke Registry[J]. BMC Neurology，2023，23：152.

[12] Global Burden Disease 2019. Global Health Data Exchange[EB/OL]. [2022-08-27]. http：//ghdx.healthdata.org/gbd-results-tool.

续 表

特征	调查人数	男性［%（95%CI）］	女性［%（95%CI）］	合计［%（95%CI）］
华南	18 217	22.1（18.9～25.2）	17.8（15.3～20.3）	20.0（17.5～22.5）
西南	27 480	27.3（24.5～30.0）	23.6（21.6～25.6）	25.5（23.3～27.6）
西北	23 023	28.4（25.3～31.5）	23.5（20.6～26.4）	26.0（23.3～28.7）
趋势检验*P*值		＜0.0001	＜0.0001	＜0.0001
合计	179 873	30.8（29.8～31.9）	24.2（23.3～25.1）	27.5（26.6～28.4）

注：高血压患病率为经过加权计算后的加权率。

CCDRFS对18～69岁成人的6次全国调查[6]结果显示，高血压患病率从2004年的24.9%（标化率20.8%）上升到2018年的38.1%（标化率24.7%），整体呈上升趋势。不同特征人群高血压患病率变化趋势与整体变化趋势基本一致（表2-6-6）。

表2-6-6 2004—2018年中国18～69岁高血压患病率变化趋势

单位：%

特征	患病率	2004年	2007年	2010年	2013年	2015年	2018年
总计	粗率	24.9	28.8	34.8	33.1	36.6	38.1
	年龄标化率	20.8	24.1	29.6	25.1	25.2	24.7
性别							
男性	粗率	26.5	28.8	36.5	34.9	38.8	40.9
	年龄标化率	22.4	24.2	32.2	27.4	28.4	29.0
女性	粗率	23.6	28.9	33.5	31.8	34.7	35.9
	年龄标化率	19.2	24.0	26.8	22.6	21.8	20.2
城乡							
城市	粗率	26.5	29.2	35.0	33.2	36.1	38.4
	年龄标化率	20.5	23.0	28.9	23.7	23.9	24.9
农村	粗率	23.8	28.6	34.8	32.9	37.0	37.8
	年龄标化率	21.2	25.4	30.4	25.9	26.7	24.4

“中国居民心血管病及其危险因素监测”项目于2020—2022年间在31个省（自治区、直辖市）共262个监测点开展调查，有效样本量298 438人。初步结果显示，18岁及以上居民高血压患病率为31.6%，男性（36.8%）高于女性（26.3%），农村（33.7%）高于城市（29.1%）。随着年龄的增长，高血压患病率呈现快速升高的趋势（图2-6-2）。

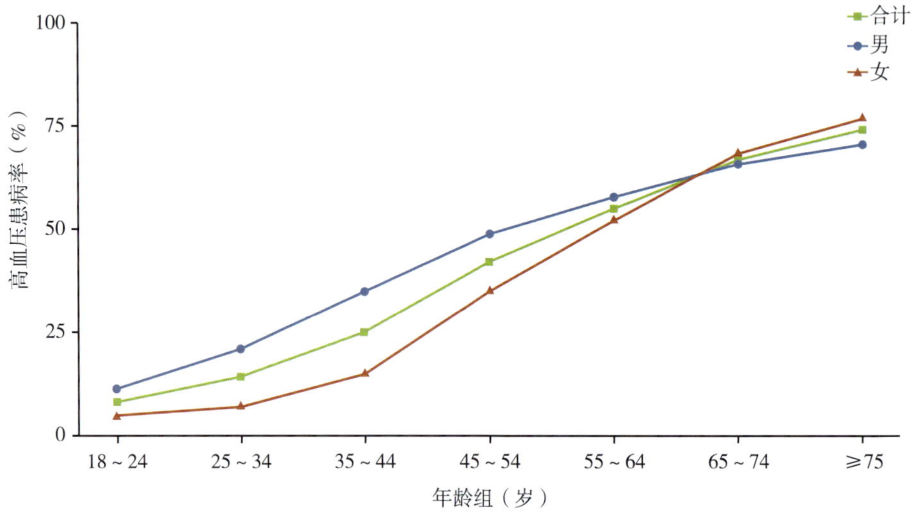

图2-6-2　不同性别、年龄居民高血压患病率

2.6.2.2　儿童及青少年

2019年全国学生体质与健康调研（n＝19万，7～17岁，汉族）[3]显示，儿童及青少年高血压患病率为13.0%，女生高于男生（13.2% vs 12.7%），农村高于城市（14.1% vs 11.9%），且总体呈现随年龄增长逐渐增加的趋势（P＜0.001），14岁、17岁年龄组患病率略有波动（图2-6-3）。

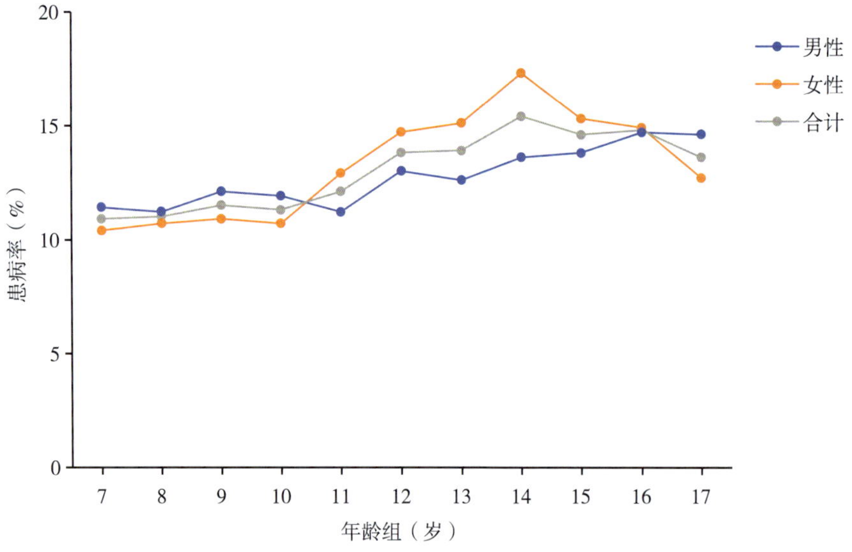

图2-6-3　2019年不同年龄儿童及青少年高血压患病率

1991—2015年，CHNS对7～17岁儿童及青少年进行了9次横断面调查[4]。结果显示，儿童及青少年高血压年龄标化患病率从1991年的5.7%上升到2015年的12.8%（图2-6-4）。

2.6.3　发病率及变化趋势

CHNS研究对12 952名18岁及以上中国人群的前瞻性队列调查[7]显示，高血压年龄标化发病率从1993—1997年的40.8/1000人年增长至2011—2015年的48.6/1000人年。不同性别高血压粗发病率及年龄标化发病率见表2-6-7。

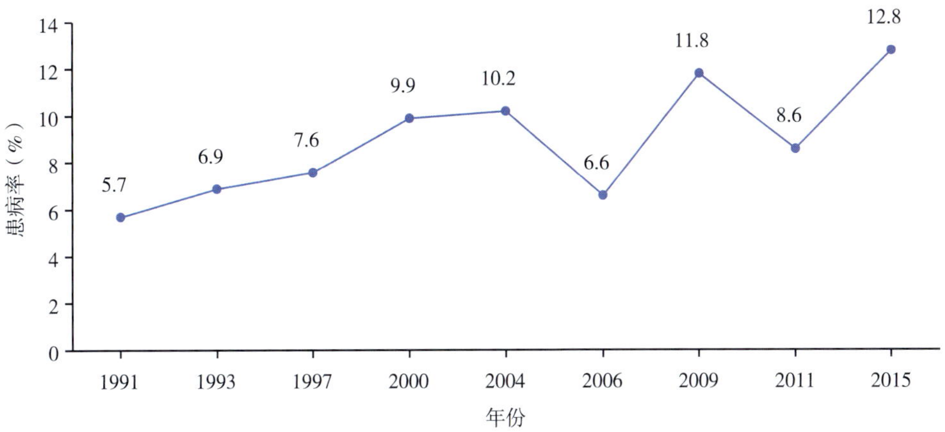

图2-6-4　1991—2015年中国7～17岁儿童及青少年高血压患病率变化趋势

表2-6-7　1993—2015年中国人群高血压粗发病率和年龄标化发病率

性别	1993—1997年	2000—2009年	2011—2015年
合计			
病例数（人年）	1114（35 486）	2571（70 575）	1434（29 492）
粗发病率（1/1000人年）（95%CI）	31.3（29.6～33.2）	36.4（35.0～37.8）	48.6（46.2～51.2）
年龄标化发病率（1/1000人年）（95%CI）	40.8（38.3～43.4）	41.5（39.9～43.2）	48.6（46.1～51.0）
男性			
病例数（人年）	594（17 530）	1292（32 524）	669（12 532）
粗发病率（1/1000人年）（95%CI）	33.8（31.2～36.7）	39.7（37.6～41.9）	55.7（51.7～60.0）
年龄标化发病率（1/1000人年）（95%CI）	46.2（42.1～50.4）	45.7（43.0～48.3）	55.7（51.7～59.7）
女性			
病例数（人年）	520（17 956）	1279（38 051）	735（16 960）
粗发病率（1/1000人年）（95%CI）	28.9（26.5～31.5）	33.6（31.8～35.5）	43.3（40.3～46.5）
年龄标化发病率（1/1000人年）（95%CI）	36.5（33.2～39.7）	38.0（35.9～40.1）	43.3（40.2～46.3）

2.6.4　知晓率、治疗率、控制率

全国范围内的多项高血压知晓率、治疗率和控制率水平调查研究显示，中国高血压知晓率、治疗率和控制率均呈上升趋势（表2-6-8）。

表2-6-8　不同研究中的高血压知晓率、治疗率与控制率

研究名称	调查年份（年）	年龄（岁）	设计方法	样本量	知晓率（%）	治疗率（%）	控制率（%）
全国高血压抽样调查	1991	≥15	分层随机抽样	950 356	27.0	12.0	3.0
CHNS	2002	≥18	多阶段分层整群随机抽样	272 023	30.2	24.7	6.1
中国居民营养与慢性病状况调查	2012	≥18	多阶段分层随机抽样	—	46.5	41.1	13.8
中国居民营养与健康状况监测	2010—2012	≥18	多阶段分层整群随机抽样	120 428	46.5	41.1	14.6

续 表

研究名称	调查年份（年）	年龄（岁）	设计方法	样本量	知晓率（%）	治疗率（%）	控制率（%）
中国劳动人口高血压患病率、知晓率、治疗率和控制率调查	2012—2013	18～60	多阶段整群抽样	37 856	57.6（标化率47.8）	30.5（标化率20.4）	11.2（标化率8.5）
CHS	2012—2015	≥18	多阶段分层随机抽样	451 755	51.6（加权率46.9）	45.8（加权率40.7）	16.8（加权率15.3）
China-PEACE	2014	35～75	方便抽样	640 539	46.5（标化率）	38.1（标化率）	11.1（标化率）
CHNS	2015	20～79	多阶段分层整群随机抽样	8907	43.8（标化率27.2）	39.2（标化率23.6）	13.8（标化率8.4）
CCDRFS	2018	≥18	多阶段分层整群随机抽样	179 873	41.0	34.9	11.0
中国居民心血管病及其危险因素监测	2020—2022	≥18	多阶段分层整群随机抽样	298 438	43.3（加权率）	38.7（加权率）	12.9（加权率）

CCDRFS[6]调查显示，2018年中国≥18岁成人高血压知晓率、治疗率和控制率（加权率）分别为41.0%、34.9%和11.0%。高血压知晓率、治疗率和控制率总体随年龄增加而升高，女性高于男性，城市高于农村。不同特征人群的高血压知晓率、治疗率和控制率见表2-6-9。

表2-6-9 2018年中国不同特征高血压患者高血压知晓率、治疗率和控制率

特征	调查人数	知晓率［%（95%CI）］	治疗率［%（95%CI）］	控制率［%（95%CI）］
性别				
男性	79 469	36.9（35.4～38.4）	30.8（29.5～32.0）	9.8（9.1～10.6）
女性	100 404	46.2（44.7～47.7）	40.1（38.6～41.6）	12.5（11.4～13.6）
*P*值		＜0.0001	＜0.0001	＜0.0001
年龄				
18～29岁	9416	16.1（10.5～21.6）	10.2（7.0～13.5）	1.0（0.4～1.6）
30～39岁	17 744	20.5（18.3～22.7）	15.0（12.8～17.2）	5.7（4.2～7.3）
40～49岁	32 403	32.8（31.1～34.5）	26.5（24.9～28.2）	8.9（7.9～9.9）
50～59岁	47 265	45.8（44.2～47.4）	39.3（37.7～40.9）	12.8（11.8～13.8）
60～69岁	49 000	51.6（50.0～53.2）	45.0（43.3～46.8）	14.6（13.5～15.8）
70～79岁	20 187	55.7（53.9～57.5）	50.0（48.1～52.0）	14.8（13.3～16.3）
≥80岁	3858	53.9（50.6～57.2）	48.2（45.1～51.3）	13.4（11.3～15.5）
*P*值		＜0.0001	＜0.0001	＜0.0001
城乡				
城市	73 400	43.1（41.2～45.1）	37.5（35.9～39.2）	13.6（12.4～14.8）
农村	106 473	39.0（37.4～40.6）	32.4（30.8～33.9）	8.5（7.6～9.5）
*P*值		0.0009	＜0.0001	＜0.0001
地域				
华北	25 891	42.9（40.7～45.1）	38.0（35.6～40.3）	10.6（9.3～11.9）
东北	16 823	34.7（28.4～41.0）	26.8（22.7～30.8）	6.3（4.3～8.4）

续　表

特征	调查人数	知晓率［%（95%CI）］	治疗率［%（95%CI）］	控制率［%（95%CI）］
华东	46 071	46.0（43.6～48.4）	39.9（37.4～42.5）	14.3（12.5～16.2）
华中	22 368	42.8（39.8～45.8）	37.3（34.5～40.2）	11.6（9.3～13.8）
华南	18 217	32.7（28.0～37.5）	26.5（23.4～29.5）	8.6（6.7～10.6）
西南	27 480	37.8（34.5～41.1）	30.8（27.3～34.4）	9.1（6.6～11.6）
西北	23 023	36.6（32.5～40.6）	30.5（26.6～34.4）	9.4（7.6～11.2）
*P*值		＜0.0001	＜0.0001	＜0.0001
合计	179 873	41.0（39.7～42.4）	34.9（33.6～36.1）	11.0（10.2～11.8）

注：高血压知晓率、治疗率和控制率均为经过加权计算后的加权率。

CCDRFS全国6次调查数据[5]显示，2004—2018年中国18～69岁成人高血压知晓率、治疗率和控制率均呈上升趋势（图2-6-5）。不同特征人群的高血压知晓率、治疗率和控制率变化趋势与整体人群趋势基本一致（表2-6-10）。

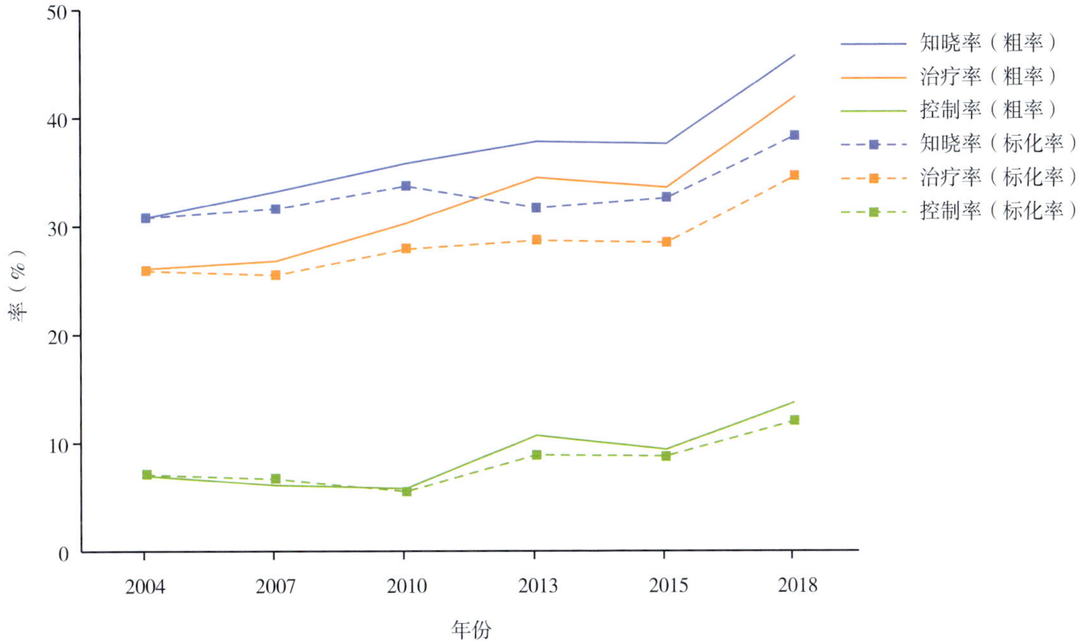

图2-6-5　2004—2018年中国成人高血压知晓率、治疗率、控制率变化趋势

表2-6-10　2004—2018年中国不同特征成人高血压知晓率、治疗率、控制率变化趋势　　单位：%

特征	率	2004年	2007年	2010年	2013年	2015年	2018年
知晓率							
总计	粗率	30.8	33.2	35.8	37.8	37.6	45.7
	年龄标化率	30.8	31.6	33.7	31.7	32.6	38.3
性别							
男性	粗率	25.0	30.0	32.4	34.6	33.8	41.8
	年龄标化率	25.7	29.2	30.9	29.0	29.2	34.3
女性	粗率	35.9	36.1	38.8	40.4	41.1	49.1
	年龄标化率	37.0	34.2	37.2	35.0	37.2	44.2

续 表

特征	率	2004年	2007年	2010年	2013年	2015年	2018年
城乡							
城市	粗率	39.7	41.4	39.5	44.1	42.5	49.0
	年龄标化率	36.3	37.0	35.6	37.5	36.3	38.9
农村	粗率	24.7	27.9	33.3	33.3	34.0	42.9
	年龄标化率	24.5	25.8	31.5	28.4	28.7	37.6
治疗率							
总计	粗率	26.1	26.8	30.3	34.5	33.6	41.9
	年龄标化率	25.9	25.5	27.9	28.7	28.5	34.6
性别							
男性	粗率	20.1	23.3	26.1	30.8	29.5	37.6
	年龄标化率	20.5	22.4	24.2	25.7	24.7	30.3
女性	粗率	31.5	30.0	34.2	37.5	37.5	45.7
	年龄标化率	32.5	28.8	32.5	32.4	33.7	41.1
城乡							
城市	粗率	33.1	33.8	33.9	40.9	38.8	45.7
	年龄标化率	29.9	30.1	29.6	34.4	32.3	35.6
农村	粗率	21.3	22.3	27.9	30.0	29.8	38.8
	年龄标化率	21.4	20.6	26.1	25.5	24.6	33.5
控制率							
总计	粗率	7.0	6.1	5.8	10.7	9.4	13.7
	年龄标化率	7.1	6.7	5.5	8.9	8.8	12.0
性别							
男性	粗率	5.5	5.3	5.2	9.7	8.6	12.3
	年龄标化率	5.6	6.0	4.9	8.3	7.5	10.3
女性	粗率	8.4	6.8	6.4	11.5	10.3	15.0
	年龄标化率	8.8	7.3	6.3	9.6	10.6	14.5
城乡							
城市	粗率	9.3	8.9	8.2	14.7	12.7	17.4
	年龄标化率	8.4	8.7	7.1	12.9	11.3	14.0
农村	粗率	5.5	4.3	4.2	7.8	7.1	10.6
	年龄标化率	5.5	4.5	3.8	6.6	6.1	9.5

此外，“中国居民心血管病及其危险因素监测”项目于2020—2022年间在31个省（自治区、直辖市）共262个监测点开展调查，有效样本量298 438人，初步结果显示，18岁及以上居民高血压知晓率、治疗率、控制率分别为43.3%、38.7%和12.9%（表2-6-11）。

表2-6-11　中国居民高血压患病率、知晓率、治疗率和控制率（95%CI）　　单位：%

		知晓率	治疗率	控制率
合计		43.3（41.5 ～ 45.2）	38.7（36.9 ～ 40.6）	12.9（11.6 ～ 14.4）
性别	男性	39.9（38.1 ～ 41.8）	34.7（32.9 ～ 36.5）	11.4（10.2 ～ 12.8）
	女性	48.2（46.1 ～ 50.4）	44.6（42.3 ～ 46.8）	15.2（13.5 ～ 17.0）
城乡	城市	46.9（44.0 ～ 49.7）	42.2（39.3 ～ 45.1）	16.9（14.3 ～ 19.8）
	农村	40.7（38.4 ～ 42.9）	36.1（33.9 ～ 38.3）	10.0（8.9 ～ 11.2）
地区	东部	46.8（43.4 ～ 50.2）	42.6（39.0 ～ 46.2）	15.1（12.4 ～ 18.2）
	中部	42.2（38.9 ～ 45.5）	38.0（34.7 ～ 41.3）	12.1（10.0 ～ 14.6）
	西部	39.5（37.2 ～ 41.9）	34.0（31.7 ～ 36.3）	10.7（9.4 ～ 12.2）

2.6.5　血压正常高值检出率

2.6.5.1　成人

CHS研究[1]调查结果显示，中国18岁及以上居民血压正常高值检出率粗率为39.1%（95%CI：38.9% ～ 39.2%），加权率为41.3%（95%CI：39.3% ～ 43.2%）。随着年龄的增加，血压正常高值检出率先升高后降低，不同年龄组检出率的差异具有统计学意义。血压正常高值检出率（加权率）男性显著高于女性（47.8% vs 34.6%，$P<0.001$）；农村高于城市（41.4% vs 41.1%），但差异不具有统计学意义。

CHNS研究[2]结果显示，中国18岁及以上成人正常高值年龄标化率从1991年的30.1%增加到2015年的43.1%，呈逐年上涨趋势，且不同年龄段和性别均呈现增长趋势（表2-6-12）。

2.6.5.2　儿童及青少年

2019年全国学生体质与健康调研[3]显示，我国7 ～ 17岁儿童及青少年血压正常高值检出率为15.5%。其随着年龄的增长逐渐增加（见图2-6-6），男生（20.2%）高于女生（10.3%）、农村（15.4%）高于城市（15.1%）。

CHNS对7 ～ 17岁儿童及青少年1991—2015年的9次调查[4]结果显示，儿童及青少年血压正常高值检出率从1991年的6.6%上升到2015年11.7%。各亚组血压正常高值检出率呈增加趋势，其中13 ～ 17岁年龄组的增加幅度最显著（表2-6-13）。

表2-6-12　1991—2015年中国成人血压正常高值年龄标化检出率

项目	检出率[%（95%CI）]									年均增长量（mmHg）	年均相对增长率（%）	*P*值
	1991年（n＝8604）	1993年（n＝8203）	1997年（n＝8592）	2000年（n＝9473）	2004年（n＝9209）	2006年（n＝9165）	2009年（n＝9499）	2011年（n＝12 542）	2015年（n＝11 296）			
合计	30.1（29.1～31.1）	33.4（32.4～34.4）	36.9（35.9～37.9）	38.4（37.5～39.4）	41.3（40.2～42.4）	41.6（40.5～42.8）	41（39.9～42.1）	42.4（41.4～43.4）	43.1（41.9～44.2）	0.5	1.8	＜0.001
年龄												
18～39岁	26.8（25.5～28.1）	30.6（29.2～32.1）	35.4（33.9～37.0）	35.9（34.3～37.4）	40.7（38.8～42.6）	39.6（37.6～41.7）	37.3（35.3～39.3）	38.3（36.5～40.1）	41.0（38.8～43.2）	0.6	2.2	＜0.001
40～59岁	33.7（32.0～35.5）	36.7（35.0～38.5）	39.9（38.2～41.6）	42.2（40.7～43.8）	44.2（42.7～45.8）	45.4（43.9～46.9）	46.2（44.7～47.7）	47.4（46.1～48.7）	45.8（44.4～47.2）	0.5	1.5	＜0.001
≥60岁	31.1（28.6～33.8）	33.7（31.2～36.3）	34.2（31.9～36.6）	37.2（35.0～39.4）	36.4（34.3～38.4）	38.8（36.8～40.8）	39.6（37.8～41.5）	42.9（41.3～44.5）	42.6（41.1～44.1）	0.5	1.5	＜0.001
性别												
男性	34.5（33.0～36.0）	38.3（36.7～39.8）	41.0（39.5～42.5）	44.2（42.8～45.7）	47.2（45.6～48.8）	47.8（46.1～49.4）	46.2（44.5～47.8）	49.4（47.9～50.9）	48.9（47.1～50.7）	0.6	1.7	＜0.001
女性	26.0（24.8～27.3）	29.0（27.7～30.4）	32.7（31.3～34.1）	33.0（31.7～34.4）	35.4（34.0～36.9）	35.8（34.3～37.4）	36.0（34.5～37.5）	36.4（35.1～37.7）	38.2（36.7～39.7）	0.5	1.9	＜0.001

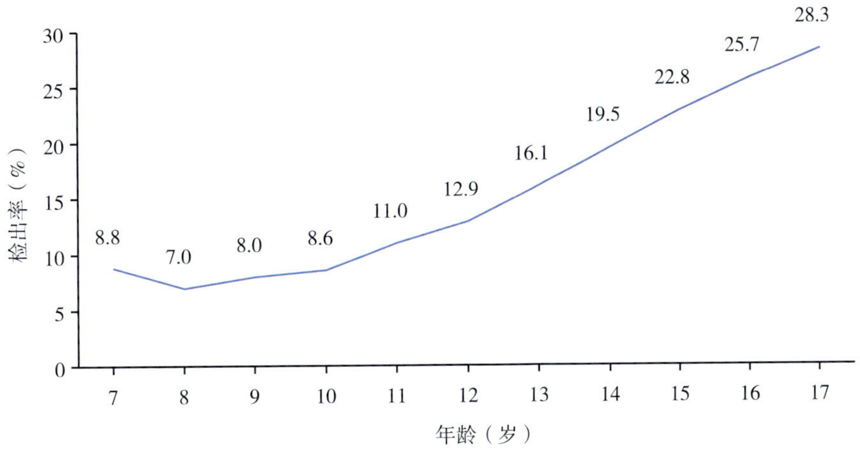

图2-6-6 2019年7～17岁儿童及青少年血压正常高值检出率

表2-6-13 1991—2015年7～17岁儿童及青少年血压正常高值检出率变化趋势

特征	1991年	1993年	1997年	2000年	2004年	2006年	2009年	2011年	2015年	趋势检验 *P*值
合计	6.6	7.0	7.8	8.1	11.8	8.8	8.1	8.6	11.7	＜0.001
年龄										
7～12岁	3.3	4.5	5.0	4.2	7.7	4.2	6.0	4.9	9.1	＜0.001
13～17岁	10.5	10.1	12.0	12.8	15.5	15.1	11.8	14.7	19.4	＜0.001
性别										
男性	8.0	7.6	9.0	10.3	14.5	9.9	9.1	11.1	13.2	＜0.001
女性	5.1	6.3	6.4	5.6	8.8	7.5	6.9	5.9	10.1	＜0.001
城乡										
城市	8.9	5.8	6.7	7.6	10.5	12.2	9.6	11.4	13.4	＜0.001
农村	5.8	7.3	8.3	8.3	12.3	7.3	7.6	6.9	10.9	＜0.001

2.6.6 高血压的危险因素

2.6.6.1 高钠、低钾膳食

钠摄入过多是引发高血压的一个重要病因，减盐（减少钠摄入）早已被WHO列为三个预防慢性病的最佳措施之一。食用富钾低钠盐（代盐）作为一种减盐策略，在降低钠摄入的同时，增加钾的摄入，实现“双重降压”。基于中国老年人的DECIDE-salt研究[8]显示，使用代盐可以有效降低老年人的血压，并显著降低心血管事件风险。代盐可增加高钾血症发生频率，但并不增加不良临床结局。

2.6.6.2 超重或肥胖

超重和肥胖显著增加全球人群全因死亡的风险，同时也是高血压患病的重要危险因素。研究显示[9]，与体重指数正常且无腹型肥胖者相比，体重正常但有腹型肥胖者发生高血压的风险明显增加。随着腰围的增加，新发高血压的风险增加，腰围每增加10cm，新发高血压风险增加18%。因此，腰围可作为新发高血压的独立危险因素。

2.6.6.3 过量饮酒

长期过量饮酒或偶尔大量饮酒均会严重影响身体健康，导致血压升高。基于中国健康与营养调查数据最新分析显示[10]，与轻度饮酒者和中度饮酒者相比，长期酗酒者的血压升高速度较快且死亡率高。此外，饮酒者需要更高剂量的降压药物治疗，才能达到与不饮酒者同样的血压控制水平[11]。

2.6.6.4 吸烟

吸烟或吸二手烟均可导致血压升高。一项基于中国健康与营养调查最新研究[12]显示，在男性中，随着吸烟强度增加、吸烟累积暴露量增加，高血压发生率均呈升高趋势，而戒烟≥2年者的高血压风险与不吸烟者类似。因此，戒烟可显著降低高血压的发生风险。

2.6.6.5 精神因素

长期焦虑、抑郁状态可增加高血压的患病风险。一项基于中国健康与养老追踪调查数据分析[13]发现，在我国45岁以上的成年人中，抑郁症状普遍存在，并与高血压和心血管疾病发生的高风险相关。此外，孤独也会增加高血压风险。基于中国老年健康调查数据分析[14]显示，与和家人同住的老年人相比，独居老年人患高血压的风险更高。

2.6.6.6 环境因素

近年来大气污染也备受关注。研究[15]显示，暴露于$PM_{2.5}$及其成分（炭黑、有机物、硝酸盐、铵和硫酸盐）等污染物中均伴随高血压的发生风险和心血管疾病的死亡率增加。其中，老年高血压受$PM_{2.5}$及其成分的影响要更大。此外，绿化植被可通过对环境污染物的净化吸收降低大气污染物对人体的损害。研究[16]显示，环境绿化可以减弱由SO_2和CO暴露导致的血压升高风险。

2.6.6.7 社会因素

随着社会经济的发展和贫富差距的扩大，社会经济地位、受教育水平对健康的影响日益受到重视。一项基于China-PAR研究的最新分析[17]显示，社会经济地位越低的人群患高血压风险越高。其中，社会经济地位低的女性发生高血压的风险更高。另一项研究[18]发现，多接受4.2年的学校教育，可降低约44%的高血压风险，且与智力和认知的影响无关。

2.6.7 归因于高收缩压的心血管疾病负担

根据1990—2017年中国及其各省的死亡率、发病率和危险因素研究发现[19]，高收缩压是导致死亡和DALYs的四大主要危险因素之一。2017年，因高收缩压导致254万人死亡，其中95.7%死于心血管疾病。另一项关于2005—2018年中国及各省归因于高收缩压的心血管疾病负担研究也发现[20]，我国由收缩压升高导致的心血管疾病死亡人数呈持续上升趋势（从2005年的198万增加到2018年的267万），心血管疾病相关损失寿命年（YLL）也持续上升（由2005年的4014万人年增加到2018年的4816万人年）。此外，研究还显示，2018年，因高收缩压导致的心血管疾病负担，在不同省份之间的差距较大，最低的是北京市（3037.33/10万人年），最高的是黑龙江省（7189.98/10万人年）。因高收缩压导致的缺血性心脏病和缺血性卒中标化损失寿命年率在东北地区较高。

2.6.8 高血压研究

2.6.8.1 乡村医生主导的中国农村高血压综合管理模式

中国农村高血压控制项目（CRHCP）是中国农村地区高血压综合管理创新模式及强化降压的大型整群随机对照研究[21]。在干预组中，受过培训的乡村医生在乡镇卫生院或疾控中心的初级保健医生监督下，根据标准方案启动抗高血压药物治疗。乡村医生还对家庭血压监测、生活方式改变和服药依从性进行健康指导。在36个月时，干预组与常规治疗组相比收缩压降低23.1mmHg、舒张压降低9.9mmHg。干预组总体发生心脑血管事件风险下降33%。此外，常规治疗组与干预组中症状性低血压、损伤性跌倒以及晕厥的发生风险均无显著差异。

2.6.8.2 中国心脏健康饮食降压模式

一项中国心脏健康饮食（CHH）对降低中国成年人血压作用的研究显示[22]，265例血压在130～159mmHg之间的受试者，随机分配至常规饮食组和包含鲁菜、淮扬菜、粤菜、川菜四个版本的CHH饮食组，并连续接受28天的饮食干预。与普通膳食营养成分相比，CHH饮食将钠减少了一半，从每天6g减少到3g。同时减少了11%脂肪摄入量，增加了4%蛋白质、8%碳水化合物，还增加了钾、钙和膳食纤维。结果显示，常规饮食组收缩压下降5.0mmHg、舒张压下降2.8mmHg；CHH饮食组收缩压下降15.0mmHg、舒张压下降6.7mmHg，且降压效果在不同菜系间没有显著差别。在成本方面，CHH饮食组和常规饮食组的平均成本为24元/天和21元/天，收缩压降低1mmHg的增量成本效益比为每天0.4元人民币。这说明，CHH饮食在降低我国成人高血压患者的血压方面经济有效。

2.6.8.3 理想心血管健康指标可降低心血管疾病发生风险

一项基于中国心脏代谢疾病及肿瘤队列数据，分析理想心血管健康指标（CVHMs）与2017年ACC/AHA指南定义的1级（SBP 130～139mmHg或DBP 80～89mmHg）或2级高血压患者（SBP≥140mmHg或DBP≥90mmHg）心血管疾病风险相关性研究[23]显示，对于1级和2级高血压患者，随着CVHMs数量增加，心血管疾病发生风险均相应降低。拥有至少4个CVHMs的1级高血压患者心血管疾病发生风险与无高血压患者相似。在2级高血压患者中，每增加一个CVHMs，心血管疾病发生风险降低12%。

2.6.9 高血压防控政策

近年来，我国政府推行了诸如“健康中国行动”“中国防治慢性病中长期规划”“国家基本公共卫生服务”“国家慢性病综合防控示范区建设”及“全民健康生活方式行动”等多个项目。2023年，国家先后发布了《“十四五”规划》和《健康中国行动—心脑血管疾病防治行动实施方案（2023—2030年）》等政策，以期进一步加强高血压等慢性病的管理。国家卫生健康委员会依托国家心血管病中心开展的“国家基本公共卫生服务项目基层高血压防治管理项目”，于2017年起面向全国开展“五统一”工作。云南省作为首批“基层高血压医防融合管理新模式”试点地区，在项目办的指导下，全省75.5%的基层医务人员参加了《国家基层高血压防治管理指南》培训（基层医生培训率达100%），并实现了公卫系统与医疗系统互联互通。其高血压患者的规范管理率由2017年的79.71%提升至2022年的85.95%，高血压知晓率、治疗率、控制率由2018年的33.9%、28.2%、8.3%（均低于全国平均水平的41%、34.9%、11%）[24, 25]，提升至2022年的59.3%、49.6%、20.7%（均高于全国平均水平的43.3%、38.7%、12.9%）。

2.6.10 小结

高血压是我国重要的公共卫生问题。随着老龄化社会的到来，高血压防治工作面临巨大的挑战。尽管政府推行了诸如"健康中国行动""中国防治慢性病中长期规划""国家基本公共卫生服务""国家慢性病综合防控示范区建设"及"全民健康生活方式行动"等多个项目，但我国高血压人群的患病率仍逐年增加，知晓率、治疗率、控制率状况虽有改善，但提升有限。针对健康饮食、城乡社区健康管理等干预措施的研究，为进一步改善高血压的管理效果提供了依据，如何有效预防新发，提高知晓率、治疗率，尤其是控制率，仍然具有挑战。

（执笔人：李　艳　闫　蕾　李　静　审稿人：王文志）

参考文献

[1] WANG Z W，CHEN Z，ZHANG L F，et al. Status of hypertension in China：results from the China Hypertension Survey，2012-2015 [J]. Circulation，2018，137（22）：2344-2356.

[2] YI Q，ZHA M，YANG Q，et al. Trends in the prevalence of hypertension according to severity and phenotype in Chinese adults over two decades（1991—2015）[J]. J Clin Hypertens（Greenwich），2021，23（7）：1302-1315.

[3] 陈力，张奕，马涛，等. 2010—2019年中国7～17岁汉族儿童青少年正常高值血压和血压偏高的流行趋势 [J]. 中华预防医学杂志，2023，57（4）：499-507.

[4] 马淑婧，羊柳，赵敏，等. 1991—2015年中国儿童青少年血压水平及高血压检出率的变化趋势 [J]. 中华流行病学杂志，2020，41（2）：178-183.

[5] 张梅，吴静，张笑，等. 2018年中国成年居民高血压患病与控制状况研究 [J]. 中华流行病学杂志，2021，42（10）：1780-1789.

[6] ZHANG M，SHI Y，ZHOU B，et al. Prevalence，awareness，treatment，and control of hypertension in China，2004-18：findings from six rounds of a national survey [J]. BMJ（Clinical research ed），2023，380：e071952.

[7] LUO Y，XIA F，YU X，et al. Long-term trends and regional variations of hypertension incidence in China：a prospective cohort study from the China Health and Nutrition Survey，1991—2015 [J]. BMJ open，2021，11（1）：e042053.

[8] YUAN Y，JIN A，NEAL B，et al. Salt substitution and salt-supply restriction for lowering blood pressure in elderly care facilities：a cluster-randomized trial [J]. Nat Med，2023，29（4）：973-981.

[9] SUN J Y，MA Y X，LIU H L，et al. High waist circumference is a risk factor of new-onset hypertension：Evidence from the China Health and Retirement Longitudinal Study [J]. J Clin Hypertens（Greenwich），2022，24（3）：320-328.

[10] QIU W，CAI A，LI L，et al. Longitudinal trajectories of alcohol consumption with all-cause mortality，hypertension，and blood pressure change：results from CHNS Cohort，1993—2015 [J]. Nutrients，2022，14（23）：5073.

[11] YE X F，WANG W Y Y，WANG X Y，et al. Alcohol consumption and antihypertensive treatment effect in male patients with hypertension [J]. Am J Hypertens，2024，37（2）：112-119.

[12] FAN H，ZHANG X. Effects of smoking intensity trajectory，cumulative smoking exposure，and the number of years since quitting on the subsequent risk of hypertension [J]. J Clin Hypertens（Greenwich），2022，24（7）：937-944.

[13] QIU W，CAI A，LI L，et al. Association of depression trajectories and subsequent hypertension and cardiovascular disease：findings from the CHARLS cohort [J]. J Hypertens，2024，42（3）：432-440.

[14] WANG X，YUAN X Y，XIA B，et al. Living alone increases the risk of hypertension in older Chinese adults：a population-based longitudinal study [J]. Innov Aging，2023，7（6）：igad071.

[15] LV S，LI Z，LI H，et al. Long-term effects of $PM_{2.5}$ components on hypertension：a national analysis in China [J]. Environ Res，2023，222：115323.

[16] ZHANG Y，CHEN S，CHEN L，et al. Association of SO_2/CO exposure and greenness with high blood pressure in children and adolescents：a longitudinal study in China [J]. Front Public Health，2023，11：1097510.

[17] MA H，LIU F，LI J，et al. Sex Differences in associations between socioeconomic status and incident hypertension among Chinese adults [J]. Hypertension，2023，80（4）：783-791.

[18] WANG Y，YE C，KONG L，et al. Independent associations of education，intelligence，and cognition with hypertension and the mediating effects of cardiometabolic risk factors：a mendelian randomization study [J]. Hypertension，2023，80（1）：

192-203.
[19] ZHOU M，WANG H，ZENG X，et al. Mortality，morbidity，and risk factors in China and its provinces，1990—2017：a systematic analysis for the Global Burden of Disease Study 2017 [J]. Lancet，2019，394（10204）：1145-1158.
[20] CAO X，ZHAO Z，KANG Y，et al. The burden of cardiovascular disease attributable to high systolic blood pressure across China，2005—18：a population-based study [J]. Lancet Public Health，2022，7（12）：e1027-e1040.
[21] HE J，OUYANG N，GUO X，et al. Effectiveness of a non-physician community health-care provider-led intensive blood pressure intervention versus usual care on cardiovascular disease（CRHCP）：an open-label，blinded-endpoint，cluster-randomised trial [J]. Lancet，2023，401（10380）：928-938.
[22] WANG Y，FENG L，ZENG G. et al. Effects of cuisine-based Chinese Heart-Healthy Diet in lowering blood pressure among adults in China：multicenter，single-blind，randomized，parallel controlled feeding trial [J]. Circulation，2022，14：303-315.
[23] WU S，XU Y，ZHENG R，et al. Hypertension Defined by 2017 ACC/AHA Guideline，ideal cardiovascular health metrics，and risk of cardiovascular disease：a nationwide prospective cohort study [J]. Lancet Reg Health West Pac，2022，20：100350.
[24] 石青萍，邵英，杨永芳，等. 云南省2018年成年居民高血压患病率、知晓率、治疗率和控制率现况分析 [J]. 中国医学前沿杂志（电子版），2021，13（2）：30-34.
[25] 国家卫生健康委疾病预防控制局. 中国居民营养与慢性病状况报告（2020年）[M]. 北京：人民卫生出版社，2021，12.

2.7 血脂异常

2.7.1 血脂指标与血脂异常的定义

血脂异常通常是指血浆中总胆固醇（total cholesterol，TC）和/或甘油三酯（triglyceride，TG）升高，也包括低密度脂蛋白胆固醇（low density lipoprotein cholesterol，LDL-C）升高及高密度脂蛋白胆固醇（high density lipoprotein cholesterol，HDL-C）降低在内的各种脂代谢异常。血脂异常的定义包括符合以下任何一项：空腹血TC≥6.22mmol/L，或血清LDL-C≥4.14mmol/L，或血清TG≥2.26mmol/L，或血清HDL-C＜1.04mmol/L。

在血脂异常的各种表现形式中，高LDL-C导致全球死亡和伤残寿命损失从1990年的第14位危险因素升至2019年的8位。在我国，这一趋势更为突出，由第15位升至第6位危险因素。高LDL-C造成的心血管疾病负担占心血管疾病总负担的25.1%[1]，对冠心病和卒中疾病负担的归因危险百分比分别达到41.9%和9.6%[2，3]。

2.7.2 血脂水平

2015年中国成人营养与慢性病监测（CANCDS）项目（n＝179 728）调查结果显示，中国居民TC、LDL-C、非HDL-C、TG水平均较2002年升高（图2-7-1）[4]。非传染性疾病危险因素协作组汇集了全球1127项人群研究数据，测定了1.026亿≥18岁人群的血脂水平，对1980—2018年200个国家的平均TC、非HDL-C和HDL-C水平的趋势进行评估和分析。结果显示，东亚国家（如中国）和东南亚国家的平均非HDL-C水平增幅最大，年龄标准化的平均非HDL-C水平每10年增加0.23mmol/L；在此趋势下，1980年中国是平均非HDL-C水平全球最低的国家之一，而到2018年已达到甚至超过许多高收入西方国家[5]。

2014年至2023年，心血管高危人群早期筛查与综合干预项目（China-HEART）的百万人群中TC的均数及标准差为4.57±1.04mmol/L，LDL-C为2.44±0.89mmol/L，HDL-C为1.42±0.39mmol/L，TG为1.59±0.83mmol/L，非HDL-C为3.15±0.99mmol/L，残余胆固醇（Remnant Cholesterol，R-C）为

24.04±8.49mg/dl（R-C：1mg/dl＝0.026mmol/L）。经年龄性别标化后的TC、LDL-C、HDL-C、TG、非HDL-C、R-C的结果分别为4.50±0.08mmol/L、2.30±0.06mmol/L、1.41±0.004mmol/L、1.82±0.005mmol/L、3.09±0.006mmol/L、25.86±0.02mg/dl。TC、LDL-C、HDL-C、非HDL-C、R-C、TG在高危项目人群中的性别与城乡分布见图2-7-2。

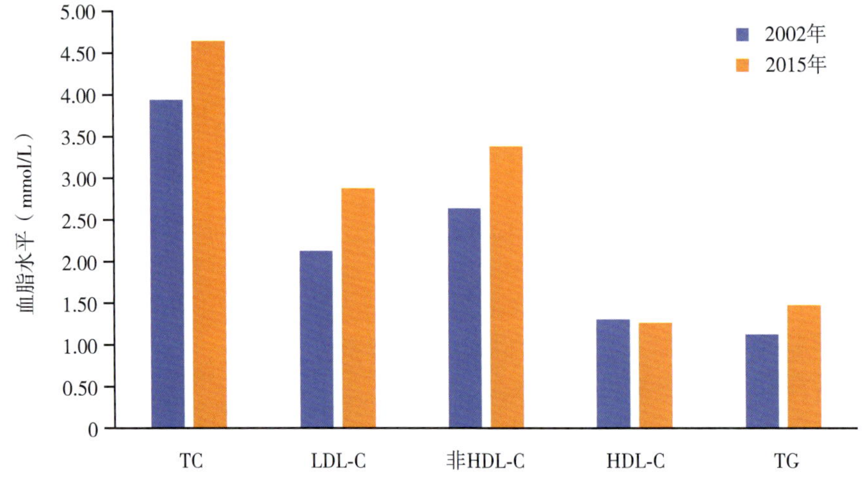

图2-7-1　中国≥18岁成人血脂水平13年变化

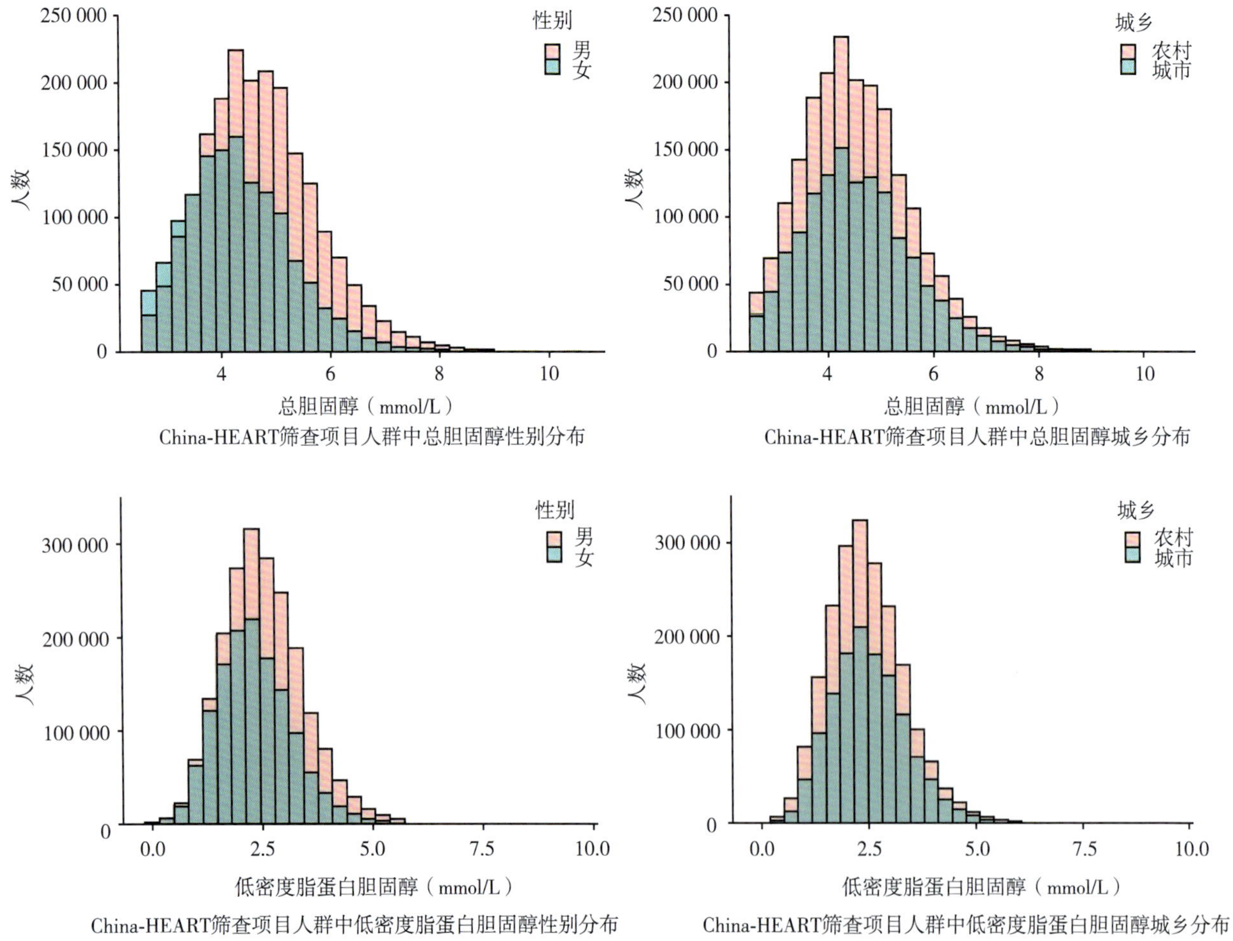

图2-7-2　TC、LDL-C、HDL-C、非HDL-C、R-C在高危项目人群中的性别与城乡分布

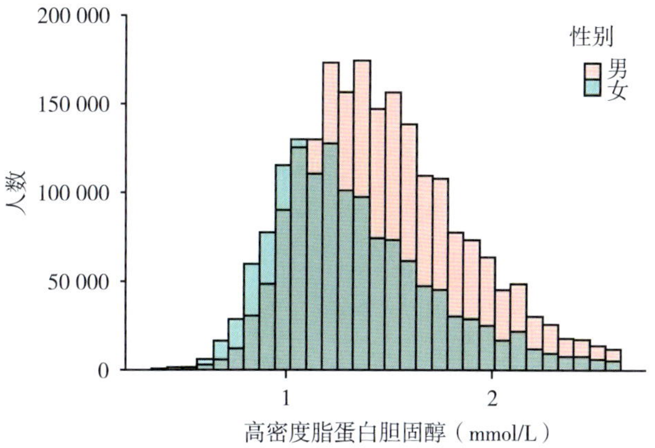

China-HEART筛查项目人群中高密度脂蛋白胆固醇性别分布

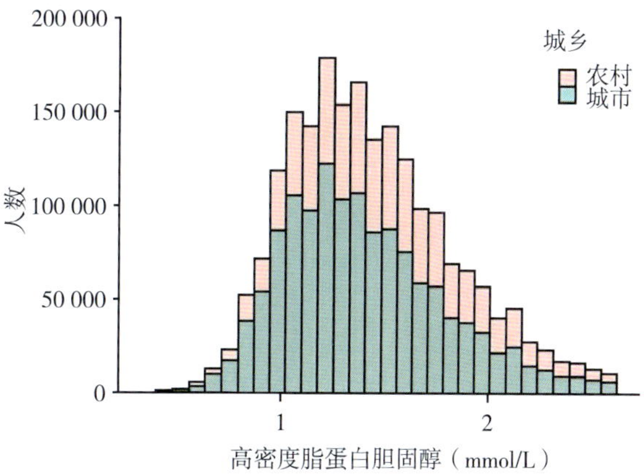

China-HEART筛查项目人群中高密度脂蛋白胆固醇城乡分布

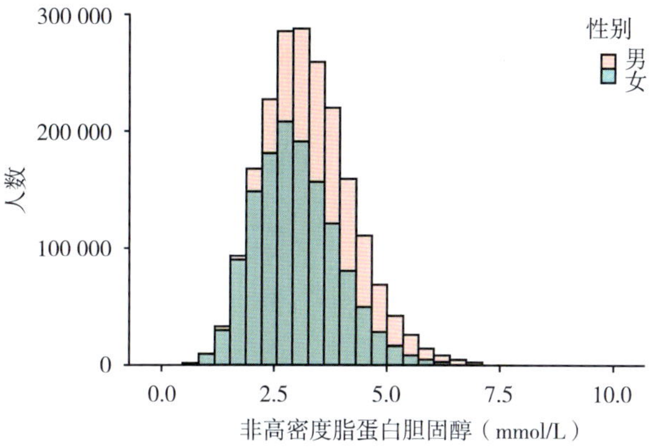

China-HEART筛查项目人群中非高密度脂蛋白胆固醇性别分布

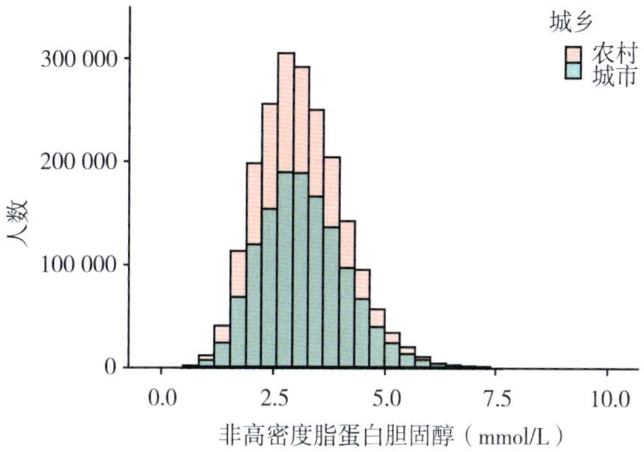

China-HEART筛查项目人群中非高密度脂蛋白胆固醇城乡分布

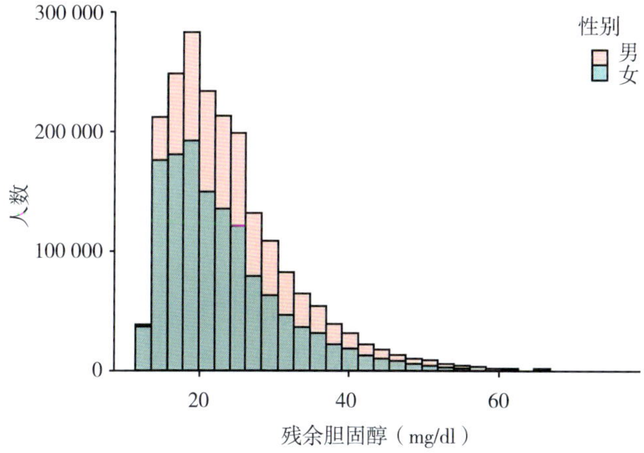

China-HEART筛查项目人群中残余胆固醇性别分布

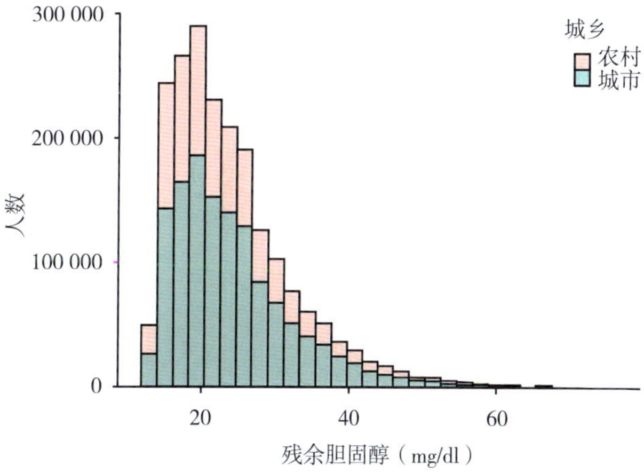

China-HEART筛查项目人群中残余胆固醇城乡分布

图2-7-2（续）

2.7.3 血脂异常患病率及检出率

2.7.3.1 患病率

2002年中国健康与营养调查（CHNS）[6]、2010年中国慢性肾病工作组调查（CNSCKD）[7]、2011年CHNS[8]及2012年中国居民营养与慢性病状况调查[9]显示，中国≥18岁成人的血脂异常患病率大幅上升；2012—2015年中国高血压调查（CHS）[10]和2014—2019年中国心血管高危人群早期筛查与综合干预百万人群（China-PEACE MPP）项目[11]针对≥35岁成人的血脂异常患病率调查结果相近（图2-7-3）。上述研究采用的血脂异常定义为存在任一类型的血脂水平异常，包括TC≥6.22mmol/L、LDL-C≥4.14mmol/L、HDL-C＜1.04mmol/L、TG≥2.26mmol/L，或目前服用调脂药物。

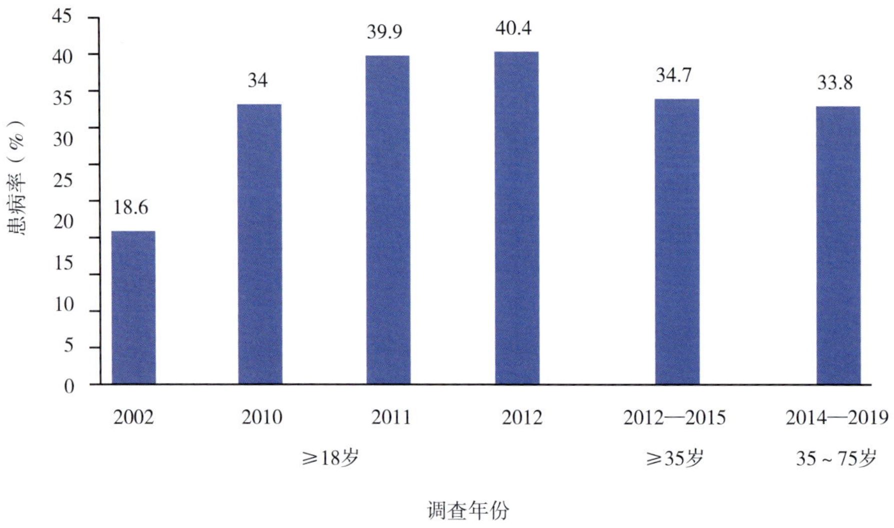

图2-7-3 2002—2019年中国成人血脂异常患病率

2013—2014年第四次中国慢性病与危险因素监测（CCDRFS）项目[12]、2015年CANCDS项目[4]、2014年中国卒中筛查与预防项目（CNSSPP）[13]、2014—2019年China-PEACE MPP项目（现China-HEART项目）[11]的调查结果均显示，我国成年居民血脂异常的主要类型是低HDL-C血症和高TG血症（图2-7-4）。一项多阶段整群抽样调查显示，2018年深圳地区≥18岁居民（n＝9756，男性占43%）的低HDL-C血症患病率较1997年（n＝8266，男性占38%）几乎成倍升高，女性从8.8%升至17.5%，男性从22.1%升至39.1%；高TG血症男性患病率呈显著上升趋势，而女性上升趋势不明显[14]。

"中国居民心血管病及其危险因素监测"项目于2020—2022年间在31个省（自治区、直辖市）共262个监测点开展调查，有效样本量275 961人，初步结果显示，18岁及以上居民血脂异常患病率为38.1%，男性（46.1%）高于女性（29.6%），城市（38.9%）高于农村（37.4%）。随着年龄的增长，血脂异常患病率呈先升高后降低的趋势（图2-7-5）。

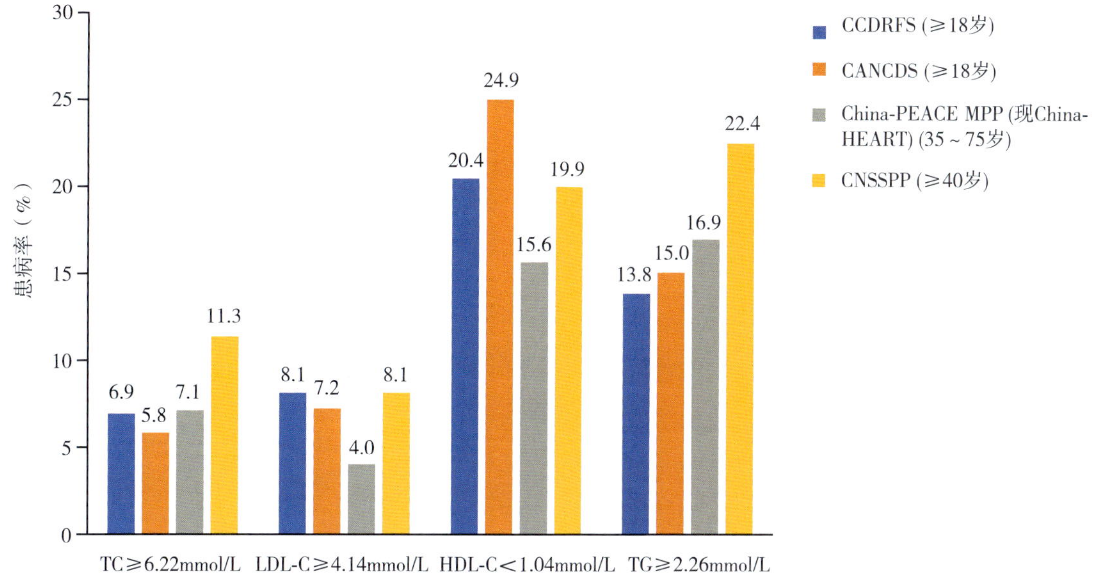

图2-7-4　中国成人不同血脂异常类型患病率

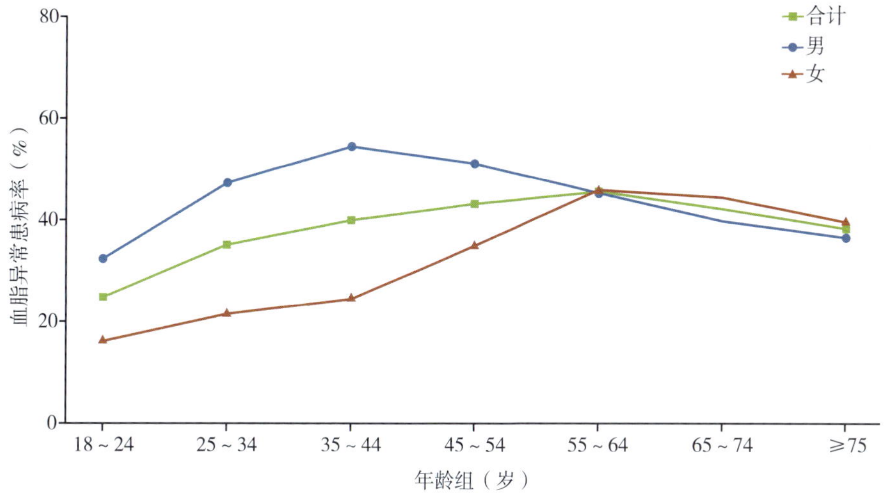

图2-7-5　不同性别、年龄居民血脂异常患病率

2.7.3.2　检出率

基于心血管疾病高危人群早期筛查与综合干预项目，血脂异常部分有效样本量为2 470 459人。其中LDL-C升高检出率基本随年龄上升，男性检出率低于女性；HDL-C降低检出率随着年龄的升高而降低，男性的检出率高于女性，且检出率随着受教育程度的升高而升高；非HDL-C升高检出率基本随着年龄上升，女性的检出率高于男性，且检出率随着收入的升高而升高。在多因素模型中，年龄、性别、职业、城乡、收入水平间的检出率差异仍然存在，显示这些是人群中血脂异常的独立影响因素（表2-7-1）。

表2-7-1　高危筛查项目各类人群中的血脂异常检出率

	总人数	LDL-C升高检出率（%）	HDL-C降低检出率（%）	非HDL-C升高检出率（%）
年龄	3 384 970	4.01	67.24	4.99
35～44岁	474 186	1.85	70.15	2.44

续 表

	总人数	LDL-C升高检出率（%）	HDL-C降低检出率（%）	非HDL-C升高检出率（%）
45～54岁	1 014 440	3.44	68.03	4.36
55～64岁	1 057 885	4.94	67.01	6.09
65～75岁	838 459	4.74	64.93	5.81
性别				
男性	1 347 651	2.74	75.73	3.49
女性	2 037 319	4.85	61.62	5.98
收入				
＜10 000元	616 546	3.84	64.70	4.64
10 000～50 000元	2 052 709	3.68	67.19	4.87
＞50 000元	715 715	4.76	69.55	5.64
教育				
小学及以下	1 515 878	4.25	63.85	5.25
初中	1 113 612	3.66	69.13	4.62
高中	489 105	4.27	70.38	5.30
大学及以上	266 375	3.60	72.86	4.46
地区				
东部	1 182 289	3.05	34.49	6.44
中部	1 032 221	3.39	29.74	4.40
西部	1 170 460	5.49	35.77	4.04
城乡				
城市	1 329 996	4.35	69.41	5.37
农村	2 054 974	3.79	65.83	4.74

血脂异常在城市地区的检出率略高于农村地区。对于LDL-C升高而言，年龄性别标化的检出率较高的是华南地区［6.8%（5.6%～7.9%）］和华东地区［3.7%（3.2%～4.1%）］，较低的是西北地区［2.7%（2.3%～3.1%）］和华北地区［1.3%（1.0%～1.7%）］；对HDL-C降低而言，年龄性别标化的检出率最高的是西北地区［77.8%（75.2%～80.2%）］和华北地区［71.8%（69.8%～73.9%）］，最低的是西南地区［67.7%（65.4%～70.0%）］和华中地区［67.1%（64.7%～69.5%）］；对非HDL-C升高而言，年龄性别标化的检出率最高的是华南地区［7.7%（6.5%～9.0%）］和华东地区［4.5%（4.1%～5.0%）］，最低的是西北地区［2.2%（1.8%～2.6%）］。

2.7.4 血脂异常与CVD发病和死亡风险

2.7.4.1 LDL-C与CVD死亡

LDL-C升高与ASCVD发病：香港一项前瞻性队列研究于2008年至2014年连续纳入缺血性卒中患者904例，均具有颈内动脉和颅内动脉磁共振血管造影检查结果以及卒中后多次LDL-C检测数据，平均随访6.5年。结果显示，卒中后平均LDL-C＜1.8mmol/L者再发卒中（包括缺血性和出血性卒中）风险、再发主要不良心血管事件（MACE）风险均显著低于LDL-C≥1.8mmol/L者，且无论有无颅内大动脉狭窄（以管腔狭窄50%为界）、何种缺血性卒中亚型、年龄＜75岁或≥75岁，均有同样趋势[15]。

利用心血管疾病高危人群早期筛查与综合干预项目近300万人群数据分析了LDL-C与全因死亡、CVD死亡风险的关联关系。结果显示，LDL-C与全因死亡、CVD死亡之间均呈U型曲线关系（图2-7-6）。与LDL-C在

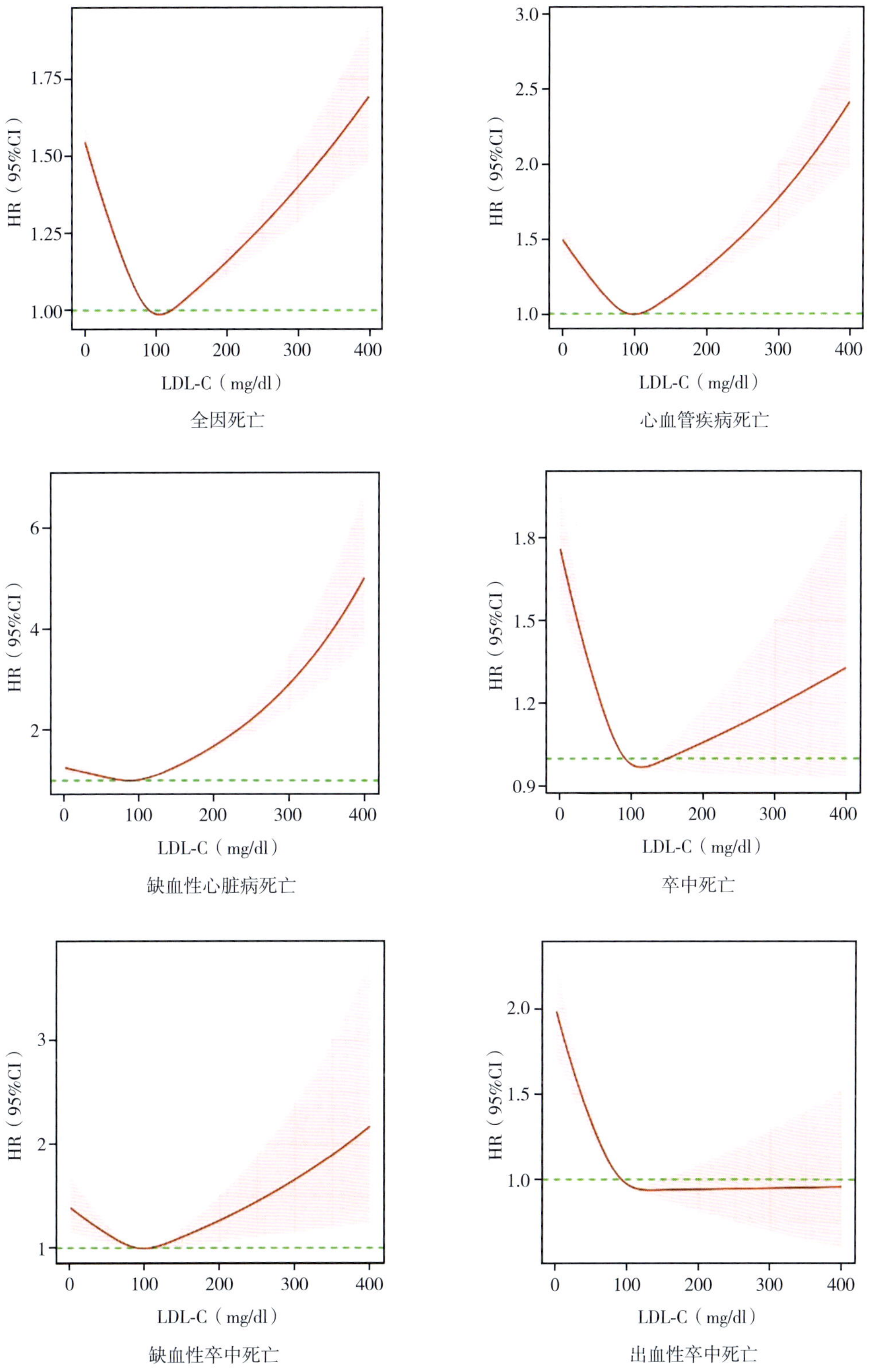

图2-7-6　血浆LDL-C水平与全因死亡和具体原因死亡的关联关系

100 ～ 129.9mg/dl（LDL-C 1mg/dl＝0.026mmol/L）者相比，LDL-C＜70mg/dl和LDL-C≥190mg/dl者的全因死亡风险分别增加16%和31%（表2-7-2）。

表2-7-2　血浆LDL-C分组与全因死亡和具体原因死亡的关联分析结果［HR（95%CI）］

	＜70mg/dl	70 ～ 99.9mg/dl	100 ～ 129.9mg/dl	130 ～ 159.9mg/dl	160 ～ 189.9mg/dl	≥190mg/dl
全因死亡	1.16 （1.14 ～ 1.18）	1.02 （1.00 ～ 1.04）	1 （参照组）	1.01 （0.98 ～ 1.04）	1.05 （1.00 ～ 1.10）	1.31 （1.23 ～ 1.39）
心血管疾病死亡	1.10 （1.06 ～ 1.14）	0.98 （0.95 ～ 1.01）	1 （参照组）	1.03 （0.98 ～ 1.08）	1.08 （1.00 ～ 1.16）	1.51 （1.40 ～ 1.62）
缺血性心脏病死亡	0.98 （0.92 ～ 1.04）	0.95 （0.89 ～ 1.01）	1 （参照组）	1.07 （0.99 ～ 1.15）	1.22 （1.10 ～ 1.34）	2.08 （1.92 ～ 2.24）
缺血性卒中死亡	1.03 （0.93 ～ 1.13）	0.93 （0.84 ～ 1.02）	1 （参照组）	1.04 （0.91 ～ 1.17）	0.89 （0.65 ～ 1.13）	1.16 （0.81 ～ 1.51）
出血性卒中死亡	1.37 （1.29 ～ 1.45）	1.11 （1.04 ～ 1.18）	1 （参照组）	1.06 （0.95 ～ 1.17）	0.97 （0.78 ～ 1.16）	1.04 （0.74 ～ 1.34）

注：全部模型调整了年龄、性别、受教育程度、婚姻状况、家庭收入、吸烟、饮酒、体重指数、高血压病史、糖尿病病史、心血管疾病病史以及服用他汀类药物史。

LDL-C与缺血性心脏病死亡、缺血性卒中死亡风险之间均呈J型曲线关系，与出血性卒中死亡呈现L型曲线关系（图2-7-6）。与LDL-C在100.0 ～ 129.9mg/dl者相比，LDL-C＜70mg/dl的CVD死亡、出血性卒中死亡风险分别增加了10%和37%（表2-7-2），而LDL-C≥190mg/dl者的CVD死亡、缺血性心脏病死亡风险分别增加了51%和108%。

2.7.4.2　HDL-C与心血管死亡

H型高血压防治公共服务项目（HHPCP）对基线无卒中史的高血压患者进行了一项巢式病例对照研究，纳入新发卒中病例组与对照组（年龄、性别、地域匹配）各2463例，多因素分析显示，HDL-C作为连续变量或三分位分类变量均与首次卒中风险呈显著负相关（与HDL-C＜53mg/dl相比，HDL-C≥65.4mg/dl可降低首次卒中风险18%），但按临床异常切点的分类变量与卒中风险无相关；将HDL-C、LDL-C、TG水平进行联合分析显示，只有在低HDL-C的情况下，高LDL-C或高TG才会增加首次卒中风险［HDL-C＜53.0mg/dl合并LDL-C＞138.1mg/dl时首次卒中风险增加66%，HDL-C＜53.0mg/dl合并TG＞140.8mg/dl（TG 1mg/dl＝0.026mmol/L）时首次卒中风险增加47%］[16]。

利用心血管疾病高危人群早期筛查与综合干预项目近340万人群数据，全面分析了HDL-C与全因和CVD死亡风险的关联关系。结果显示，HDL-C与全因死亡、心血管死亡之间均呈U型曲线关系（图2-7-7）。与HDL-C风险最低者相比，HDL-C＜30mg/dl（0.78mmol/L）者的全因死亡、心血管死亡风险分别增加23%、33%。HDL-C＞90mg/dl（2.33mmol/L）者的全因死亡、心血管死亡风险则分别增加10%、9%。HDL-C风险最低是指：HDL-C为50 ～ 79mg/dl时，全因死亡和心血管死亡风险最低。

此外，该研究还发现，HDL-C水平与缺血性心脏病和缺血性卒中死亡风险之间呈U型曲线关系，而与出血性卒中死亡风险之间呈现非U型曲线关系（图2-7-8）。与HDL-C在70 ～ 79mg/dl者相比，HDL-C＜30mg/dl（0.78mmol/L）和HDL-C＞90mg/dl（2.33mmol/L）者的缺血性心脏病死亡风险分别增加40%和15%。同样的，缺血性卒中死亡风险分别增加38%和43%[17]。

ulation aged 35 ～ 75 years: results from China PEACE Million Persons Project [J]. Atherosclerosis, 2022, 350: 58-64.

[23] XING Y, LIU J, HAO Y, et al. Prehospital statin use and low-density lipoprotein cholesterol levels at admission in acute coronary syndrome patients with history of myocardial infarction or revascularization: findings from the Improving Care for Cardiovascular Disease in China (CCC) project [J]. Am Heart J, 2019, 212: 120-128.

[24] 邢月妍，刘静，刘军，等. 75岁及以上老年急性冠状动脉综合征住院患者他汀使用现状及低密度脂蛋白胆固醇水平[J]. 中华心血管病杂志，2019，47（5）：351-359.

[25] GONG Y, LI X, MA X, et al. Lipid goal attainment in post-acute coronary syndrome patients in China: Results from the 6-month real-world dyslipidemia international study II [J]. Clin Cardiol, 2021, 44 (11): 1575-1585.

[26] WANG CJ, WANG YL, LI ZX, et al. The Management of LDL Cholesterol and predictors of goal achievement in stroke patients in China: a cross-sectional study [J]. CNS Neurosci Ther, 2016, 22 (7): 577-583.

[27] BI L, YI J, WU C, et al. Atherosclerotic cardiovascular disease risk and lipid-lowering therapy requirement in China [J]. Frontiers in cardiovascular medicine, 2022, 9: 839571.

2.8 糖尿病

2.8.1 中国人群糖尿病及糖尿病前期的流行状况

中国人群糖尿病患病率增长趋势显著（图2-8-1）。2015—2017年，在中国31个省（自治区、直辖市）对75 880名≥18岁成人的横断面调查显示[1]，依据WHO诊断标准，中国成人糖尿病患病率为11.2%（95%CI：10.5 ～ 11.9），50岁及以上成人和男性的糖尿病患病率更高。31个省（自治区、直辖市）的糖尿病患病率从贵州的6.2%到内蒙古的19.9%不等。在5个调查民族中，汉族的糖尿病患病率最高（12.8%），回族最低（6.3%）。如把HbAc也作为诊断标准，则糖尿病患病率为12.8%（95%CI：12.0 ～ 13.6），其中既往确诊糖尿病患病率6.0%（95%CI：5.4 ～ 6.7），新诊断糖尿病患病率6.8%（95%CI：

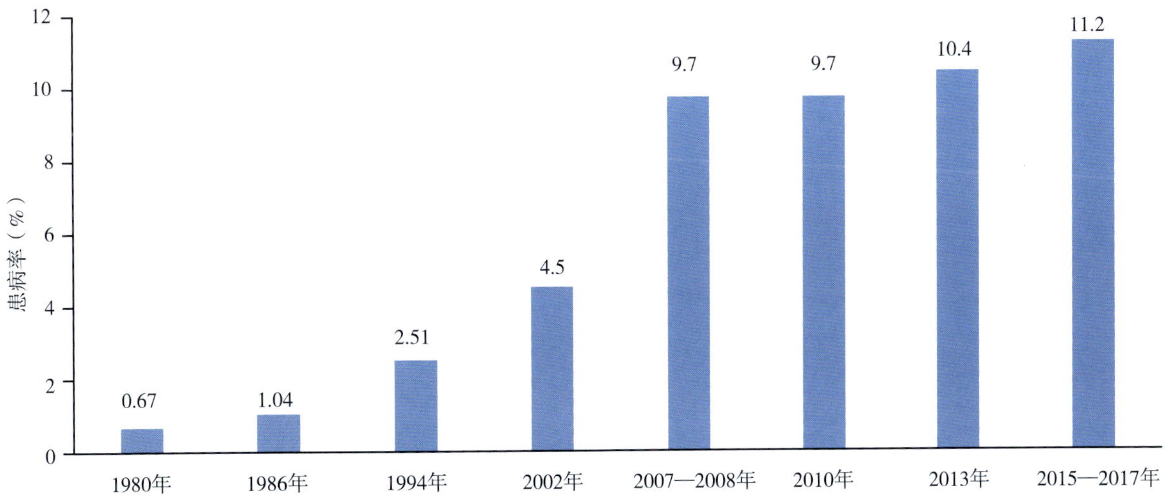

诊断标准	兰州会议标准	WHO-1985	WHO-1985	WHO-1999	WHO-1999	WHO-1999	WHO-1999	WHO-1999
调查规模	30万	10万	21万	10万	4.6万	10万	17万	7.6万
年龄范围	全人群	25～64岁	25～64岁	≥18岁	≥20岁	≥18岁	≥18岁	≥18岁

图2-8-1 1980—2017年中国糖尿病患病率调查

6.1 ～ 7.4），糖尿病前期患病率35.2%（95%CI：33.5 ～ 37.0）。估计目前中国成人糖尿病人数达1.298亿（男0.704亿、女0.594亿）。2017年调查显示糖尿病知晓率43.3%、治疗率49.0%、控制率49.4%，与往年调查相比有所改善。老年人、城市居民糖尿病的知晓率相对较高，城市年轻居民糖尿病控制率更高。

2.8.2 糖尿病及糖尿病前期的心血管疾病风险

中国PAR研究[2]纳入了12 145例基线时无糖尿病（DM）的35 ～ 74岁中国成人，根据首次（1998—2001年）和8年后第二次访视时的血糖，将研究参与者交叉分为6类：空腹血糖正常（NFG）、空腹血糖（FBG）受损（IFG）和DM，使用Cox比例风险回归模型估计与葡萄糖状态转换相关的CVD的风险比（HR）和95%可信区间（CI）。结果显示，在5.5年的中位随访期间，发生了373例CVD事件病例，与持续NFG的参与者相比，持续IFG、从NFG进展为DM或从IFG进展为DM的参与者发生CVD的风险更高，多变量校正HR（95%CI）分别为1.792（1.141 ～ 2.816）、1.723（1.122 ～ 2.645）和1.946（1.120 ～ 3.381）。此外，当按基线血糖状态分层时，与从IFG逆转为NFG相比，持续性IFG和从IFG进展为DM仍增加CVD风险，多变量校正HR（95%CI）为1.594（1.003 ～ 2.532）和1.913（1.080 ～ 3.389）。因此可以看到，长期IFG并进展为DM的受试者发生CVD的风险较高（图2-8-2）。

中国心脏代谢疾病和癌症队列（China Cardiometabolic Disease and Cancer Cohort）（简称4C）研究[3]纳入55 777例糖尿病前期患者，在基线时按照不同的代谢参数被分为6个集群。在中位3.1年的随访期间，观察到集群之间糖尿病及其并发症的风险存在显著差异，糖尿病的比值比从集群1到集群6逐步地明显增加，集群1、4和6的慢性肾脏疾病风险增加，而集群4中以肥胖和胰岛素抵抗为特征的糖尿病前期与其他相比，心血管疾病的风险更高（HR：1.41，95%CI：1.05 ～ 1.90）。提示糖尿病前期的特定集群的亚表型与T2DM的心血管并发症的相关性不同，因此需要个体化干预（图2-8-3）。

2.8.3 生活方式干预预防糖尿病心血管并发症

中国大庆糖尿病预防研究是世界上开展最早、历时最长的生活方式干预预防糖尿病的研究。这项研究纳入了来自33个诊所的577名葡萄糖耐量试验诊断的糖耐量受损的成人，随机分配到对照组或者三种生活方式干预组中的一组（饮食、运动、饮食加运动），强化的生活方式干预从1986年持续到1992年。在30年的随访中，与对照组相比，干预组使糖尿病发病推迟3.96年（中位数），糖尿病发病风险下降39%（HR：0.61，95%CI：0.45 ～ 0.83），心血管事件下降26%（HR：0.74，95%CI：0.59 ～ 0.92），复合微血管事件下降35%（HR：0.65，95%CI：0.45 ～ 0.95），心血管死亡下降33%（HR：0.67，95%CI：0.48 ～ 0.94），全因死亡下降26%（HR：0.74，95%CI：0.61 ～ 0.89），干预组较对照组平均预期寿命增加1.44岁。干预组卒中和严重视网膜病变的发生率比对照组分别降低25%（HR：0.75，95%CI：0.59 ～ 0.96）和40%（HR：0.60，95%CI：0.38 ～ 0.95），冠心病、因心衰住院以及肾病、神经病变的发生率也低于对照组，但是未达显著性差异。这些新发现都进一步证明，对糖耐量受损人群进行生活方式干预可以降低糖尿病慢性并发症和糖尿病相关死亡率[4]（图2-8-4）。

2021年该研究发表了新的结果[5]，将540名完成生活方式干预6年的糖耐量受损者分为转归为糖耐量正常（NGT）组（174例），维持糖耐量受损（IGT）组（114例）以及进展为糖尿病（DM）组（252例），观察生活方式干预结束后24年的心血管终点事件发生情况。发现糖尿病受损患者在生活方式干预6年时如果能转归为正常血糖，糖尿病发病可推迟14.9年，如果血糖在6年时维持糖耐量受损，糖尿病发病可推迟9.9年。DM组、IGT组及NGT组24年心血管事件的累积发病率分别为64.5%、48.5%和45.1%，与进展为糖尿病组相比，NGT组和IGT组的心血管事件分别下降37%（HR 0.63；95%CI 0.47，0.85）和34%（HR 0.66；95%CI 0.47，0.91）。提示对于糖耐量受损患者如果能够通过生活方式干预将血糖逆转为正常或维持在IGT阶段，可以降低长期心血管事件发生率（图2-8-5）。

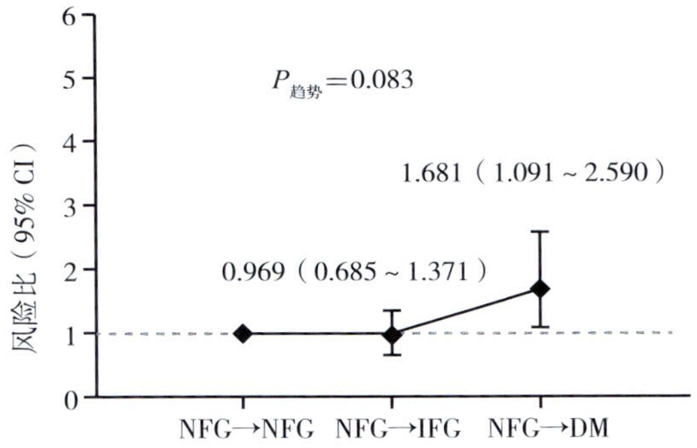

（a）空腹血糖变化与CVD

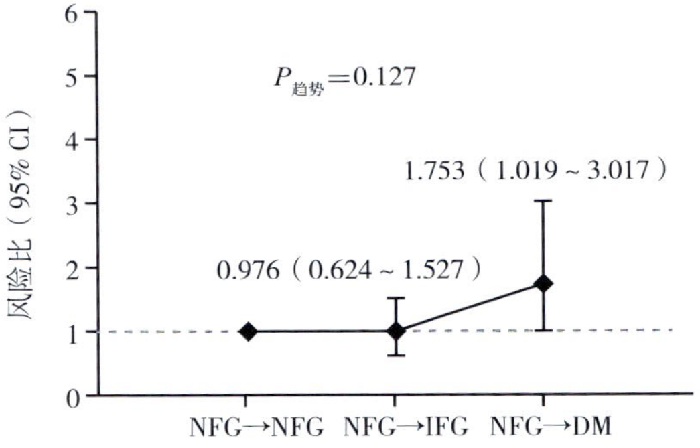

（b）空腹血糖变化与卒中

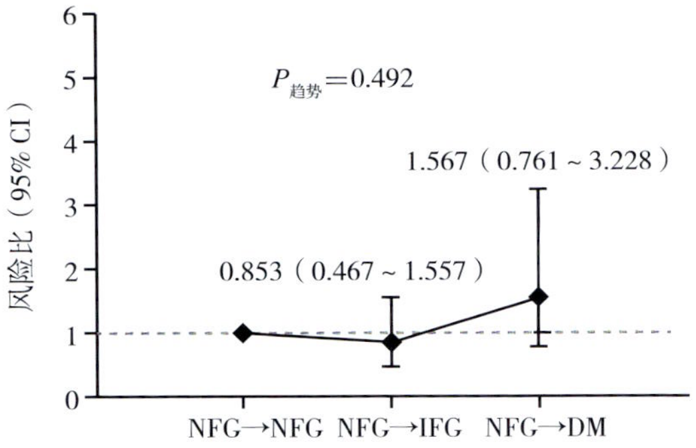

（c）空腹血糖变化与CHD

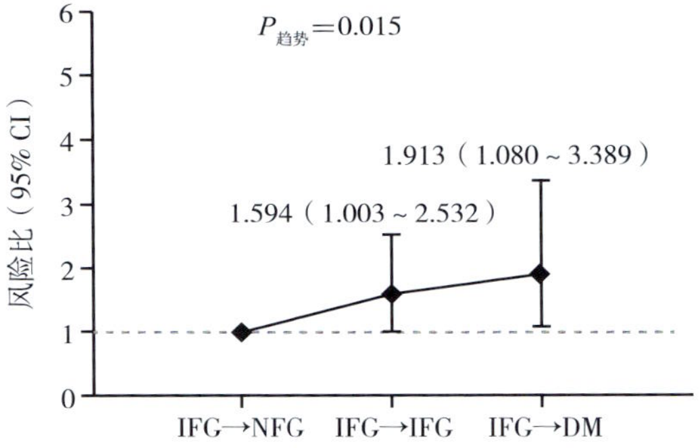

（d）空腹血糖变化与CVD

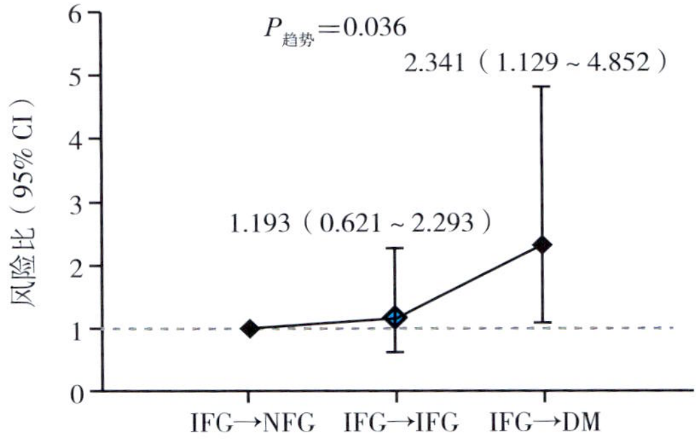

（e）空腹血糖变化与卒中

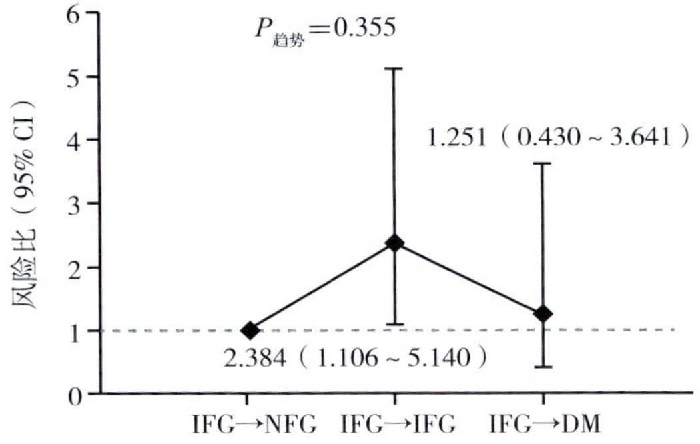

（f）空腹血糖变化与CHD

图2-8-2 空腹血糖变化与CVD、卒中和CHD风险的关系

注：1.（a）～（c）以一直处于NFG组为参照组，（d）～（f）以空腹血糖由IFG转变为NFG为参照组。调整年龄、性别、体重指数、首次调查时的空腹血糖、吸烟状况（从不吸烟、以前吸烟、现在吸烟）、是否饮酒、体力活动、是否患高血压、是否患血脂异常、地区（南方与北方）、城乡（城市与农村）、受教育程度、收入和心血管疾病家族史。

2. NFG，正常空腹血糖（50 ～ 99mg/dl）；IFG，空腹血糖受损（100 ～ 125mg/dl）；DM，糖尿病（≥126mg/dl和/或使用降糖药，和/或自我报告患糖尿病）；CI，可信区间。

3. 空腹血糖单位换算：1mg/dl = 0.0555mmol/L。

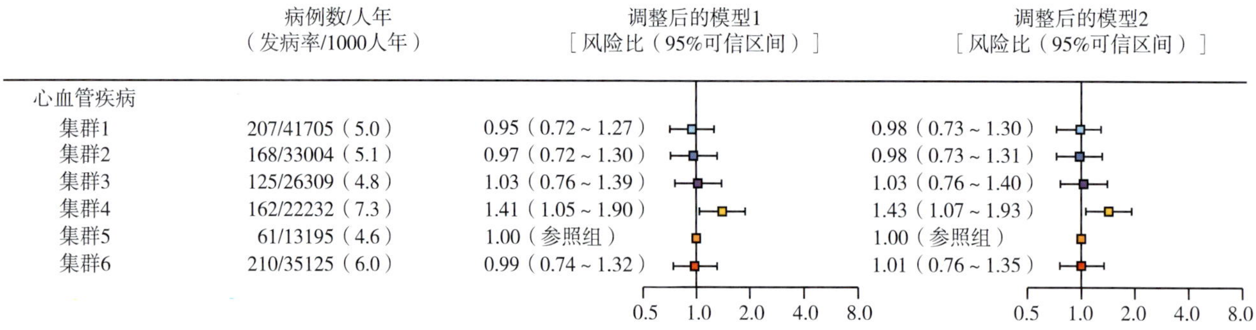

图2-8-3　4C研究中不同族群的心血管疾病风险

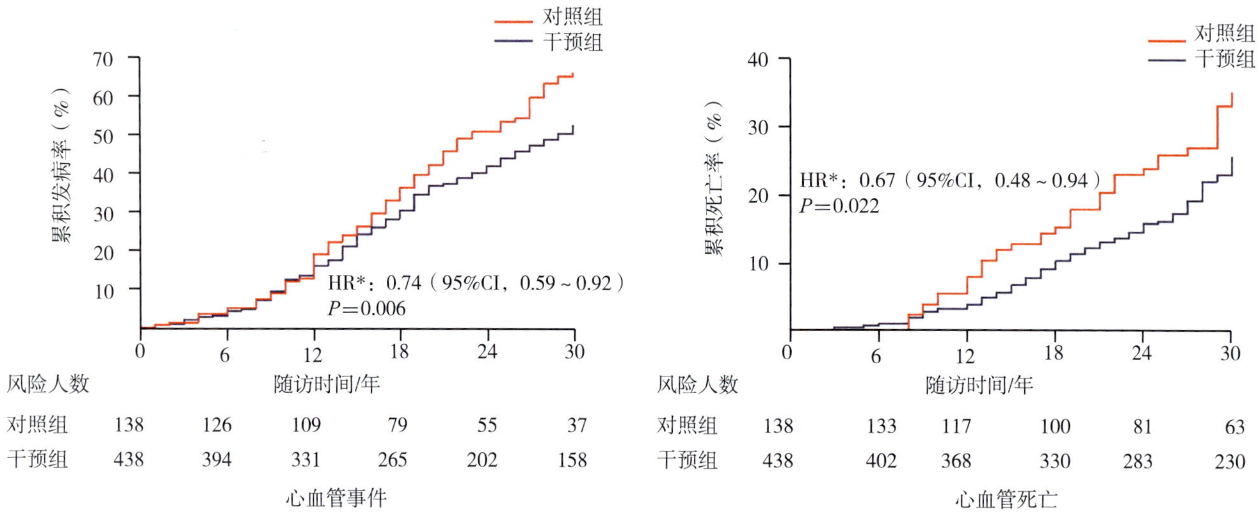

图2-8-4　大庆糖尿病预防后续30年随访研究，生活方式干预组与对照组心血管事件及心血管死亡比较（1986—2016年）

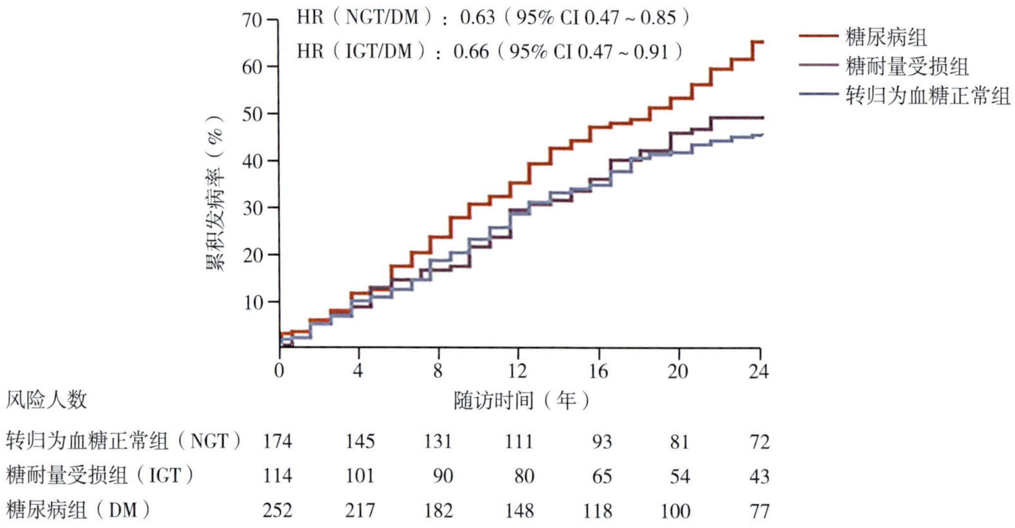

图2-8-5　IGT人群生活方式干预结束后24年心血管事件发生率——大庆糖尿病预防后续30年随访研究（1986—2016年）

2.8.4 指南、共识与建议

2023年9月发表了《中国成人2型糖尿病及糖尿病前期患者动脉粥样硬化性心血管疾病预防与管理专家共识》[6]，提出2型糖尿病（T2DM）及糖尿病前期（Pro-DM）与动脉粥样硬化性心血管疾病（ASCVD）共病管理，即在确诊糖代谢异常早期对患者进行综合干预，有效降低ASCVD发生率和致死、致残率。对Pro-DM及T2DM患者的生活方式管理、体重管理、血糖、血压、血脂、抗血小板药物治疗、合并症管理提出建议。药物治疗方面：①建议ASCVD或心血管疾病（CVD）高危患者，优先使用经证实有心血管获益的胰高糖素样肽-1受体激动剂（GLP-1RA）和/或钠-葡萄糖共转运蛋白-2抑制剂（SGLT-2i）。若同时合并心力衰竭（HF）或慢性肾脏病（CKD），建议优先使用SGLT-2i。②对于没有GLP-1RA和/或SGLT-2i强适应证的T2DM患者，二甲双胍可作为常规一线降糖药物。③二甲双胍与GLP-1RA、SGLT-2i联用是合理的。④其他降糖药物可根据血糖控制需求个体化应用。⑤如果患者处于严重高血糖状态［糖化血红蛋白（HbA1c）＞10% 或血糖＞16.7mmol/L，伴明显高血糖症状］或明显分解代谢状态（体重明显减轻），应考虑起始胰岛素治疗。血糖控制目标：①控制HbA1c，建议大多数非妊娠患者＜7.0%，体弱者可考虑＜7.5%，病程较长、预期寿命有限及年老体弱的成年T2DM患者考虑＜8. 0%。②建议空腹血糖（FBG）控制在4.4 ～ 7.2mmol/L，1 ～ 2hBG控制在＜10.0mmol/L。

近年来，由于新型降糖药如GLP-1RA及SGLT-2i的心血管结局试验提供了充分的心血管事件获益的证据，一些国际指南先后更新了推荐内容。2023年美国临床内分泌医师学会（American Association of Clinical Endocrinologists，AACE）专家共识[7]更新强调生活方式干预以及超重/肥胖的治疗是糖尿病前期和糖尿病管理的关键支柱，并强调了适当的ASCVD风险因素管理血脂异常和高血压的重要性。强调以并发症为中心制定有关治疗糖尿病患者的一线药物选择的决策，路径纳入了药物的可及性/开销作为与健康公平相关的因素。

2.8.5 小结

2型糖尿病的治疗策略应该是综合性的，包括血糖、血压、血脂、体重的控制，抗血小板治疗和改善生活方式等措施（A类推荐）。心血管疾病是2型糖尿病的主要致残和致死原因，糖尿病患者需要针对心血管危险因素进行综合治疗，这是降低心血管事件的主要措施。除了糖尿病人数位居世界首位，我国糖尿病前期人群占总人口的三分之一，对于这部分人群应积极响应国家慢病防控关口前移的策略，进行生活方式的干预，以预防糖尿病以及之后的长期心血管并发症，降低死亡率，提高人民生活质量，延长寿命。

（执笔人：巩秋红　审稿人：陆菊明）

参考文献

［1］LI Y，TENG D，ShI X，et al．Prevalence of diabetes recorded in mainland China using 2018 diagnostic criteria from the American Diabetes Association：national cross sectional study［J］．BMJ，2020，369：m997.

［2］TONG Y，LIU F C，HUANG K Y，et al．Changes in fasting blood glucose status and incidence of cardiovascular disease：the China-PAR project［J］．J Diabetes，2023，15（2）：110-120.

［3］ZHENG R Z，XU Y，LI M，et al．Data-driven subgroups of prediabetes and the associations with outcomes in Chinese adults［J］．Cell Rep Med，2023，4（3）：100958.

［4］GONG Q，ZHANG P，WANG J，et al．Morbidity and mortality after lifestyle intervention for people with impaired glucose tolerance：30-year results of the Da Qing Diabetes Prevention Outcome Study［J］．Lancet Diabetes Endocrinol，2019，7（6）：452-461.

［5］CHEN Y Y，ZHANG P，WANG J P，et al．Associations of progression to diabetes and regression to normal glucose tolerance with development of cardiovascular and microvascular disease among people with impaired glucose tolerance：a secondary analysis of the 30 year Da Qing Diabetes Prevention Outcome Study［J］．Diabetalogia，2021，64（6）：1279-1287.

［6］中国心血管代谢联盟．中国成人2型糖尿病及糖尿病前期患者动脉粥样硬化性心血管疾病预防与管理专家共识［J］.

中国糖尿病杂志，2023，31（9）：641-656.
[7] SAMSON S L，VELLANKI P，BLONDE L，et al. American Association of Clinical Endocrinology Consensus Statement：comprehensive type 2 diabetes management algorithm-2023 update [J]. Endocrine Practice，2023，29（5）：305-340.

2.9 慢性肾脏病

2.9.1 慢性肾脏病定义及其与心血管疾病的关系

慢性肾脏病（CKD）定义为对健康有影响的肾脏结构和/或功能异常持续时间≥3个月[1]，根据病因、肾小球滤过率（GFR）水平和白蛋白尿程度进行分期（CGA分期）。

CKD根据GFR水平分为G1～G5期，具体如下。G1期：GFR≥90ml/min，表示肾功能正常或升高。G2期：GFR 60～89ml/min，提示肾功能轻度降低。G3a期：GFR 45～59ml/min，提示肾功能轻中度降低。G3b期：GFR 30～44ml/min，提示肾功能中重度降低。G4期：GFR 15～29ml/min，提示肾功能重度降低。G5期：GFR＜15ml/min，提示肾功能衰竭。

CKD根据白蛋白尿程度分为A1～A3期，具体如下。A1期：尿白蛋白肌酐比（UACR）＜30mg/g，表示尿白蛋白正常至轻度增加。A2期：30mg/g≤UACR＜300mg/g，表示中度升高。A3期：UACR≥300mg/g，表示重度升高。

CKD是公认的重大全球公共卫生问题，即使在考虑了高血压、糖尿病等传统风险后，仍会增加全因死亡率、心血管疾病以及进展为肾衰竭的风险[2]。

2.9.2 慢性肾脏病的患病率

随经济发展及社会变迁，我国CKD患病率及其病因谱均有所变化，可防可治的糖尿病、高血压及尿路梗阻所致的CKD逐渐成为主导。2011年，我国三级医院住院患者中糖尿病所致CKD占比首次超过慢性肾小球肾炎跃居第一[3]。根据中国肾脏网络（CK-NET）年报，2016年我国三级医院住院患者中糖尿病肾病、高血压肾病及梗阻性肾病的占比分别为26.7%、21.4%及16.0%，均高于慢性肾小球肾炎（14.4%）[4]。

2018年8月至2019年6月，“全国第六次慢性病及其危险因素监测”[5]在全国31个省、自治区及直辖市纳入的176 874名≥18岁的成人中，白蛋白尿及肾功能受损的患病分别为6.7%及2.2%，总CKD的患病率为8.2%，较2009—2010年的10.8%[6]有所下降。在年龄较大、女性、非汉族、居住在农村或中国北部和中部地区、受教育水平较低或收入较低、既往吸烟、不饮酒、缺乏身体活动以及存在肥胖、高血压、糖尿病、血脂异常和自报心血管疾病等危险因素的亚组中，CKD患病率较高。无高血压、新发现高血压及既往高血压人群的CKD患病率分别为4.5%、14.3%及23.5%。

2015—2019年，“心血管高危人群早期筛查与综合干预项目”在全国31个省、自治区及直辖市共有效筛查了269 026名≥35岁成人晨尿白蛋白肌酐比（UACR），白蛋白尿（UACR≥30mg/g）的患病率为8.75%，其中30mg/g≤UACR＜300mg/g者占比为7.38%、UACR≥300mg/g者占比为1.37%。白蛋白尿的患病率随年龄增长、收入水平降低和受教育水平的降低而增高，女性高于男性（年龄标化患病率8.33% vs 7.27%），农村略高于城市，合并高血压、糖尿病、高脂血症、BMI过高（≥24kg/m^2）或过低者（＜18.5kg/m^2）者更高，而饮食习惯良好者和活动时间充足者更低（表2-9-1）。白蛋白尿的患病率存在地区差异。经年龄性别标化后，白蛋白尿患病率最高的地区为华中地区[9.35%（95%CI：9.01%～9.71%）]，其次为西南[8.95%（95%CI：8.69%～9.23%）]和华东地区[8.16%（95%CI：7.95%～8.38%）]；患病率最低的地区是华南地区[5.98%（95%CI：5.67%～6.30%）]，其次是西北地区[7.41%（95%CI：7.10%～7.72%）]。

表 2-9-1 “心血管高危人群早期筛查与综合干预项目”不同特征人群白蛋白尿患病率

	总人数	白蛋白尿人数	患病率［%（95%CI）］	标化患病率［%（95%CI）］
年龄				
35 ～ 44岁	38 382	1988	5.18（4.96 ～ 5.41）	5.22（5.08 ～ 5.36）
45 ～ 54岁	85 605	5971	6.98（6.81 ～ 7.15）	7.14（6.96 ～ 7.32）
55 ～ 64岁	86 490	7948	9.19（9.00 ～ 9.38）	9.38（9.14 ～ 9.62）
65 ～ 75岁	58 549	7630	13.03（12.76 ～ 13.31）	14.14（13.77 ～ 14.52）
性别				
男性	104 603	8429	8.06（7.89 ～ 8.68）	7.27（7.13 ～ 7.41）
女性	164 423	15 108	9.19（9.05 ～ 9.33）	8.33（8.18 ～ 8.48）
家庭年收入				
＜10 000元	53 051	12 899	9.70（9.45 ～ 9.96）	9.36（9.09 ～ 9.64）
10 000 ～ 50 000元	151 104	5148	8.54（8.40 ～ 8.68）	7.75（7.61 ～ 7.88）
＞50 000元	42 385	3299	7.78（7.53 ～ 8.04）	6.53（6.33 ～ 6.73）
未知	22 486	2191	9.74（9.36 ～ 10.14）	8.18（7.83 ～ 8.53）
受教育水平				
小学及以下	116 615	12 240	10.50（10.32 ～ 10.67）	9.90（9.71 ～ 10.09）
初中	89 866	7159	7.97（7.79 ～ 8.15）	7.24（7.08 ～ 7.41）
高中	39 488	2821	7.14（6.89 ～ 7.40）	6.96（6.72 ～ 7.20）
大学及以上	20 078	1039	5.17（4.87 ～ 5.49）	4.47（4.25 ～ 4.69）
其他/未知	2979	278	9.33（8.31 ～ 10.43）	8.73（7.75 ～ 9.78）
城乡				
城市	102 737	8291	8.07（7.90 ～ 8.24）	7.18（7.02 ～ 7.34）
农村	166 289	15 246	9.17（9.03 ～ 9.31）	8.18（8.05 ～ 8.32）
高血压	132 218	17 580	13.30（13.11 ～ 13.48）	12.78（12.59 ～ 12.98）
糖尿病	54 931	8624	15.70（15.40 ～ 16.01）	16.10（15.76 ～ 16.44）
血脂异常	81 343	8973	11.03（10.82 ～ 11.25）	9.63（9.43 ～ 9.83）
BMI				
＜18.5kg/m^2	4812	384	7.98（7.23 ～ 8.78）	7.80（7.07 ～ 8.58）
18.5 ～ 23.9kg/m^2	107 844	7562	7.01（6.86 ～ 7.17）	6.21（6.07 ～ 6.35）
24.0 ～ 27.9kg/m^2	10 937	9791	8.96（8.79 ～ 9.13）	7.84（7.68 ～ 8.00）
≥28kg/m^2	47 063	5800	12.32（12.03 ～ 12.62）	11.50（11.21 ～ 11.80）
吸烟	66 589	5273	7.92（7.71 ～ 8.13）	7.23（7.06 ～ 7.41）
饮酒	66 841	5012	7.51（7.31 ～ 7.71）	6.62（6.45 ～ 6.79）
饮食习惯				
良好	28 462	2132	7.49（7.19 ～ 7.80）	6.99（6.70 ～ 7.29）
一般	240 564	21 405	8.90（8.78 ～ 9.01）	7.89（7.78 ～ 8.00）
运动量				
较好	200 761	16 638	8.29（8.17 ～ 8.41）	7.35（7.24 ～ 7.46）
较差	68 265	6899	10.11（9.88 ～ 10.33）	9.32（9.09 ～ 9.55）

2.9.3 慢性肾脏病与心血管疾病危险因素的关系

CKD是公认的全球重大公共卫生问题之一，与心血管疾病（CVD）相互影响、互为因果，共同导致了患者的不良预后。CKD是许多CVD的危险因素，促进了CVD的发生及发展，影响CVD的诊断及治疗，最终影响CVD的预后[2]。反过来，CVD中CKD高发，CVD本身及其诊治可能影响CKD的发生及发展。

我国的人群研究表明，除传统的CKD危险因素（高血压、糖尿病、肥胖、血脂异常、CVD病史等）之外[7]，睡眠时间过短或过长[8, 9]、睡眠质量差[10]、营养（如硒摄入少[11]或血硒水平低[12]、营养指数[13]、饮酒[14]）、环境因素［如温室[15]、居住地绿化[16]、环境污染（包括$PM_{2.5}$[17-22]、臭氧[23, 24]、二氧化氮[25]、夜间光指数[25]、食物镉摄入[26]）］以及城市化程度[25]也与CKD患病或发病或进展相关。而且短期的NO_2暴露和低温[27]、短期的高温[28]与CKD就诊和住院相关。

在“心血管疾病高危人群早期筛查与综合干预项目”中，经多因素校正，发现年龄、性别、收入、受教育水平、城乡、高血压、糖尿病、血脂异常、BMI及生活方式（包括饮食和运动）均与白蛋白尿相关。白蛋白尿患病率高血压患者为非高血压患者的2.72倍、糖尿病患者为非糖尿病患者的1.97倍、血脂异常患者为血脂正常者的1.25倍、65～75岁人群是35～44岁人群的1.39倍、女性是男性的1.11倍（表2-9-2）。

表2-9-2 Logistics回归模型中人群特征及心血管危险因素与白蛋白尿的相关性

	未校正的OR（95%CI）	*P*值	多因素校正后的OR（95% CI）	*P*值
年龄				
35～44岁	1（参照组）	—	1（参照组）	—
45～54岁	1.37（1.30～1.45）	＜0.001	1.00（0.95～1.05）	＜0.001
55～64岁	1.85（1.76～1.95）	＜0.001	1.07（1.01～1.13）	0.01
65～75岁	2.74（2.61～2.89）	＜0.001	1.39（1.31～1.47）	＜0.001
性别				
男性	1（参照组）	—	1（参照组）	—
女性	1.15（1.12～1.19）	＜0.001	1.11（1.07～1.15）	＜0.001
家庭年收入				
＜10 000元	1（参照组）	—	1（参照组）	—
10 000～50 000元	0.87（0.84～0.90）	＜0.001	1.03（0.99～1.06）	＜0.001
＞50 000元	0.79（0.75～0.82）	＜0.001	1.08（1.03～1.14）	0.183
未知	1.01（0.95～1.06）	＜0.001	1.13（1.07～1.20）	＜0.001
受教育水平				
小学及以下	1（参照组）	—	1（参照组）	—
初中	0.74（0.72～0.76）	0.249	0.88（0.85～0.91）	0.025
高中	0.66（0.63～0.69）	＜0.001	0.80（0.77～0.84）	0.027
大学及以上	0.47（0.44～0.50）	＜0.001	0.66（0.61～0.70）	＜0.001
未知	0.88（0.78～0.99）	＜0.001	0.93（0.81～1.06）	0.089
城乡				
农村	1（参照组）	—	1（参照组）	—
城市	0.87（0.85～0.89）	＜0.001	0.93（0.90～0.95）	＜0.001
高血压	3.37（3.27～3.47）	＜0.001	2.72（2.62～2.81）	＜0.001
糖尿病	2.49（2.42～2.56）	＜0.001	1.97（1.91～2.03）	＜0.001
血脂异常	1.47（1.43～1.52）	＜0.001	1.25（1.22～1.29）	＜0.001

参考文献

[1] Kidney disease: Improving global outcomes (KDIGO) CKD work group. KDIGO 2012 clinical practice guideline for the evaluation and management of chronic kidney disease [J]. Kidney International Supplements, 2013, 3 (1): 1-150.

[2] Chronic Kidney Disease Prognosis Consortium. Association of estimated glomerular filtration rate and albuminuria with all-cause and cardiovascular mortality in general population cohorts: a collaborative meta-analysis[J]. Lancet, 2010, 375(9731): 2073-2081.

[3] YANG C, WANG H B, ZHAO X J, et al. CKD in China: evolving spectrum and public health implications [J]. Am J Kidney Dis, 2020, 76 (2): 258-264.

[4] ZHANG L X, ZHAO M H, ZUO L, et al. China Kidney Disease Network (CK-NET) 2016 Annual Data Report [J]. Kidney Int Suppl (2011), 2020, 10 (2): e97-e185.

[5] WANG L M, XU X, ZHANG M, et al. Prevalence of chronic kidney disease in China: results from the Sixth China Chronic Disease and Risk Factor Surveillance [J]. JAMA Intern Med, 2023, 183 (4): 298-310.

[6] ZHANG L X, WANG F, WANG L, et al. Prevalence of chronic kidney disease in China: a cross-sectional survey [J]. Lancet, 2012, 379 (9818): 815-822.

[7] ZHANG Y, LI B Q, LIU Y, et al. Association between metabolic phenotype and urinary albumin-creatinine ratio in Chinese community adults: a cross-sectional study [J]. J Diabetes, 2022, 14 (8): 541-550.

[8] DING Y, XU X L, XIN Z J, et al. Associations of sleeping patterns and isotemporal substitution of other behavior with the prevalence of CKD in ChiBXnese adults [J]. Front Med, 2023. Online ahead of print.

[9] JIANG B X, TANG D X, DAI N, et al. Association of self-reported nighttime sleep duration with chronic kidney disease: China health and retirement longitudinal study [J]. Am J Nephrol, 2023, 54 (7-8): 249-257.

[10] XU S J, JIN J F, DONG Q, et al. Association between sleep duration and quality with rapid kidney function decline and development of chronic kidney diseases in adults with normal kidney function: the China health and retirement longitudinal study [J]. Front Public Health, 2022, 10: 1072238.

[11] XIE C X, ZENG M, SHI Z M, et al. Association between selenium status and chronic kidney disease in middle-aged and older Chinese based on CHNS data [J]. Nutrients, 2022, 14 (13): 2695.

[12] LI YB, SONG Y, LIU LS, et al. Inverse association between baseline plasma selenium concentrations and risks of renal function decline in hypertensive adults [J]. J Nutr, 2023, 152 (12): 2754-2760.

[13] ZHANG J L, XIAO X, WU YC, et al. Prognostic nutritional index as a predictor of diabetic nephropathy progression [J]. Nutrients, 2022, 14 (17): 3634.

[14] LI Y, ZHU B W, SONG N N, et al. Alcohol consumption and its association with chronic kidney disease: evidence from a 12-year China health and Nutrition Survey [J]. Nutr Metab Cardiovasc Dis, 2022, 32 (6): 1392-1401.

[15] YAN T L, YANG S W, ZHOU X F, et al. Chronic kidney disease among greenhouse workers and field workers in China[J]. Chemosphere, 2022, 302: 134905.

[16] LIANG Z, WANG W Z, YANG C, et al. Residential greenness and prevalence of chronic kidney disease: findings from the China National Survey of Chronic Kidney Disease [J]. Sci Total Environ, 2022, 806 (Pt 2): 150628.

[17] DUAN J W, LI Y L, LI S X, et al. Association of long-term ambient fine particulate matter ($PM_{2.5}$) and incident CKD: a prospective cohort study in China [J]. Am J Kidney Dis, 2022, 80 (5): 638-647, e1.

[18] LI S C, MENG Q, LABA C, et al. Associations between long-term exposure to ambient air pollution and renal function in Southwest China: the China Multi-Ethnic Cohort (CMEC) study [J]. Ecotoxicol Environ Saf, 2022, 242: 113851.

[19] ZHANG Y X, XIA Y, CHANG Q, et al. Exposure to ambient air pollution and metabolic kidney diseases: evidence from the Northeast China Biobank [J]. Nephrol Dial Transplant, 2023, 38 (10): 2222-2231.

[20] ZHANG X Y, TAO J Y, LEI F, et al. Association of the components of ambient fine particulate matter ($PM_{2.5}$) and chronic kidney disease prevalence in China [J]. J Environ Manage, 2023, 339: 117885.

[21] WEN F Y, XIE Y Y, LI B X, et al. Combined effects of ambient air pollution and PM (2.5) components on renal function and the potential mediation effects of metabolic risk factors in China [J]. Ecotoxicol Environ Saf, 2023, 259: 115039.

[22] LUO C W, OUYANG Y, SHI S F, et al. Particulate matter of air pollution may increase risk of kidney failure in IgA ne-

phropathy [J]. Kidney Int, 2022, 102 (6): 1382-1391.
[23] ZHANG Y Q, TANG C, LIU Y W, et al. Long-term ozone exposure is negatively associated with estimated glomerular filtration rate in Chinese middle-aged and elderly adults [J]. Chemosphere, 2023, 341: 140040.
[24] YANG C, WANG W Z, WANG Y Y, et al. Ambient ozone pollution and prevalence of chronic kidney disease: a nationwide study based on the China National survey of chronic kidney disease [J]. Chemosphere, 2022, 306: 135603.
[25] LIANG Z, WANG W Z, WANG Y Y, et al. Urbanization, ambient air pollution, and prevalence of chronic kidney disease: A nationwide cross-sectional study [J]. Environ Int, 2021, 156: 106752.
[26] HUANG J, LUO LS, WANG Y B, et al. The burden of chronic kidney disease associated with dietary exposure to cadmium in China, 2020 [J]. Environ Pollut, 2023, 336: 122434.
[27] WU J, YE Q L, FANG L L, et al. Short-term association of NO (2) with hospital visits for chronic kidney disease and effect modification by temperature in Hefei, China: aA time series study [J]. Ecotoxicol Environ Saf, 2022, 237: 113505.
[28] WANG F L, WANG W Z, ZHANG F F, et al. Heat exposure and hospitalizations for chronic kidney disease in China: a nationwide time series study in 261 major Chinese cities [J]. Mil Med Res, 2023, 10 (1): 41.
[29] LIM C C, TEO B W, ONG P G, et al. Chronic kidney disease, cardiovascular disease and mortality: A prospective cohort study in a multi-ethnic Asian population [J]. Eur J Prev Cardiol, 2015, 22 (8): 1018-1026.
[30] ROMUNDSTAD S, HOLMEN J, HALLAN H, et al. Microalbuminuria, cardiovascular disease and risk factors in a nondiabetic/nonhypertensive population. The Nord-Trøndelag Health Study (HUNT, 1995-97), Norway [J]. J Intern Med, 2002, 252 (2): 164-172.
[31] ZHANG A H, LI M, QIU J J, et al. The relationship between urinary albumin to creatinine ratio and all-cause mortality in the elderly population in the Chinese community: a 10-year follow-up study [J]. BMC Nephrol, 2022, 23 (1): 16.
[32] GBD Chronic Kidney Disease Collaboration. Global, regional, and national burden of chronic kidney disease, 1990—2017: a systematic analysis for the Global Burden of Disease Study 2017 [J]. Lancet, 2020, 395 (10225): 709-733.
[33] 中华预防医学会肾脏病预防与控制专业委员会. 中国慢性肾脏病早期评价与管理指南 [J]. 中华内科杂志, 2023. 62 (8): 902-930.
[34] CHAO S M, YEN M F, LIN H S, et al. Effects of helping relationships on health-promoting lifestyles among patients with chronic kidney disease: a randomized controlled trial [J]. Int J Nurs Stud, 2022, 126: 104137.
[35] MATSUSHITA K, CORESH J, SANG Y, et al. Estimated glomerular filtration rate and albuminuria for prediction of cardiovascular outcomes: a collaborative meta-analysis of individual participant data[J]. Lancet Diabetes Endocrinol, 2015, 3(7): 514-525.

2.10 睡眠与心理

2.10.1 睡眠

睡眠与心血管健康的关系是近年的研究热点[1]。睡眠健康的多个维度，如就寝时间、睡眠时长、总体睡眠质量均被证实与心血管疾病的发生发展有着密切的关系。而我国居民的睡眠状况普遍并不理想，存在相当比例的睡眠问题。

2.10.1.1 流行现况

2019年，一项覆盖我国31个省的睡眠质量调查采用便利抽样的方法纳入了107 650名15岁以上的居民，通过网络发放匹兹堡睡眠质量指数问卷（PSQI）调查了近1个月的睡眠质量。PSQI量表包括主观睡眠质量、入睡时间、睡眠时长、睡眠效率、睡眠障碍、催眠药物和日间功能障碍7个维度，总分范围0～21，得分越高，睡眠质量越差。以7分为睡眠困难临界值，发现我国睡眠困难的患病率为21.25%。其中，在睡眠困难人群中，90.27%存在入睡困难，75.70%存在睡眠中断或早醒[2]。近年我国其他较小样本或特定地区（澳门[3]、河北[4]）人群的睡眠相关研究中，采用PSQI或失眠严重程度指数（insomnia severity index，ISI）问卷，发现睡眠困难患病率在11.6%～27.6%[3-5]。

多种心血管疾病患者人群中的睡眠问题比例均高于一般人群。2020年发表的一项荟萃分析纳入了24项研究共涉及13 920名被试者，发现高血压人群睡眠困难（PSQI分数异常）的患病率高达52.5%（95%CI：46.1～58.9），而健康对照的睡眠困难患病率为32.5%（95%CI：19.0～49.7），高血压患者睡眠困难的OR值为2.66（95%CI：1.80～3.93）[6]。值得注意的是，纳入统计的24项研究中，睡眠困难的PSQI临界值定义不一致，从＞5分至＞10分不等。近年的一些单中心研究也显示出，一般冠心病患者[7]、冠状动脉非阻塞性心肌梗死患者（myocardial infarction with non-obstructive coronary arteries，MINOCA）[8]以及心律失常住院患者[9]中存在较高的睡眠问题比例（30.3%～47.1%）。

2.10.1.2　睡眠与心血管健康

多项大样本研究显示，睡眠时间及睡眠的多个维度都与心脑血管疾病的发生相关。东风-同济（Dongfeng-Tongji，DFTJ）队列是一个自2008年的退休人员大规模队列。2023年发表的一项研究对这一队列中31 500名被试者（平均年龄61.2岁）进行了平均7.2年的随访，研究了睡眠习惯与新发心血管疾病的联系。结果发现，与就寝时间在晚上10点至11点之间相比，9点前入睡的心血管疾病HR为1.10（95%CI：1.01～1.20），9点至10点入睡的HR为1.07（95%CI：1.01～1.13），0点后入睡的HR为1.32（95%CI：1.11～1.58）。而低风险睡眠因素（即就寝时间在10点至12点之间、睡眠时间7～8h、良好睡眠质量、午睡时间≤60min）的数量，与心血管疾病和卒中的风险呈剂量依赖关系。具有4个低风险睡眠因素的被试者，与具有0～1个低风险睡眠因素的被试者相比，其发生心血管疾病、冠心病和卒中的风险分别低24%、21%和30%[10]。中国慢性病前瞻性队列（CKB）是一个纳入了50余万35岁以上居民的全国性队列，2023年发表的一项研究分析了其中409 156名被试者（平均年龄52岁）的睡眠时长与9年内重大心血管疾病发生风险的关系，结果发现两者呈U形关联。与通常睡眠7～8h的人相比，睡眠时长非常短（≤5h）的个体发生急性冠心病事件及卒中的HR分别为1.23（95%CI：1.10～1.37）和1.10（95%CI：1.04～1.16）。同样，睡眠时长非常长（≥10h）的个体，相应的HR分别为1.22（95%CI：1.10～1.34）和1.12（95%CI：1.07～1.17）[11]。相似地，2018年，台湾地区的一项队列研究纳入了60 586名被试者（平均年龄50.6岁），发现睡眠时间过短（≤6h）、多梦、入睡困难/使用安眠药物都与更高的冠心病风险有关，HR分别为1.13（95%CI：1.04～1.23）、1.21（95%CI：1.10～1.32）和1.40（95%CI：1.25～1.56）[12]。

睡眠也与心血管疾病的发展及预后有关。中国高血压注册研究（China hypertension registry study）的横断面分析发现，在高血压患者中，与每晚睡眠6～8h的人相比，睡眠时间较短者（≤5h）患房颤的风险更高（OR＝1.95；95%CI：1.28～2.95）。与无小睡（对“小睡”的评估通过自评问卷中的问题“您是否有午间小睡习惯？-是/否”进行）习惯者相比，有小睡习惯者患房颤的风险更高（OR＝1.28，95% CI：1.03～1.60）。此外，在调整混杂因素后，睡眠时间≤5h和小睡对房颤的发生存在显著联合效应（OR＝2.13，95%CI：1.09～4.14）[13]。另一项随访3.9年的前瞻性研究发现，在MINOCA患者中，睡眠质量差是全因死亡和不良心血管事件的独立预测因子（HR＝1.649，95%CI：1.124～2.790；HR＝1.432，95%CI：1.043～2.004）。睡眠时间过短（＜6h）也与全因死亡和不良心血管事件的风险显著相关（HR＝1.326，95%CI：1.103～1.812；HR＝1.443，95%CI：1.145～1.877），且睡眠质量差和睡眠时间短两个因素存在叠加效应[8]。

2.10.2　心理

心理现象包括心理过程和心理特性。心理过程是相对动态的，是对信息的处理和反应。而心理特性是相对静态的，是指个体在不同时间、不同场景下心理过程表现出来的稳定特征。心理过程（如情绪）往往受心理特性（如人格）的影响。情绪和人格通过神经、内分泌、免疫等系统对心血管健康产生着影响，是“双心”领域的重要研究方向。

2.10.2.1 情绪

情绪是广受关注的心血管健康的重要影响因素之一[1]。

2019年发布的中国首次全国性精神障碍流行病学调查，主要采用复合性国际诊断访谈表（CIDI）进行筛查，并进一步采用DSM-Ⅳ结构化临床访谈（SCID）明确精神障碍诊断，共调查了32 552名被试，发现我国抑郁障碍的终生患病率为6.8%，12个月患病率为3.6%，焦虑障碍的终生患病率为7.6%，12个月患病率为5%[14]。

多数研究采用成本更低且有较高敏感性的情绪自评情绪量表来筛查情绪症状。我国一项横断面研究通过网络发放流调中心用抑郁量表（CES-D）、广泛性焦虑障碍量表（GAD-7）对7236名居民的抑郁、焦虑情绪进行调查显示，抑郁症状、焦虑症状的患病率分别为20.1%和35.1%[5]。近期另一项横断面研究采用网络发放的患者健康问卷（PHQ-9）、GAD-7问卷统计了975名澳门居民的情绪状态，发现抑郁及焦虑的患病率分别为38.5%（95%CI：35.5%～41.5%）和28.8%（95%CI：26.0%～31.7%）[3]。2023年发表的一项横断面研究通过网络发放PHQ-9、GAD-7以及事件影响量表修订版（IES-R）调查了2022年12月我国防疫政策调整后22 624名河北大学生的心理状况，结果显示抑郁、焦虑和创伤后应激障碍的患病率分别为25.8%、12.7%和7.9%，其中女性的抑郁、创伤后应激障碍患病率显著高于男性[4]。

心血管疾病患者中抑郁、焦虑等情绪问题较一般人群更为常见。2021年发表的一项全国性研究纳入了覆盖中国7个地区的共47 841人（≥45岁），比较了心血管疾病患者和无心血管疾病人群的情绪状况[15]。该研究采用CES-D评估抑郁症状，采用焦虑自评量表（SAS）评估焦虑症状。经评估发现，各种心血管疾病患者的抑郁和焦虑患病率均显著高于同性别的无心血管疾病人群。抑郁和焦虑症状在心力衰竭患者中的患病率分别高达12.0%和9.1%，在卒中患者中分别高达10.9%和7.9%。合并三种或更多心血管疾病的女性中，抑郁、焦虑症状的患病率分别为9.7%和7.3%，男性中为6.3%和3.5%。在调整了潜在混杂因素后，与抑郁风险显著相关的因素有：房颤（OR＝1.72，95%CI：1.15～2.57），心力衰竭（OR＝2.08，95%CI：1.36～3.18），卒中3.73（OR＝1.72，95%CI：3.21～4.34）等，详见图2-10-1。

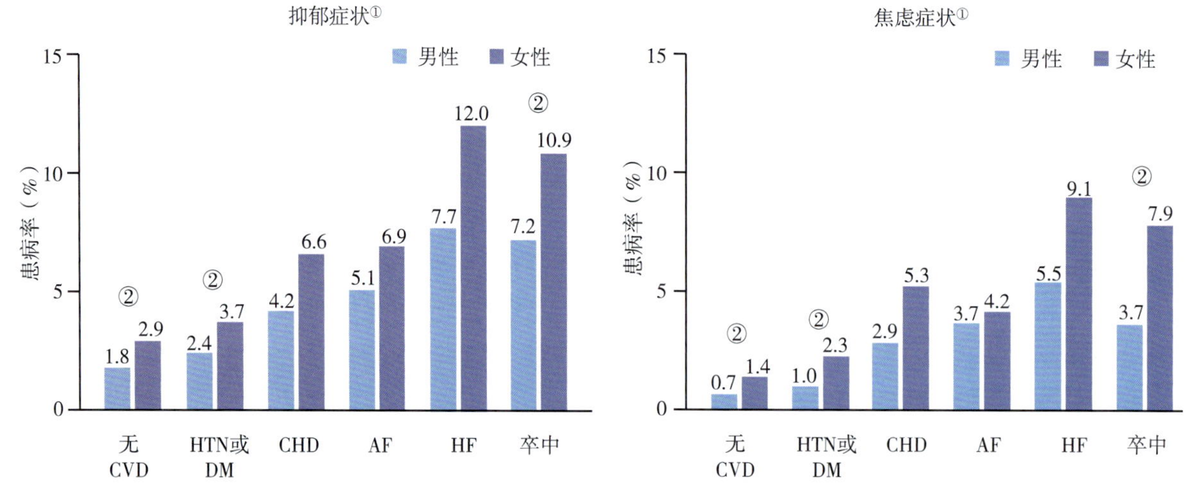

图2-10-1 不同心血管疾病人群中抑郁、焦虑的患病率

注：CVD，心血管疾病；HTN，高血压；DM，糖尿病；CHD，冠心病；AF，房颤；HF，心力衰竭。
①各种心血管疾病患者的抑郁和焦虑患病率均显著高于同性别的无心血管疾病人群（所有$P<0.05$）。
②在女性中，抑郁或焦虑症状的患病率显著高于男性（所有$P<0.001$）。

染）天气来临时做好相应的医护准备。

（执笔人：张　翼　审稿人：刘芳超　施小明）

参考文献

[1] SUN Z Y，CHEN C，YAN M L，et al. Heat wave characteristics，mortality and effect modification by temperature zones：a time-series study in 130 counties of China [J]. Int J Epidemiol，2021，49（6）：1813-1822.

[2] FANG W，LI Z，GAO J，et al. The joint and interaction effect of high temperature and humidity on mortality in China [J]. Environ Int，2023，171：107669.

[3] MA W，ZENG W，ZHOU M，et al. The short-term effect of heat waves on mortality and its modifiers in China：an analysis from 66 communities [J]. Environ Int，2015，75：103-109.

[4] YAN M，XIE Y，ZHU H，et al. Cardiovascular mortality risks during the 2017 exceptional heatwaves in China [J]. Environ Int，2023，172：107767.

[5] YIN P，CHEN R，WANG L，et al. The added effects of heatwaves on cause-specific mortality：A nationwide analysis in 272 Chinese cities [J]. Environ Int，2018，121（Pt 1）：898-905.

[6] YANG J，YIN P，SUN J，et al. Heatwave and mortality in 31 major Chinese cities：definition，vulnerability and implications [J]. Sci Total Environ，2019，649：695-702.

[7] GUO S，NIU Y，CHENG Y，et al. Association between ambient temperature and daily emergency hospitalizations for acute coronary syndrome in Yancheng，China [J]. Environ Sci Pollut Res Int 2020；27（4）：3885-91.

[8] MA W，XU X，PENG L，et al. Impact of extreme temperature on hospital admission in Shanghai，China [J]. Sci Total Environ，2011，409（19）.

[9] AKLILU D，WANG T，AMSALU E，et al. Short-term effects of extreme temperature on cause specific cardiovascular admissions in beijing，China [J]. Environ Res，2020，186：109455.

[10] 孔德慧. 北京地区寒潮—热浪和极端湿度对急性心肌梗死住院的影响研究 [D] 北京协和医学院，2020：3-7.

[11] CHEN R，YIN P，WANG L，et al. Association between ambient temperature and mortality risk and burden：time series study in 272 main Chinese cities [J]. BMJ，2018，363：k4306.

[12] LEI J，CHEN R，YIN P，et al. Association between cold spells and mortality risk and burden：a nationwide study in China [J]. Environ Health Perspect，2022，130（2）：27006.

[13] YANG J，YIN P，ZHOU M，et al. Cardiovascular mortality risk attributable to ambient temperature in China [J]. Heart，2015，101（24）：1966-1972.

[14] ZHANG Q，PENG L，HU J，et al. Low temperature and temperature decline increase acute aortic dissection risk and burden：A nationwide case crossover analysis at hourly level among 40，270 patients [J]. Lancet Reg Health West Pac，2022，28：100562.

[15] JIANG YX，HU JL，PENG L，et al. Non-optimum temperature increases risk and burden of acute myocardial infarction onset：a nationwide case-crossover study at hourly level in 324 Chinese cities [J]. EClinicalMedicine，2022，50：101501.

[16] LAM H，CHAN J，LUK A，CHAN E，GOGGINS W. Short-term association between ambient temperature and acute myocardial infarction hospitalizations for diabetes mellitus patients：A time series study [J]. PLoS Med. Jul 2018；15（7）：e1002612.

[17] LIANG F C，XIAO Q Y，HUANG K Y，et al. The 17-y spatiotemporal trend of PM（2.5）and its mortality burden in China [J]. Proc Natl Acad Sci U S A，2020，117（41）：25601-25608.

[18] LIU C，YIN P，CHEN R，et al. Ambient carbon monoxide and cardiovascular mortality：a nationwide time-series analysis in 272 cities in China [J]. The Lancet Planetary health，2018，2（1）：e12-e18.

[19] YIN P，CHEN R，WANG L，et al. Ambient ozone pollution and daily mortality：a nationwide study in 272 Chinese citie [J] s. Environ Health Perspect，2017，125（11）：117006.

[20] CHEN R，YIN P，MENG X，et al. Associations between ambient nitrogen dioxide and daily cause-specific mortality：evidence from 272 Chinese cities [J]. Epidemiology，2018，29（4）：482-489.

[21] CHEN R，YIN P，MENG X，et al. Associations between coarse particulate matter air pollution and cause-specific mortality：a nationwide analysis in 272 Chinese cities [J]. Environ Health Perspect，2019，127（1）：17008.

[22] CHEN R，YIN P，MENG X，et al. Fine particulate air pollution and daily mortality. a nationwide analysis in 272 Chinese cities [J]. Am J Respir Crit Care Med，2017，196（1）：73-81.
[23] TIAN F，QI J，QIAN Z，et al. Differentiating the effects of air pollution on daily mortality counts and years of life lost in six Chinese megacities [J]. Sci Total Environ，2022，827：154037.
[24] SUN Y，ZHANG Y，CHEN C，et al. Impact of heavy PM（2.5）pollution events on mortality in 250 Chinese counties [J]. Environ Sci Technol，2022，56（12）：8299-8307.
[25] BAN J，WANG Q，MA R，et al. Associations between short-term exposure to PM（2.5）and stroke incidence and mortality in China：a case-crossover study and estimation of the burden [J]. Environ Pollut，2021，268（Pt A）：115743.
[26] CHEN R，JIANG Y，HU J，et al. Hourly air pollutants and acute coronary syndrome onset in 1.29 million patients [J]. Circulation，2022，145（24）：1749-1760.
[27] LI M，EDGELL R C，WEI J，et al. Air pollution and stroke hospitalization in the Beibu Gulf Region of China：a case-crossover analysis [J]. Ecotoxicol Environ Saf，2023，255：114814.
[28] TIAN Y，LIU H，WU Y，et al. Association between ambient fine particulate pollution and hospital admissions for cause specific cardiovascular disease：time series study in 184 major Chinese cities [J]. BMJ，2019，367：l6572.
[29] 石瑀，蔡云鹏，李镒冲，等. 大气NO_2短期暴露与心力衰竭住院风险的关联分析 [J]. 中华预防医学杂志，2022，56（3）：328-333.
[30] XUE X W，HU J L，XIANG D C，et al. Hourly air pollution exposure and the onset of symptomatic arrhythmia：an individual-level case-crossover study in 322 Chinese cities [J]. CMAJ，2023，195（17）：E601-E611.
[31] Global Burden of Disease Study 2019 (GBD 2019) Results. Seattle，United States：Institute for Health Metrics and Evaluation (IHME). http：//ghdx.healthdata.org/gbd-results-tool2021.
[32] YANG X，LIANG F，LI J，et al. Associations of long-term exposure to ambient PM（2.5）with mortality in Chinese adults：a pooled analysis of cohorts in the China-PAR project [J]. Environ Int，2020，138：105589.
[33] GUO C，YU T，BO Y，et al. Long-term exposure to fine particulate matter and mortality a longitudinal cohort study of 400，459 adults [J]. Epidemiology，2022，33（3）：309-317.
[34] LIANG F，LIU F，HUANG K，et al. Long-term exposure to fine particulate matter and cardiovascular disease in China [J]. J Am Coll Cardiol，2020，75（7）：707-717.
[35] LIANG R，CHEN R，YIN P，et al. Associations of long-term exposure to fine particulate matter and its constituents with cardiovascular mortality：A prospective cohort study in China [J]. Environ Int，2022，162：107156.
[36] LIU L，ZHANG Y，YANG Z，et al. Long-term exposure to fine particulate constituents and cardiovascular diseases in Chinese adults [J]. J Hazard Mater，2021，416：126051.
[37] ZHENG C，TANG H，WANG X，et al. Left ventricular diastolic dysfunction and cardiovascular disease in different ambient air pollution conditions：a prospective cohort study [J]. Sci Total Environ，2022，831：154872.
[38] CHEN P C，SUNG F C，MOU C H，et al. A cohort study evaluating the risk of stroke associated with long-term exposure to ambient fine particulate matter in Taiwan [J]. Environ Health，2022，21（1）：43.
[39] HUANG K，LIANG F，YANG X，et al. Long term exposure to ambient fine particulate matter and incidence of stroke：prospective cohort study from the China-PAR project [J]. BMJ，2019，367：l6720.
[40] LI T，YU Z，XU L，et al. Residential greenness，air pollution，and incident ischemic heart disease：a prospective cohort study in China [J]. Sci Total Environ，2022，838（Pt 1）：155881.
[41] LI J，LIU F，LIANG F，et al. Long-term effects of high exposure to ambient fine Particulate Matter on Coronary Heart Disease Incidence：A Population-Based Chinese Cohort study [J]. Environ Sci Technol，2020，54（11）：6812-21.
[42] LIAO S H，CHIU C S，JANG L H，et al. Long-term exposures to air pollutants and risk of peripheral arterial occlusive disease：a nationwide cohort study in Taiwan. Front Cardiovasc Med，2022，9：796423.
[43] YUAN X，LIANG F，ZHU J，et al. Maternal exposure to PM（2.5）and the risk of congenital heart defects in 1. 4 million births：a nationwide surveillance-based study [J]. Circulation，2023，147（7）：565-574.
[44] YANG B Y，QU Y，GUO Y，et al. Maternal exposure to ambient air pollution and congenital heart defects in China [J]. Environ Int，2021，153：106548.
[45] YAN F，LIU H，ZHANG H，et al. Association between maternal exposure to gaseous pollutants and atrial septal defect in China：a nationwide population-based study [J]. Environ Res，2021，200：111472.
[46] YU K，LV J，QIU G，et al. Cooking fuels and risk of all-cause and cardiopulmonary mortality in urban China：a prospec-

tive cohort study [J]. The Lancet Global health, 2020, 8 (3): e430-e439.
[47] QIU S, CHEN X, CHEN X, et al. Solid fuel use, socioeconomic indicators and risk of cardiovascular diseases and all-cause mortality: a prospective cohort study in a rural area of Sichuan, China [J]. Int J Epidemiol, 2022, 51 (2): 501-513.
[48] MENG W, SHEN G, SHEN H, et al. Synergistic health benefits of household stove upgrading and energy switching in rural China [J]. Environ Sci Technol, 2021, 55 (21): 14567-14575.
[49] CAO X, TANG H, ZHENG C, et al. Association of heating fuel types with mortality and cardiovascular events among non-smokers in China [J]. Environ Pollut, 2021, 291: 118207.

第三部分　心血管疾病诊疗状况

3.1　高血压

3.1.1　住院患者特点

HQMS数据显示，2022年收治高血压住院患者（出院主要诊断或其他诊断包含高血压且年龄≥18岁）的医院有5000家，占HQMS中收治心血管疾病住院患者医院数量的88.5%。其中三级医院1921家，二级医院3079家。共收治高血压住院患者3524.3万人次，占心血管疾病住院患者的68.4%，其中主要出院诊断为高血压130.3万，出院主要诊断为高血压的住院患者平均年龄为61.8±15.1岁，女性占50.2%。出院其他诊断包含高血压的患者平均年龄为66.6±12.4岁，女性占46.1%。高血压患者的年龄构成分布见图3-1-1。

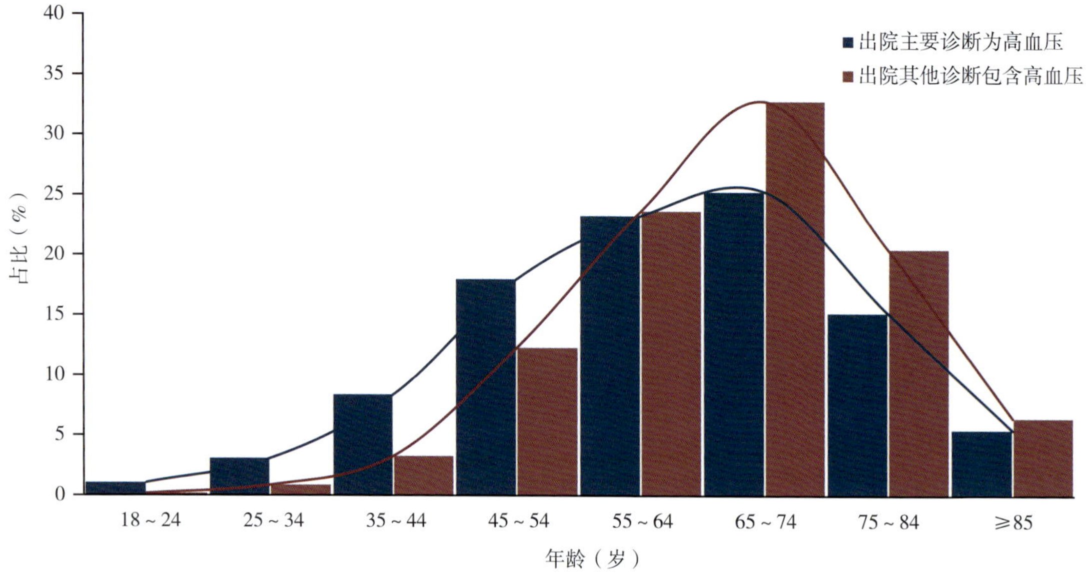

图3-1-1　2022年高血压住院患者的年龄分布

高血压住院患者合并疾病居前三位的是脑血管疾病、冠心病和糖尿病，占比分别为32.7%、30.5%和28.4%（图3-1-2）。

此外，心血管疾病住院患者中，主动脉夹层患者合并高血压的比例最高（79.0%），脑血管疾病、冠心病、心力衰竭、心房颤动/扑动患者中合并高血压比例见图3-1-3。

心血管疾病住院患者中继发性高血压有75.5万，占高血压住院患者的2.1%。继发性高血压病因居前三位的是肾实质性高血压、阻塞性睡眠呼吸暂停综合征（OSAS）和肾血管性高血压，占比分别为48.2%、28.5%和10.9%（图3-1-4）。

组（$P=0.042$）。多因素分析表明，SDHB和CHGB水平与无转移生存率独立相关[22]。一项研究从监测流行病学和最终结果（SEER）数据库中收集800名参与者的数据构建队列，并选择340名参与者作为验证队列。结果发现，年龄较大、女性、位于主动脉/颈动脉体的肿瘤和是否存在远处转移是早期死亡的独立危险因素，可用于PHEO/PGL患者的早期死亡预测[23]。另一项回顾性研究收集了来自118个希佩尔-林道综合征（VHL）家族的372名VHL患者，发现以中枢神经系统为首发症状组患者预期寿命及中枢神经系统血管母细胞瘤（CHB）生存期均明显低于腹部病变组[24]。

一篇回顾性研究分析了122例大动脉炎患者，发现42例（34.4%）出现脑梗死。与非脑梗死组相比，脑梗死组的男性比例明显更高、视物模糊的患病率更高、ITAS2010评分也更高。该研究发现，高脂血症、受累动脉数和大脑中动脉受累与大动脉炎患者的脑梗死显著相关，是大动脉炎患者脑梗死的独立危险因素[25]。

3.1.3 指南与专家共识

自2022年1月以来，中国专家发布多部高血压相关指南及共识，涉及高血压预防、特殊人群高血压诊治、降压药物的规范应用等各方面，为临床医生提供了明确建议，有助于规范临床医生的工作，提高高血压患者血压达标率（表3-1-1）。

表3-1-1 2022—2023年发布的高血压方面的指南与专家共识

发布时间	指南与专家共识名称
指南	
2023年	中国老年高血压管理指南2023[26]
2023年	成人非心脏手术围术期血压评估与管理指南[27]
2023年	中国慢性肾脏病患者高血压管理指南（2023年版）[28]
2023年	成人高血压食养指南（2023年版）[29]
专家共识	
2022年	高血压患者血压季节性变化临床管理中国专家共识[30]
2022年	智能可穿戴设备在中青年血压管理中应用中国专家共识[31]
2022年	经皮冠状动脉介入治疗术后血压管理中国专家共识[32]
2022年	高血压急症的问题中国专家共识[33]
2022年	高血压院外互联网管理中国专家共识[34]
2022年	高血压合并冠心病患者血压管理中国专家共识[35]
2022年	高血压患者药物治疗管理路径专家共识[36]
2023年	夜间高血压管理中国专家共识[37]
2023年	盐敏感性高血压管理的中国专家共识[38]
2023年	中国继发性高血压临床筛查多学科专家共识（2023）[39]

3.1.4 小结

高血压患者人数众多，防控力量不足。目前高血压主要在心血管内科诊治，但是高血压的病因学、诊治及预后涉及多个学科，设立高血压专科，有助于加强高血压复合型人才培训力度，使诊治更具专业性和精准性。卒中仍然是中国高血压患者主要并发症，加强高血压管控，有助于降低卒中发生率。强化降压能够改善高血压患者的心血管预后，也符合卫生经济学。2022年伴心血管疾病住院患者中继发性高血压仅占高血压住院患者的2.1%，各省（自治区、直辖市）应提高重视程度，完善继发性高血压诊疗支撑体系，早诊早治。肾血管性高血压中92%未写明病因，而不同病因介入治疗方案不同，药物治疗也各有差异，重视肾动脉狭窄的病因分析，有助于提高肾动脉狭窄诊治水平和规范性。

（执笔人：马文君　审稿人：蔡　军）

参考文献

［1］ZHAO X，LI J，HUANG M，et al. The effect of heart rate on blood pressure measurement in patients with atrial fibrillation：a cross-sectional study［J］. Hypertens Res，2022，45（7）：1183-1192.

［2］XU S K，CHEN X，SHENG C S，et al. Comparison of the mean of the first two blood pressure readings with the overall mean of three readings on a single occasion［J］. J Hypertens，2022，40（4）：699-703.

［3］LEE E K，ZHU M，CHAN D C，et al. Comparing effect of definition of diurnal periods by diary，fixed periods，and actigraphy on ambulatory blood pressure parameters in a Chinese population［J］. J Hypertens，2022，40（9）：1815-1821.

［4］WANG Y，BAI L，YANG J，et al. Artificial intelligence measuring the aortic diameter assist in identifying adverse blood pressure status including masked hypertension［J］. Postgrad Med，2022，134（1）：111-121.

［5］WANG Y，FENG L，ZENG G，et al. Effects of Cuisine-Based Chinese Heart-Healthy Diet in lowering blood pressure among adults in China：multicenter，single-blind，randomized，parallel controlled feeding trial［J］. Circulation，2022，146（4）：303-315.

［6］QIN Z，ZHOU C，ZHU Y，et al. Virtual reality for hypertension in tooth extraction：a randomized trial［J］. J Dent Res.，2022，101（4）：400-406.

［7］XIAO ZL，YANG M，CHEN X B，et al. Personalized antihypertensive treatment guided by pharmacogenomics in China［J］. Cardiovasc Diagn Ther，2022，12（5）：635-645.

［8］LAI X，DONG Z，WU S，et al. Efficacy and safety of Chinese herbal medicine compared with losartan for mild essential hypertension：a randomized，multicenter，double-blind，noninferiority trial［J］. Circ Cardiovasc Qual Outcomes，2022，15（3）：e007923.

［9］WANG A，TIAN X，ZUO Y，et al. Control of blood pressure and risk of cardiovascular disease and mortality in elderly Chinese：a Real-World prospective cohort study［J］. Hypertension，2022，79（8）：1866-1875.

［10］HE J，OUYANG N，GUO X，et al. Effectiveness of a non-physician community health-care provider-led intensive blood pressure intervention versus usual care on cardiovascular disease（CRHCP）：an open-label，blinded-endpoint，cluster-randomised trial［J］. Lancet，2023，401（10380）：928-938.

［11］FAN J，ZHENG W，LIU W，et al. Cost-effectiveness of intensive versus standard blood pressure treatment in older patients with hypertension in China［J］. Hypertension，2022，79（11）：2631-2641.

［12］QIAN S，DING X，LIU H，et al. Does intensive blood pressure control benefit type B aortic dissection patients who undergoing surgical repair?［J］. Perfusion，2023，38（6）：1260-1267.

［13］ZHOU Y，LIU Q，WANG X，et al. Adrenal ablation versus mineralocorticoid receptor antagonism for the treatment of primary aldosteronism：a single-center prospective cohort study［J］. Am J Hypertens，2022，35（12）：1014-1023.

［14］LIAO H，DU J，LI T，et al. Tocilizumab for faster and safer remission of Takayasu's arteritis［J］. Ther Adv Chronic Dis，2022，13：20406223221131715.

［15］YAO X W，AI K，LI Y. Presurgical planning of 3D printing for a large abdominal pheochromocytoma and paraganglioma［J］. Urology，2022，165：356-358.

［16］HU J，CAI X，LI N，et al. Association between triglyceride glucose index-waist circumference and risk of first myocardial infarction in Chinese hypertensive patients with obstructive sleep apnoea：an observational cohort study［J］. Nat Sci Sleep，2022，14：969-980.

［17］CAI X，LI N，HU J，et al. Nonlinear relationship between Chinese visceral adiposity index and new-onset myocardial infarction in patients with hypertension and obstructive sleep apnoea：insights from a cohort study［J］. J Inflamm Res，2022，15：687-700.

［18］GAN L，LI N，HEIZHATI M，et al. Higher plasma aldosterone is associated with increased risk of cardiovascular events in hypertensive patients with suspected OSA：UROSAH data［J］. Front Endocrinol，2022，13：1017177.

［19］GAN L，LI N，HEIZATI M，et al. Diurnal cortisol features with cardiovascular disease in hypertensive patients：a cohort study［J］. Eur J Endocrinol，2022，187（5）：629-636.

[20] LIN M, HEIZHATI M, GAN L, et al. Higher aldosterone is associated with increased renal impairment risk in patients with hypertension and abnormal glucose metabolism: a longitudinal study [J]. J Hypertens, 2022, 40 (3): 561-569.
[21] JIAO J, ZHANG Y, HAN P, et al. A preliminary study on the value of intestinal flora in predicting major adverse cardiovascular and cerebrovascular events in patients with refractory hypertension [J]. Comput Math Methods Med, 2022, 2022: 7723105.
[22] WANG Y, CHEN D, PANG Y, et al. Value of immunohistochemical expression of apelin, succinate dehydrogenase B, chromogranin B, human epidermal growth factor receptor-2, contactin 4, and succinyl-CoA synthetase subunit beta in differentiating metastatic from non-metastatic pheochromocytoma and paraganglioma [J]. Front Endocrinol, 2022, 13: 882906.
[23] LI H, ABBAS K S, ABDELAZEEM B, et al. A predictive nomogram for early death in pheochromocytoma and paraganglioma [J]. Front Oncol, 2022, 12: 770958.
[24] ZHANG K, QIU J, YANG W, et al. Clinical characteristics and risk factors for survival in affected offspring of von Hippel-Lindau disease patients [J]. J Med Genet, 2022, 59 (10): 951-956.
[25] KONG F, HUANG X, SU L, et al. Risk factors for cerebral infarction in Takayasu arteritis: a single-centre case-control study [J]. Rheumatology, 2021, 61 (1): 281-290.
[26] 中国老年医学学会高血压分会，北京高血压防治协会，国家老年疾病临床医学研究中心. 中国老年高血压管理指南2023 [J]. 中华高血压杂志，2023，31（6）：508-538.
[27] 成人非心脏手术围术期血压评估与管理指南 [J]. 中华保健医学杂志，2023，25（2）：121-128.
[28] 中华医学会肾脏病学分会专家组. 中国慢性肾脏病患者高血压管理指南（2023年版）[J]. 中华肾脏病杂志，2023，39（1）：48-80.
[29] 国家卫生健康委办公厅. 成人高血压食养指南（2023年版）[J]. 全科医学临床与教育，2023，21（6）：484-485＋507.
[30] 郭艺芳. 高血压患者血压季节性变化临床管理中国专家共识 [J]. 中华高血压杂志，2022，30（9）：813-817.
[31] 刘靖，刘静，张宇清，等. 智能可穿戴设备在中青年血压管理中应用中国专家共识 [J]. 中华高血压杂志，2022，30（8）：720-724.
[32] 赵连友，孙英贤，李悦，等. 经皮冠状动脉介入治疗术后血压管理中国专家共识 [J]. 中华高血压杂志，2022，30（06）：506-513，500.
[33] 孙英贤，赵连友，田刚，等. 高血压急症的问题中国专家共识 [J]. 中华高血压杂志，2022，30（3）：207-218.
[34] 陈源源，孙宁玲. 高血压院外互联网管理中国专家共识简介 [J]. 中华高血压杂志，2022，30（8）：725-728.
[35] 中国医疗保健国际交流促进会心血管病学分会. 高血压合并冠心病患者血压管理中国专家共识 [J]. 中华医学杂志，2022，（10）：717-728.
[36] 高血压患者药物治疗管理路径编写委员会. 高血压患者药物治疗管理路径专家共识 [J]. 临床药物治疗杂志，2022，20（1）：1-24.
[37] 刘靖，李燕，张新军. 夜间高血压管理中国专家共识 [J]. 中华高血压杂志，2023，31（7）：610-618.
[38] 中华医学会心血管病学分会，中华心血管病杂志编辑委员会. 盐敏感性高血压管理的中国专家共识 [J]. 中华心血管病杂志，2023，（4）：364-376.
[39] 杨德业，赵连友，李玉明，等. 中国继发性高血压临床筛查多学科专家共识（2023）[J]. 心脑血管病防治，2023，23（1）：1-24.

3.2 冠心病

3.2.1 住院患者特点

3.2.1.1 冠心病患者整体情况

HQMS数据显示，2022年收治冠心病住院患者（出院主要诊断为冠心病且年龄≥18岁）的医院有

4961家，占HQMS中收治心血管疾病住院患者医院数量的87.8%，其中三级医院1886家，二级医院3075家。上述医院共收治冠心病住院患者612.7万人次，其中三级医院419.5万人次，二级医院193.2万人次。

冠心病住院患者的平均年龄为66.5岁，女性占43.0%，55～84岁患者占77.2%，小于55岁患者占16.6%（图3-2-1）。

冠心病住院患者合并高血压的比例为60.9%，合并糖尿病的比例为26.3%，合并心房颤动或扑动的比例为19.1%（图3-2-2）。

冠心病住院患者的主要出院诊断构成中居前三位的是不稳定型心绞痛、未分类的冠心病和稳定型心绞痛，占比依次为38.1%、28.0%和15.3%（图3-2-3）。

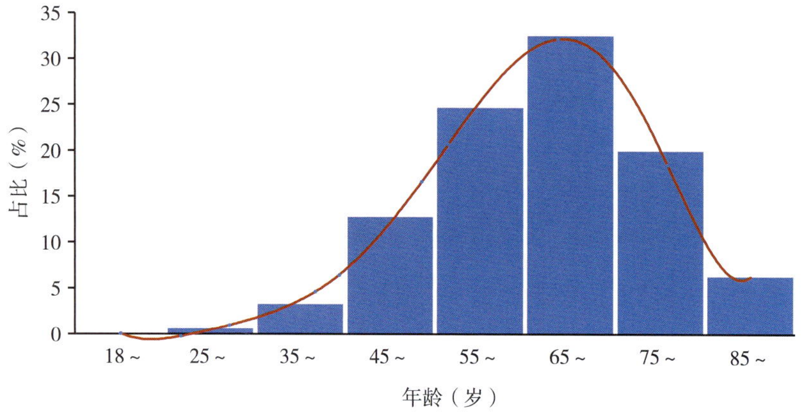

图3-2-1 冠心病住院患者的年龄分布

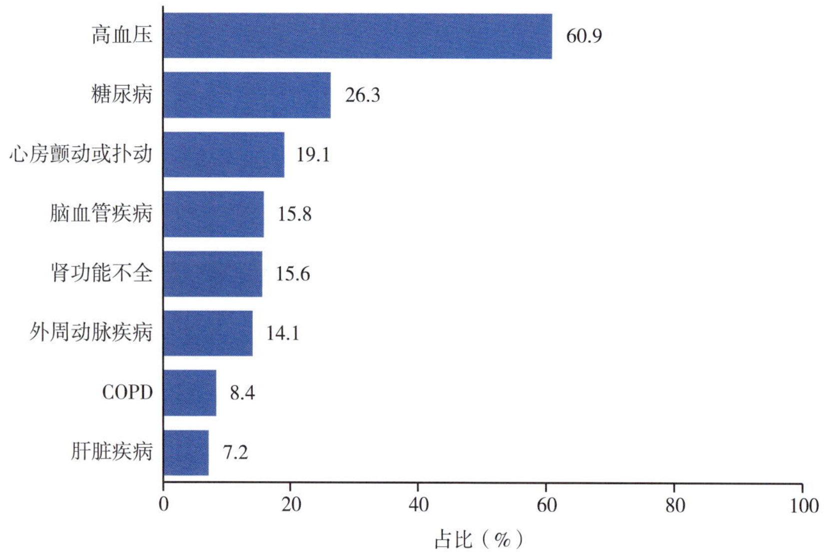

图3-2-2 冠心病患者合并疾病情况

注：COPD，慢性阻塞性肺疾病。

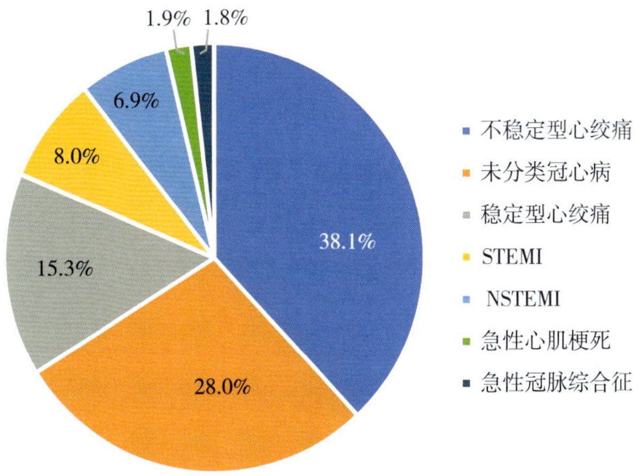

图3-2-3　冠心病住院患者出院主要诊断分类占比

3.2.1.2　急性心肌梗死住院患者情况

2022年共收治急性心肌梗死住院患者103.4万人次，其中ST段抬高型心肌梗死患者占47.4%，非ST段抬高型心肌梗死患者占41.1%，未分类的急性心肌梗死占11.5%。

急性心肌梗死住院患者平均年龄为65.3岁，女性占比为29.3%。患者中年龄小于55岁者占23.4%，年龄在55～84岁之间者占71.5%（图3-2-4）。

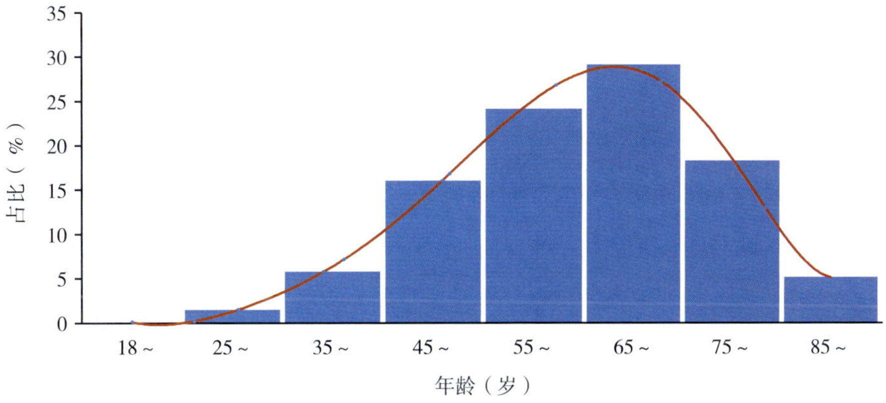

图3-2-4　不同年龄急性心肌梗死住院患者的分布

急性心肌梗死住院患者中，7.8%合并心源性休克，2.3%合并心搏骤停，2.2%合并室性心动过速，其他并发症发生情况见图3-2-5。

急性心肌梗死患者的住院死亡率为4.3%，非康复离院率（离院方式为住院死亡或非医嘱离院）为13.4%；其中男性住院死亡率为3.6%，非康复离院率为12.1%；女性住院死亡率为5.9%，非康复离院率为16.6%。不同类型急性心肌梗死患者住院结局见图3-2-6，不同年龄急性心肌梗死患者住院结局见图3-2-7。

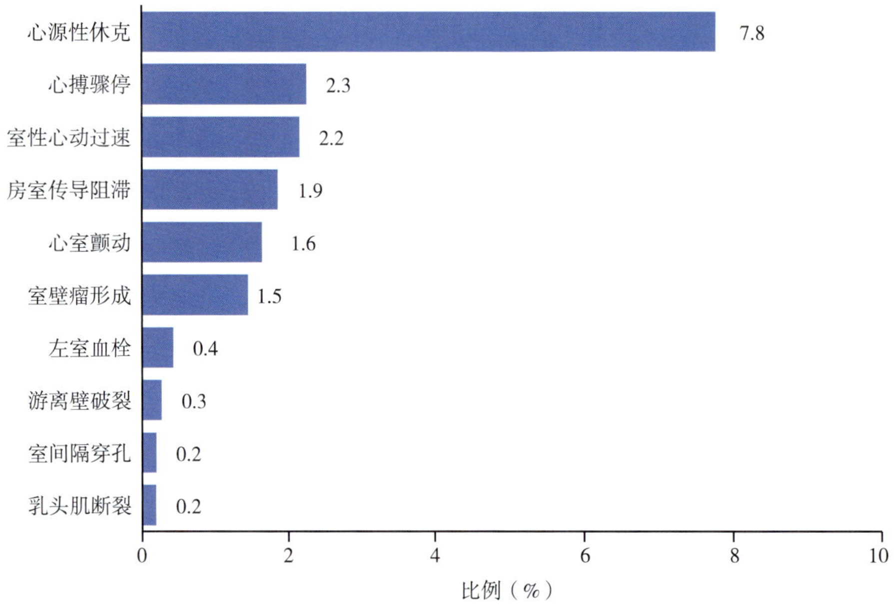

图3-2-5　急性心肌梗死住院患者并发症发生情况

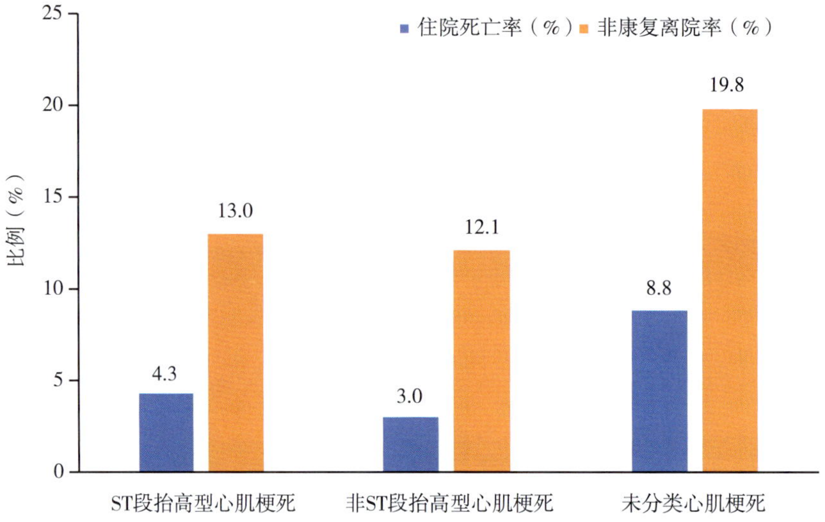

图3-2-6　不同类型急性心肌梗死患者住院结局

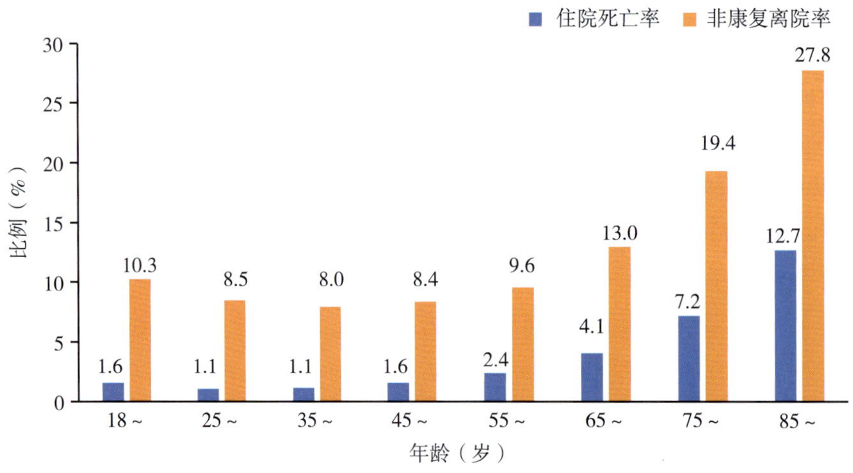

图3-2-7　不同年龄急性心肌梗死住院患者住院结局

3.2.1.3 冠状动脉介入治疗患者情况

2022年有142.1万例的患者接受了冠脉介入治疗，占冠心病住院患者总数的23.2%。有153.9万例的患者接受了单纯冠脉造影检查，占冠心病住院患者总数的25.1%。

住院期间行冠状动脉介入治疗的冠心病患者的平均年龄为63.3岁，女性占28.3%，年龄在45～74岁者占80.2%，≥75岁患者占13.3%（图3-2-8）。

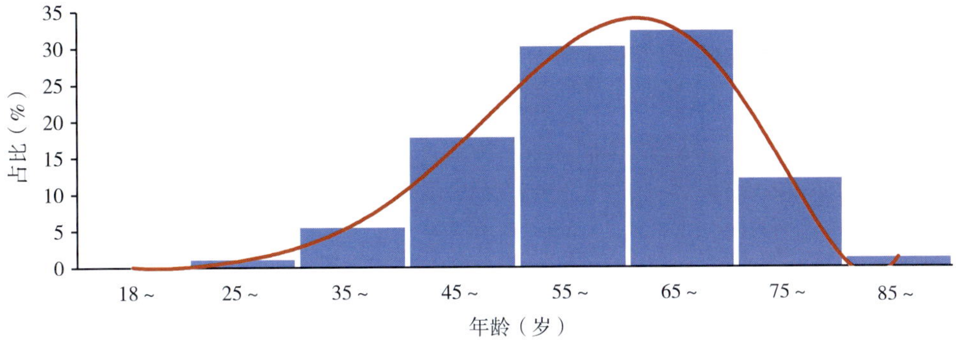

图3-2-8 不同年龄冠脉介入治疗患者的分布

接受介入治疗的冠心病住院患者中，接受经皮冠状动脉介入治疗（PCI）者占比最多（70.7%），接受经皮冠状动脉腔内成形术（PTCA）治疗者占比最少（6.5%），其他介入治疗类型的占比见图3-2-9。

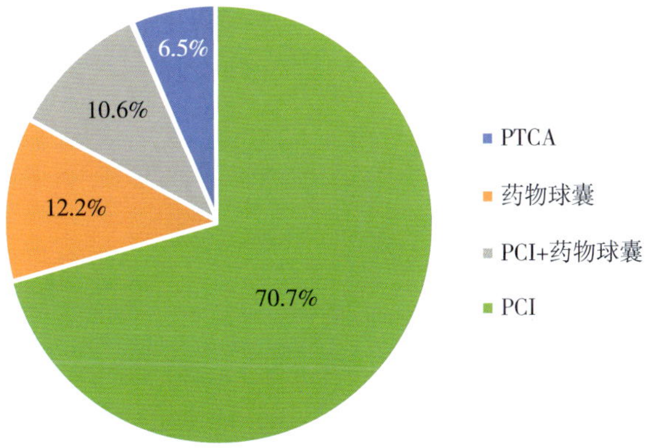

图3-2-9 接受冠脉介入治疗的冠心病患者的介入治疗类型占比

接受介入治疗的冠心病住院患者中8.1%的患者接受了冠状动脉血管内超声（IVUS）检查，1.5%的患者接受了经光学相干断层扫描的冠状血管血管内影像（OCT）检查，1.0%的患者接受了冠状动脉血管内压力测量/冠状动脉血流储备分数（FFR/QFR）检查。

行冠状动脉介入治疗患者的住院死亡率为0.7%、非康复离院率为2.7%。其中男性住院死亡率为0.6%、非康复离院率为3.4%。女性住院死亡率为0.9%、非康复离院率为3.5%。行单纯冠脉造影患者的住院死亡率为0.2%、非康复离院率为2.9%；其中男性住院死亡率为0.2%、非康复离院率为3.2%；女性住院死亡率为0.2%、非康复离院率为2.5%。

3.2.1.4 冠状动脉旁路移植术患者情况

2022年共有571家医院开展至少一例冠状动脉旁路移植术，手术总例数为4.9万例，其中单纯冠状动脉旁路移植术4.5万例。有124家医院年手术量超过50例，年手术量超过500例的35家医院完成了61.0%的手术。

接受冠状动脉旁路移植术的患者中，年龄在55～74岁者占74.9%，大于等于75岁患者占8.3%。接受冠状动脉旁路移植术的患者年龄分布情况见图3-2-10。

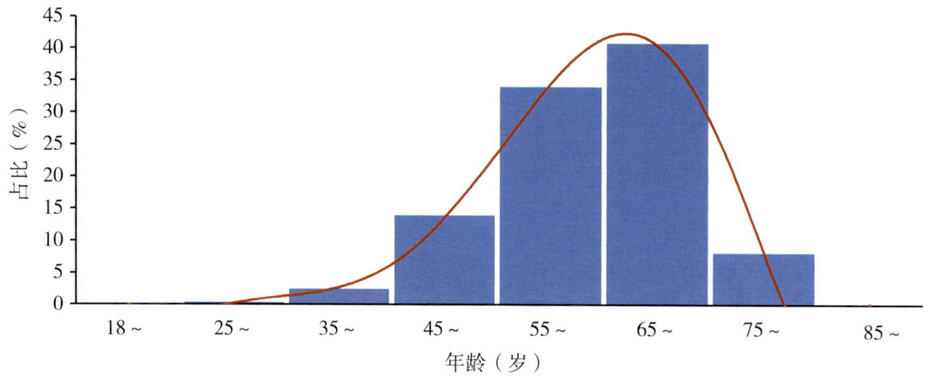

图3-2-10　接受冠状动脉旁路移植术的患者年龄分布

接受冠状动脉旁路移植术的患者中，合并高血压者占比最高（61.7%），合并糖尿病者占比为38.3%，合并卒中者占比为29.8%，其他术前危险因素占比见图3-2-11。

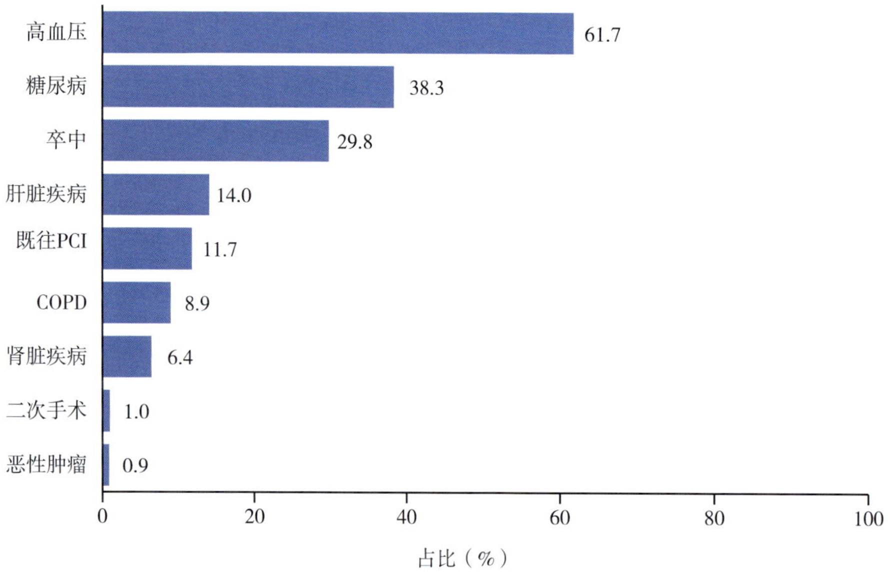

图3-2-11　接受冠状动脉旁路移植术的患者术前危险因素

2022年冠心病住院患者中冠状动脉介入治疗与冠状动脉旁路移植术的规模之比为28.8∶1.0。各省（自治区、直辖市）的比值和PCI数量见图3-2-12。

单纯冠状动脉旁路移植术的住院死亡率为1.4%，非康复离院率为2.9%。

[53] WANG Y, GAO X, ZHAO Z, et al. The combined impact of Type D personality and depression on cardiovascular events after acute myocardial infarction [J]. Psychol Med, 2023, 53 (4): 1379-1389.
[54] XU H, ZHENG J, ZHAO X, et al. Inactivated whole-virion SARS-CoV-2 vaccines and long-term clinical outcomes in patients with coronary atherosclerosis disease in China: a prospective cohort study [J]. Cardiovasc Res, 2023, 119 (6): 1352-1360.
[55] ZHANG D, GU D, RAO C, et al. Outcome differences between surgeons performing first and subsequent coronary artery bypass grafting procedures in a day: a retrospective comparative cohort study [J]. BMJ Qual Saf, 2023, 32 (4): 192-201.
[56] DONG X, DING F, ZHOU S, et al. Optimizing an emergency medical dispatch system to improve prehospital diagnosis and treatment of acute coronary syndrome: nationwide retrospective study in China [J]. J Med Internet Res, 2022, 24 (11): e36929.
[57] 中华医学会心血管病学分会，中华心血管病杂志编辑委员会. 中国冠状动脉左主干分叉病变介入治疗指南 [J]. 中华心血管病杂志，2022，50 (4): 12.
[58] 中华医学会心血管病学分会，中华心血管病杂志编辑委员会. ST段抬高型心肌梗死患者急诊PCI微循环保护策略中国专家共识 [J]. 中华心血管病杂志，2022，50 (3): 10.
[59] 中华医学会心血管病学分会，中华心血管病杂志编辑委员会. 缺血伴非阻塞性冠状动脉疾病诊断及管理中国专家共识 [J]. 中华心血管病杂志，2022，50 (12): 13.
[60] 中华医学会心血管病学分会，中华心血管病杂志编辑委员会. 冠状动脉CTO病变PCI前向开通技术中国专家共识 [J]. 中华心血管病杂志，2023，51 (1): 3-18.
[61] 中华医学会心血管病学分会，中华心血管病杂志编辑委员会. 光学相干断层成像技术在冠心病介入诊疗中应用的中国专家共识 [J]. 中华心血管病杂志，2023，51 (2): 109-124.
[62] 中华医学会心血管病学分会，中国医师协会心血管内科医师分会. 女性冠状动脉性心脏病诊治的中国专家共识 [J]. 中华心血管病杂志，2023，51 (2): 125-135.
[63] 中华医学会心血管病学分会. 慢性冠脉综合征无创性影像诊断中国专家共识 [J]. 中华心血管病杂志，2023，51 (8): 809-824.

3.3 心律失常

3.3.1 住院患者特点

3.3.1.1 医院数量

HQMS数据显示，2022年开展心律失常诊疗服务的医院有5481家，占HQMS中开展心血管疾病诊疗服务医院数量的96.8%。其中，三级医院3348家，占比为61.1%；二级医院2133家，占比为38.9%。

3.3.1.2 患者数量

2022年心律失常住院患者（出院主要诊断或出院其他诊断包含心律失常）高达832万例。其中，数量位于前三位的疾病类型为心房颤动/心房扑动、房性期前收缩和室性期前收缩，占比依次为33.4%、14.2%和13.9%（图3-3-1）。

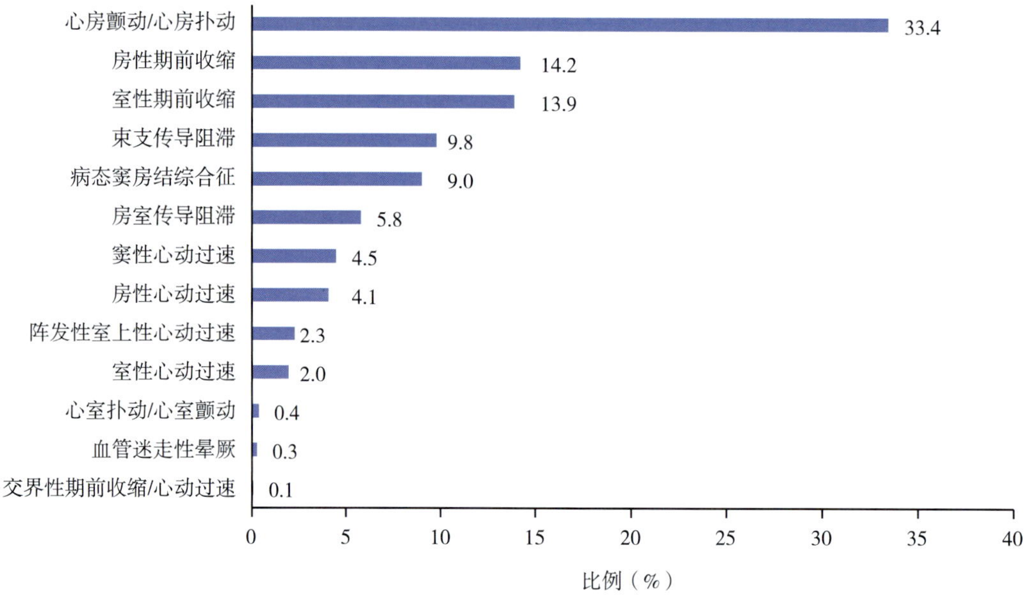

图3-3-1　2022年住院患者中诊断的各种心律失常构成比

3.3.1.3　性别和年龄特征

总体男性患者更多，但不同类型的心律失常有所区别，部分病种性别差异显著，如Brugada综合征的男：女高达6.3：1.0，而长QT间期综合征的男：女为1.0：1.6（图3-3-2）。年龄≤40岁的患者占比达55.6%，不同疾病的年龄分布亦有所不同（图3-3-3）。

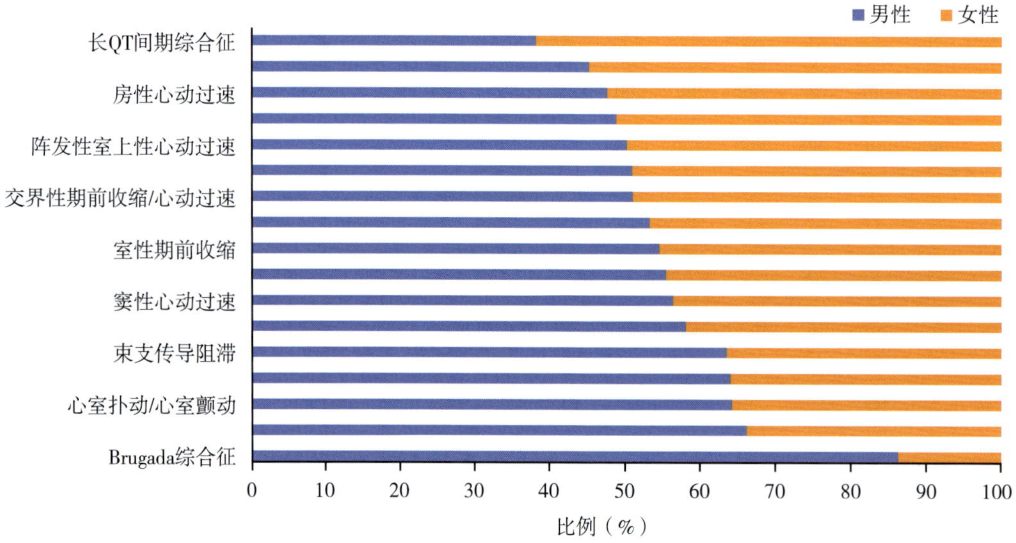

图3-3-2　2022年住院患者中诊断心律失常的性别构成比

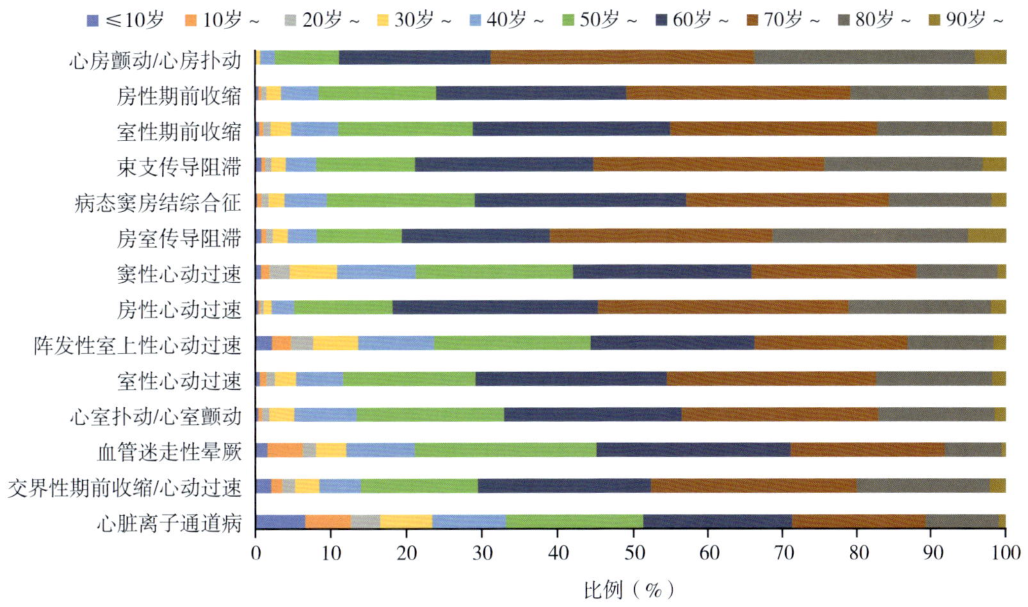

图3-3-3　2022年住院患者中诊断心律失常的年龄构成比

3.3.1.4　手术治疗情况

在心律失常住院患者中开展各类心律失常的消融手术总计约23.3万例，占心律失常患者总住院人次的2.8%。其中，内科导管消融占96.6%，且手术数量呈增加趋势。左心耳封堵超1.3万例，起搏器植入超12万例。

（1）心房颤动/心房扑动

心房颤动/心房扑动的消融手术14.1万例，包括内科射频消融12.6万例，冷冻消融7680余例，外科消融6556例，外科胸腔镜下微创消融703例。

左心耳封堵数量1.3万余例，较2021年略有下降，其中"消融＋封堵"一站式手术的数量占56.0%。

（2）室性心动过速

在室性心动过速（出院主要诊断或出院其他诊断包含室性心动过速）住院患者中，接受手术治疗的患者占6.5%。在手术治疗的患者中，接受导管消融手术者最多，占68.1%（图3-3-4）。

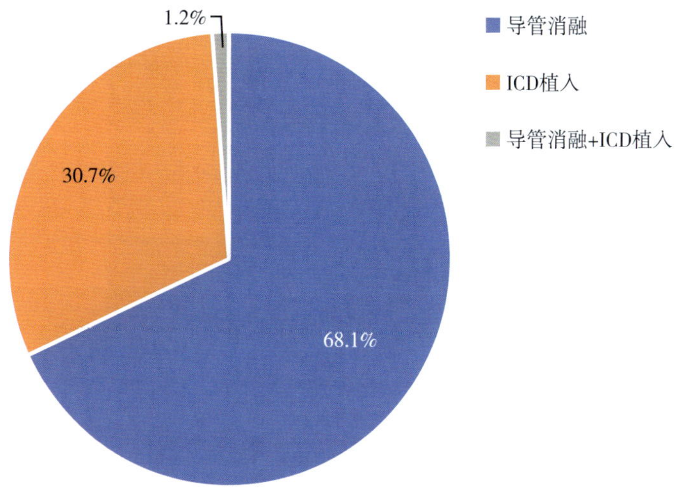

图3-3-4　2022年住院患者中室性心动过速的手术类型及占比

（3）起搏器植入

2022年植入起搏器总数超12万例，其中普通起搏器植入在接受起搏器植入的全部患者中占比达87.9%（图3-3-5），电极拔除1488例，诊断起搏器感染约2554例。植入型心律转复除颤器（ICD）和心脏再同步化治疗（CRT）植入数量呈缓慢增长，希-浦系统起搏的数量增加迅速。

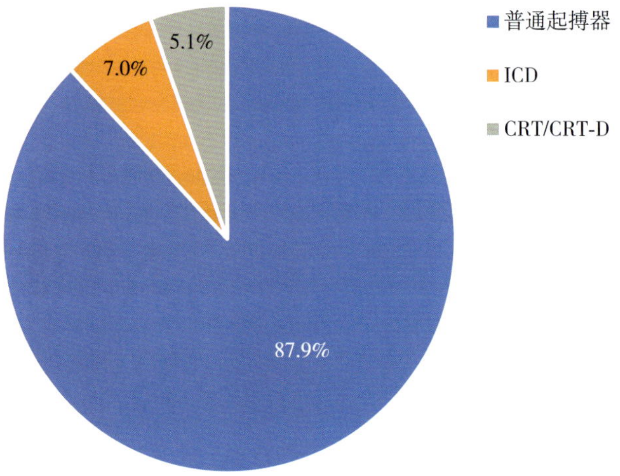

图3-3-5　2022年心律失常住院患者起搏器植入类型占比

3.3.1.5　住院结局

（1）心房颤动

接受左心耳封堵的心房颤动患者（出院主要诊断或其他诊断包含心房颤动）住院死亡率和非康复离院率（离院方式为住院死亡或非医嘱离院）依次为0.2%和0.6%。接受内科射频消融治疗的心房颤动患者住院死亡率和非康复离院率依次为0.1%和0.5%（图3-3-6）。

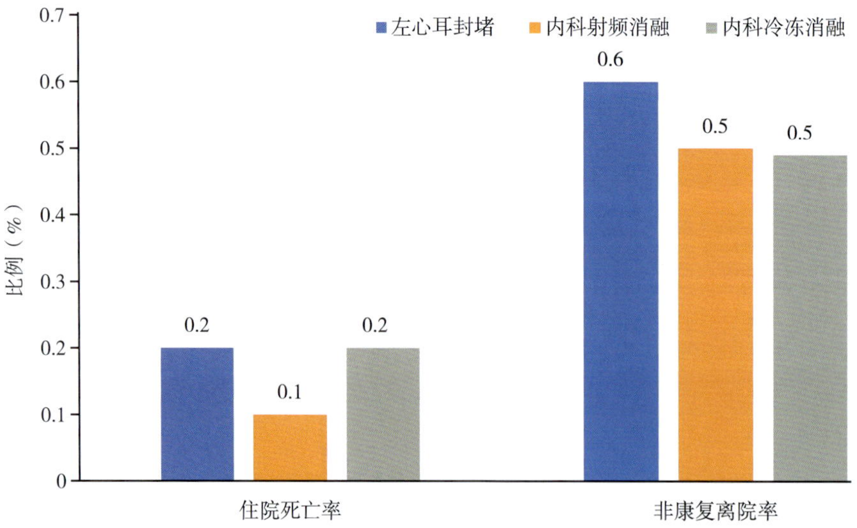

图3-3-6　2022年住院心房颤动患者不同手术方式的临床结局对比

（2）室性心动过速

在主要诊断为室性心动过速的2.2万例患者中（包括单纯药物治疗的患者），住院死亡率和非康复离院率分别为0.6%和7.7%。

（3）起搏器植入

接受不同类型起搏器植入的住院患者的临床结局有所差异。接受ICD植入的患者的住院死亡率和非康复离院率分别为0.2%和1.0%，接受普通起搏器植入的患者的住院死亡率和非康复离院率分别为1.1%和3.5%（图3-3-7）。

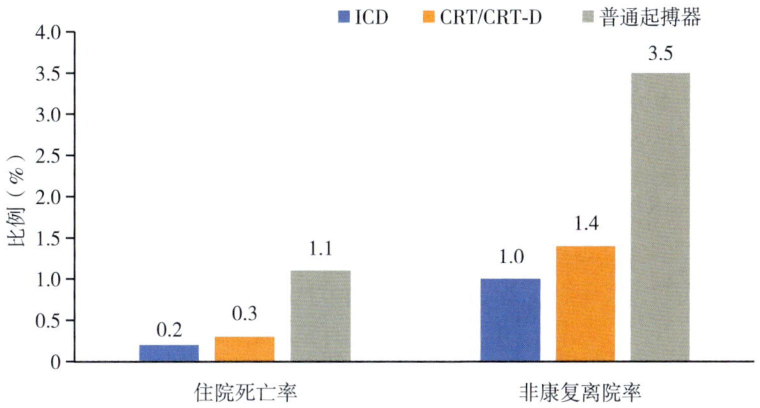

图3-3-7　2022年不同类型起搏器植入患者的临床结局对比

（4）晕厥

晕厥是心律失常临床常见的症状，2022年主要诊断及其他诊断含有晕厥的住院患者15.8万例，其中48.0%的患者在出院时未说明病因（图3-3-8）。在明确病因的患者中，首位原因是血管迷走性晕厥（57.7%），其次是心源性晕厥（38.8%）。

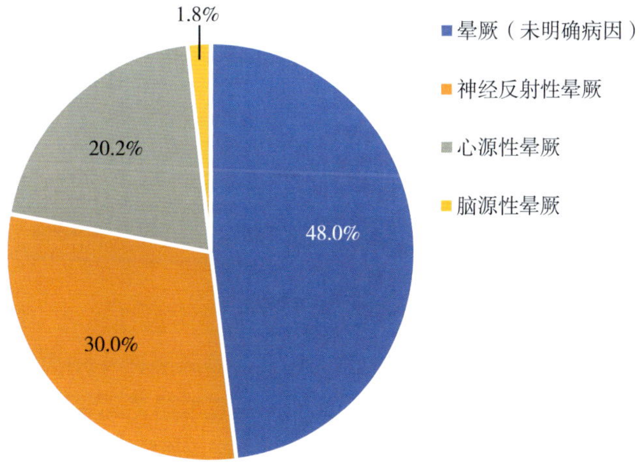

图3-3-8　2022年晕厥的诊断分布情况

3.3.2　诊疗研究进展

3.3.2.1　脉冲电场消融技术

脉冲电场是一种新型的消融能量，与传统的射频、冷冻等能量方式相比，具有消融损伤选择性更高等特点。在心房颤动消融领域，已展现出极大的优势，未来有望替代现有的射频和冷冻消融。在希氏束旁心律失常、器质性室性心律失常等领域，理论上也有广阔的应用前景。

2022年，通过海南自贸区特许医疗政策、临床试验等方式，很多中心已尝试过脉冲电场消融技术[1, 2]。尽管我国学者在该领域发表的高影响力论文较少，但该技术作为一项具有革命性意义的技术，仍然受到了极大的关注。

3.3.2.2 器质性室性心动过速的防治

器质性室性心动过速患者是猝死极高危人群，其医疗花费巨大且疗效不佳。PAUSE-SCD研究是一项国际多中心随机对照试验，该研究纳入180例有ICD植入指征的心肌病合并单形性室性心动过速患者，随机分为“导管消融＋ICD植入”组和“药物治疗＋ICD植入”组，其中我国患者占比高达91%。主要终点为室性心动过速复发、心血管住院或死亡。平均随访31个月，“导管消融＋ICD植入”组的主要终点事件发生率较对照组显著降低（49.3% vs 65.5%，$P=0.04$）。并且，这一差异主要源自导管消融减少了室性心动过速的复发。该研究证实，对于器质性心脏病合并单形性室性心动过速患者进行导管消融治疗，可改善患者的生活质量和预后[3]。

3.3.2.3 左束支起搏治疗心力衰竭

通过双心室起搏进行心脏再同步化治疗是左心室射血分数降低合并左束支传导阻滞患者的一线疗法，但存在应答率低等诸多弊端。左束支起搏作为我国原创的生理性起搏新技术，在左心室同步化治疗上存在显著的理论优势。LBBP-RESYNC研究是全球首个由研究者发起的左束支起搏与传统双心室起搏对于心力衰竭患者治疗的前瞻性随机对照研究，证实与传统的双心室起搏相比，左束支起搏在改善患者预后方面具有显著优势。对于非缺血性心肌病合并左束支传导阻滞的患者而言，左束支起搏和双心室起搏是有效互补的心脏再同步化策略[4]。

3.3.2.4 心房颤动

（1）下腔静脉局灶触发心房颤动的识别和消融

在心房颤动导管消融术中，准确识别触发灶具有重要意义。传统认为，下腔静脉内无肌袖分布，因此不会成为心房颤动的触发灶。我国学者报道了6例下腔静脉相关的心房颤动，发现下腔静脉可以成为心房颤动的罕见病灶，并对病灶特点进行了分析，证实对下腔静脉进行局灶性消融可以根治心房颤动[5]。

（2）心房颤动导管消融新术式探索

一项多中心、单盲、随机对照研究纳入了390例阵发性心房颤动患者，随机分为“单纯肺静脉隔离组”和“肺静脉隔离＋隔离线上6条短线组”。结果显示“肺静脉隔离＋隔离线上6条短线组”的成功率更高（81.2% vs 73.6%，$P=0.04$）。目前心房颤动导管消融的核心策略是“堵”，该术式结合了“堵”和“疏”两种策略，尽管尚未得到学界公认，但作为一种新理念的尝试，有一定的借鉴价值[6]。

STABLE-SR-Ⅱ是一项多中心、随机对照研究，共纳入300例持续性心房颤动患者，随机分为“单纯环肺静脉隔离”组和“环肺静脉隔离＋低电压区消融”组。结果显示，环肺静脉隔离之外的低电压区消融并未降低复发率，对左心房基质良好的患者，单纯环肺静脉隔离即可获得较高的成功率。该研究提示，对于左心房基质健康的持续性心房颤动，仅需做好环肺静脉隔离消融，基于心房低电压区的额外消融是否有临床获益仍不确定[7]。

（3）心脏自主神经干预

直立倾斜试验是诊断血管迷走性晕厥最常用的方法，但存在重复性不佳等缺陷。心脏自主神经节改良消融是治疗血管迷走性晕厥和部分心动过缓的新方法，已展现出较好的前景。一项研究纳入123例血管迷走性晕厥患者，所有患者均接受了心脏迷走神经改良消融手术治疗。分析显示，术前心率减速力≥10ms

可以作为难治性血管迷走性晕厥导管消融术的指征[8]。

（4）心律失常的外科干预

很多心律失常的治疗源自外科，如心室预激旁路的切除、心房颤动消融、左心耳切除。在过去几十年里，内科微创手术技术的发展促使内科医师在这一领域占据了主导地位，但部分复杂心律失常的诊治仍然有赖于外科，且随着外科微创技术的进步，越来越多的患者需要外科手术或内外科联合手术治疗。尽管在过去一年里，该领域的进展不多，但作为很有前景的诊疗方向，仍有必要予以足够的关注。

一项研究纳入了540例风湿性二尖瓣病变合并心房颤动患者，根据消融策略不同分为"使用射频钳和笔的全面消融组"和"单纯使用消融钳的简化消融组"，结果显示，"使用射频钳和笔的全面消融组"具有更好的远期疗效[9]。

另一项研究纳入了80例接受胸腔镜下外科微创心外膜消融的心房颤动患者，根据消融策略分为左心房BOX消融组和双心房消融组，结果显示，双心房消融组的复发率更低，提示双心房消融可能是更佳的消融策略[10]。

3.3.3 指南与专家共识

近年来，我国专家制定了多个心律失常方面的专家共识，这些共识在心律失常的规范化诊断、治疗、预防和康复等方面给出了建议，对于提高我国心律失常的诊疗质量和预后水平具有重要价值（表3-3-1）。

表3-3-1 2022—2023年发布的心律失常方面的指南与专家共识

发布时间	指南与专家共识名称
专家共识	
2022年	心房颤动：目前的认识和治疗建议（2021）[11]
2022年	2022中国孤立性房颤复合消融治疗专家共识[12]
2022年	室性心律失常中国专家共识基层版[13]
2022年	心腔内超声心动图中国专家共识[14]
指南	
2023年	心房颤动诊断和治疗中国指南[15]

3.3.4 小结

2022年我国心律失常诊疗有长足的发展。在既往被认为是禁区的顽固性器质性室速/室颤领域，取得了突破性的研究成果。更加符合生理的希-浦系统起搏技术，在抗心动过缓和心力衰竭领域均有了更多的研究证据。心律失常的外科微创干预领域方兴未艾，但已展现出广阔的应用前景。在看到成绩的同时，我们也应该看到差距和不足，包括成熟技术的推广应用和质控工作需要持续深入推进，新技术、新理论的研究工作仍需加强投入，尤其是重大基础问题的研究和具有转化价值的应用研究需要持续重点关注。

（执笔人：吴灵敏 审稿人：姚 焰）

参考文献

[1] 乔宇，付明鹏，刘可，等. 新型国产脉冲电场消融系统治疗阵发性心房颤动安全性和可行性的初期研究[J]. 中国循环杂志，2023，38（1）：74-79.

[2] ZENG R，LI F，JIANG J，et al. The safety and feasibility of pulsed-field ablation in atrioventricular nodal re-entrant tachycardia：first-in-human pilot trial[J]. JACC Clin Electrophysiol，2023，29：S2405-500X（23）00682-5.

[3] TUNG R，XUE Y，CHEN M，et al. First-line catheter ablation of monomorphic ventricular tachycardia in cardiomyopathy concurrent with defibrillator implantation：the PAUSE-SCD randomized trial [J]. Circulation，2022，145（25）：1839-1849.
[4] WANG Y，ZHU H，HOU X，et al. Randomized trial of left bundle branch vs biventricular pacing for cardiac resynchronization therapy [J]. J Am Coll Cardiol，2022，80（13）：1205-1216.
[5] NIE Z，CHEN S，LIN J，et al. Inferior vena Cava as a trigger for paroxysmal atrial fibrillation：incidence，characteristics，and implications [J]. JACC Clin Electrophysiol，2022，8（8）：983-993.
[6] SUN J，CHEN M，WANG Q，et al. Adding six short lines on pulmonary vein isolation circumferences reduces recurrence of paroxysmal atrial fibrillation：Results from a multicenter，single-blind，randomized trial. Heart Rhythm，2022，19（3）：344-351.
[7] YANG G，ZHENG L，JIANG C，et al. Circumferential pulmonary vein isolation plus low-voltage area modification in persistent atrial fibrillation：The STABLE-SR-II trial [J]. JACC Clin Electrophysiol，2022，8（7）：882-891.
[8] TU B，WU L，HU F，et al. Cardiac deceleration capacity as an indicator for cardioneuroablation in patients with refractory vasovagal syncope [J]. Heart Rhythm，2022，19（4）：562-569.
[9] LI H，YU C，GAO G，et al. Superiority of complete bi-atrial ablation procedure for atrial fibrillation in rheumatic mitral valve disease [J]. J Cardiovasc Electrophysiol，2023，34（1）：62-70.
[10] ZHENG Z，LI H，LIU S，et al. Box lesion or bi-atrial lesion set for atrial fibrillation during thoracoscopic epicardial ablation [J]. Interact Cardiovasc Thorac Surg，2022，34（1）：1-8.
[11] 中华医学会心电生理和起搏分会，中国医师协会心律学专业委员会，中国房颤中心联盟心房颤动防治专家工作委员会. 心房颤动：目前的认识和治疗建议（2021）[J]. 中华心律失常学杂志，2022，26（1）：15-88.
[12] 中国研究型医院学会. 2022中国孤立性房颤复合消融治疗专家共识 [J]. 中华胸心血管外科杂志，2023，39（10）：377-403.
[13] 中华医学会心电生理和起搏分会，中国医师协会心律学专业委员会. 室性心律失常中国专家共识基层版 [J]. 中华心律失常学杂志，2022，26（2）：106-126.
[14] 钟敬泉，龙德勇，马长生，等. 心腔内超声心动图中国专家共识 [J]. 中国心脏起搏与心电生理杂志，2022，36（5）：577-589.
[15] 中华医学会心血管病学分会，中国生物医学工程学会心律分会. 心房颤动诊断和治疗中国指南 [J]. 中华心血管病杂志，2023，51（6）：572-618.

3.4 瓣膜性心脏病

3.4.1 住院患者整体情况

HQMS数据显示，2022年收治瓣膜性心脏病住院患者的医院有5129家，占HQMS中收治心血管疾病住院患者医院数量的90.8%。其中三级医院2069家，二级医院3060家。上述医院共收治瓣膜性心脏病患者（出院诊断包含瓣膜性心脏病）188.2万人次，其中二尖瓣疾病患者最多，为98.0万人次，占比45.4%，其次为三尖瓣、主动脉瓣及肺动脉瓣疾病（图3-4-1）。上述患者中，8.0%通过出院主要诊断确诊为瓣膜性心脏病，92.0%通过出院其他诊断确诊为瓣膜性心脏病。

瓣膜性心脏病住院患者中女性占45.0%，患者平均年龄为60.7±16.3岁，年龄分布情况见图3-4-2。

瓣膜性心脏病住院患者合并疾病居前三位的是心力衰竭、高血压和冠心病，分别为46.8%、43.0%和33.0%，合并其他疾病情况见图3-4-3。

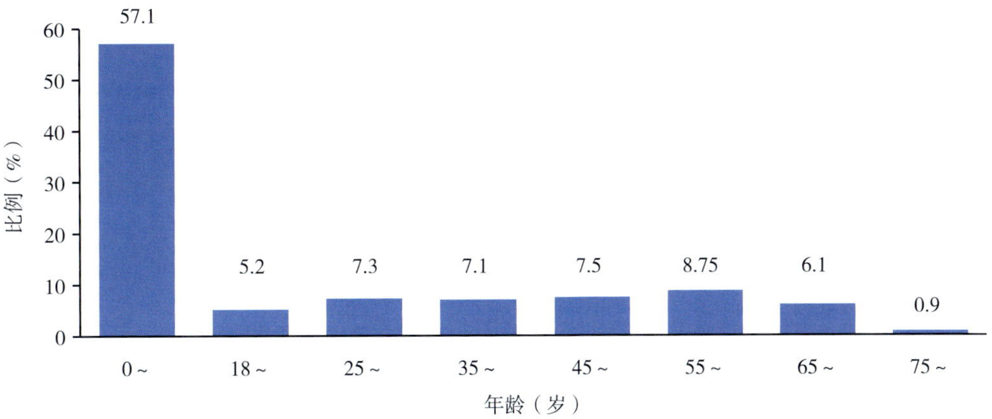

图3-4-10 不同年龄的肺动脉瓣介入手术患者分布情况

3.4.3 瓣膜性心脏病治疗研究进展

3.4.3.1 主动脉瓣介入治疗进展

TAVR是通过介入导管技术将人工主动脉瓣膜送至主动脉根部并释放固定，替代病变主动脉瓣功能的微创治疗技术。自2002年诞生以来[1]，TAVR在国际上得到广泛应用，其安全性和有效性已被多个大型前瞻性随机对照研究所证实。因其无须开胸、心脏停搏和体外循环等优点，TAVR成为无法实施外科手术或手术高危的重度主动脉瓣狭窄（aortic stenosis，AS）和/或主动脉瓣关闭不全（aortic regurgitation，AR）患者的有效选择[2, 3]。

由于这些优异的临床研究结果，美国ACC/AHA[4]及欧洲ESC/EACTS[5]协会分别于2020年及2021年更新了指南和TAVR的适应证，已经不再按外科危险分层来选择AS患者的手术方式，而将年龄、预期寿命、团队评估结果作为是否选择TAVR的主要因素。我国根据国内外最新研究结果，在广泛征求意见的基础上制定了TAVR临床应用指南，根据国内的诊疗特点，提出了更为合理和翔实的治疗方案，给各级临床医师提供合理的推荐和建议。

3.4.3.2 二尖瓣介入治疗进展

二尖瓣反流（MR）是最常见的瓣膜性心脏病。近年来，MR经导管介入治疗得到了极大的发展，主要包括经导管二尖瓣修复术和经导管二尖瓣置换术（TMVR）。经导管二尖瓣修复术主要包括瓣叶修复、瓣环成型和腱索修复等，目前国际上TEER产品最为成熟，以MitraClip和PASCAL为代表，均获得CE认证，两者也相继推出了其迭代产品MitraClip G4和PASCAL ACE，其中MitraClip也是唯一获得美国FDA批准的经导管二尖瓣修复产品。

ValveClamp是治疗原发性MR（degeneration mitral regurgitation，DMR）证据最多、随访时间最长的器械，目前获得国家药品监督管理局（NMPA）批准。该研究为前瞻性、多中心、单臂试验[6]，共纳入102例外科手术高危的DMR患者，主要终点事件为全因死亡、再次手术和MR≥3+。研究结果显示即刻手术成功率达97%，导管操作时间平均19min，最短的仅5min，88%的患者仅使用1个夹子便达到满意的夹合效果，术后1年患者总体有效率为87.3%（后期入组52例患者达到96.1%），97.8%的患者能够维持在MR≤2+，且左心室射血分数和NYHA分级均得到显著改善。目前国际上唯一上市的TMVR产品是Tendyne，在2020年获得CE认证。此外，发展较快的是Intrepid，有经心尖和经股静脉（经间隔）两种入路。

3.4.3.3　经导管三尖瓣介入治疗进展

三尖瓣反流的危害程度在过去并未得到充分认识，因此三尖瓣曾被称作“被遗忘的瓣膜”。然而随着越来越多的流行病学研究证据显示，三尖瓣反流不仅发病率高而且危害严重，药物治疗效果不佳，单纯三尖瓣外科手术风险较大，尚缺乏有效的治疗手段。随着经导管瓣膜治疗技术的飞速发展，经导管三尖瓣介入治疗登上舞台，为患者提供了新的治疗方法。国内外有很多介入治疗的方法和器械。国外目前有四款三尖瓣介入产品得到了CE的认证，分别为TriClip、PASCAL、TricValve和Cardioband[7]。我国经导管三尖瓣介入治疗整体上与国外同步，在经导管置换方面甚至走在世界前列。国产的三尖瓣置换系统Lu X-Valve采用“非径向支撑力依赖”的设计理念，有利于降低植入瓣膜对心脏结构的损伤，已于2021年完成了临床注册研究入组工作。其第二代经颈静脉途径系统即将开展临床注册研究。在经导管三尖瓣修复方面，瓣环修复器械Trilign、K-Clip，瓣叶缘对缘修复器械DragonFly-T、麒麟三尖瓣夹等相继开展了初步的临床应用。目前三尖瓣的经导管介入治疗仍处于早期阶段，有待更多的临床证据予以验证疗效。

3.4.3.4　肺动脉瓣反流介入治疗进展

先天性心脏病（先心病）矫治术后肺动脉瓣大量反流患者往往需要进行经导管肺动脉瓣置换（TPVR），TPVR是解剖结构合适患者的首选手段。国内患者存在右心室流出道瘤样扩张的独特解剖特征，以Melody和Sapien系列为代表的球扩瓣往往不适合国内患者，尤其是右心室流出道过大的患者。目前，国内进入或完成临床研究的仅有两款自膨肺动脉瓣：VenusP-Valve及PT-Valve。VenusP-Valve自2014年完成首例植入，在全球超过20个国家完成了超过300例植入，并在2022年获得国家药品监督管理局批准于中国上市。

3.4.3.5　生活质量提升研究进展

目前心脏瓣膜病的治疗方式以手术为主，术后管理影响着患者的生活质量。一项研究表明，术后患者生活质量的影响因素主要有以下几方面：患者特征、疾病特征、患者的自我管理、心理状态、社会支持[8]。患者特征主要为患者性别、年龄、文化程度等人口学特征，如年龄偏高的患者一般生活质量偏低。疾病特征是指疾病本身对患者健康状态的影响程度。此外，能够更好地进行自我管理的患者可以有效降低术后并发症的发生率。心理状态是患者术后生活质量的影响因素之一，患者如果在术后长期情绪低落会使其生活质量下降。患者术后得到社会支持程度高能够减少患者的负面情绪，提高生活质量。

一项旨在研究叙事护理模式干预对负性情绪、治疗依从性及生活质量的影响的研究表明，相对常规护理，叙事护理可以有效提升预后效果[9]。该研究纳入了96例瓣膜性心脏病围手术期患者，采用随机数表法分为干预组（48例）与对照组（48例）。对干预组采用叙事护理模式，护理人员倾听患者倾诉，并进行分析、疏导，给予心理干预，而对照组采用常规护理。研究结果通过使用汉密尔顿焦虑量表（HAMA）、治疗依从性评估表、生活治疗综合评定问卷-74（GQOL-74）进行评估，结果显示，相对于常规护理，叙事护理在降低患者负面情绪、调高治疗依从性以及提高生活质量方面都有明显作用。

另一项研究探讨了以家庭为中心护理模式对风湿性瓣膜性心脏病合并肺动脉高压患者术后生活质量的影响[10]。该研究纳入了80例风湿性瓣膜性心脏病合并肺动脉高压患者，依随机数字表法分为对照组和观察组各40例，对照组常规护理，观察组给予以家庭为中心护理模式，比较两组患者护理后依从性、负性情绪、生活质量，作为护理质量评价标准。结果显示，在治疗中，观察组患者遵医嘱从按时服药、合理饮食、遵医锻炼、保持良好情绪等方面均优于对照组（$P<0.05$），护理后观察组患者负性情绪得分明显低于对照组（$P<0.05$），而生理、心理、社会关系、环境领域生活质量得分均高于对照组（$P<0.05$）。

目前的研究均说明，影响患者生活质量的因素很多，除高水平的手术以外，患者更需要提供心理护理、社会支持等帮助，这些都需要对患者进行个性化的治疗。

3.4.4　指南与专家共识

在心血管领域，瓣膜性心脏病是近年来发展较快的亚专科之一，在介入治疗、器械研发以及临床研究方面均有大量创新性探索，相应的临床指南和共识也在不断更新，这些指南和共识为瓣膜性心脏病的诊疗规范化提出了标准，提高了瓣膜性心脏病诊疗的质量（表3-4-1）。

表3-4-1　2020—2023年发布的瓣膜性心脏病相关指南与专家共识

类型	发布时间	指南与专家共识名称
指南	2023年	经导管主动脉瓣置换术临床实践指南[11]
	2022年	中国经导管二尖瓣缘对缘修复术（TEER）临床路径[12]
专家共识	2023年	心尖途径经导管主动脉瓣置换术围术期管理规范专家建议[13]
	2022年	经导管主动脉瓣植入术后抗血栓治疗中国专家共识[14]
	2022年	经导管二尖瓣缘对缘修复术的中国专家共识[15]
	2022年	经导管二尖瓣缘对缘修复术患者心脏康复中国专家共识[16]
	2021年	中国经导管主动脉瓣置换术临床路径专家共识（2021版）[17]
	2020年	中国经导管主动脉瓣置入术（TAVI）多学科专家共识[18]

3.4.5　小结

瓣膜性心脏病是一种发病率较高的疾病，在我国，每年有上百万的患者需要治疗。瓣膜性心脏病患者以老年人为主，2022年超过50%的患者年龄在65岁以上。随着我国人口老龄化的加剧，每年将有更多的患者罹患瓣膜性心脏病。此外，瓣膜性心脏病患者常伴有其他心血管疾病，如合并有心力衰竭、高血压的患者均超过了40%，增加了瓣膜性心脏病的治疗难度。因此，应加大瓣膜性心脏病相关的检查及筛查力度，以期尽早发现和防治。另外，手术治疗是目前瓣膜性心脏病的主要治疗手段，我国目前以外科手术治疗为主，同时介入技术也在迅速发展。由于瓣膜性心脏病手术的技术难度高，大量患者主要集中在少数的大型医疗中心，因此有必要开展更多行业培训，提升基层医疗机构的诊疗能力。

（执笔人：万俊义　徐东辉　温乃杰　饶辰飞　审稿人：潘湘斌）

参考文献

[1] CRIBER A，ELTCHANINOFF H，BASH A，et al. Percutaneous transcatheter implantation of an aortic valve prosthesis for calcific aortic stenosis：first human case description [J]. Circulation，2002，106（24）：3006-3008.

[2] OTTO C M，NISHMURA R A，BONOW R O，et al. 2020 ACC/AHA Guideline for the management of patients with valvular heart disease：executive summary：a report of the American College of Cardiology/American Heart Association Joint Committee on Clinical Practice Guidelines [J]. Circulation，2021，143（5）：e35-e71.

[3] VAHANIAN A，BEYERSDORF F，PRAZ F，et al. 2021 ESC/EACTS Guidelines for the management of valvular heart disease：developed by the Task Force for the management of valvular heart disease of the European Society of Cardiology（ESC）and the European Association for Cardio-Thoracic Surgery（EACTS）[J]. Rev Esp Cardiol（Engl Ed），2022，75（6）：524.

[4] WRITING COMMITTEE MEMBERS，OTTO C M，NISHIMURA R A，et al. 2020 ACC/AHA guideline for the management of patients with valvular heart disease：a report of the American College of Cardiology/American Heart Association Joint Committee on Clinical Practice Guidelines [J]. J Am Coll Cardiol，2021，77（4）：e25-e197.

[5] VAHANIAN A，BEYERSDORF F，PRAZ F，et al. Corrigendum to：2021 ESC/EACTS Guidelines for the management of valvular heart disease：developed by the Task Force for the management of valvular heart disease of the European Society of Cardiology

（ESC）and the European Association for Cardio-Thoracic Surgery（EACTS）[J]. Eur Heart J，2022，43（21）：2022.
[6] GE Z，PAN W，LI W，et al. Impact of leaflet tethering on residual regurgitation in patients with degenerative mitral disease after interventional edge-to-edge repair [J]. Front Cardiovasc Med，2021，8：647701.
[7] RUSSO G，TARAMASSO M，PEDICINO D，et al. Challenges and future perspectives of transcatheter tricuspid valve interventions：adopt old strategies or adapt to new opportunities? [J]. European Journal of Heart Failure，2022，24（3）：442-454.
[8] 孙慧，林淑花. 心脏换瓣术后患者的现状及生活质量的研究进展 [J]. 吉林医学，2023，44（5）：1358-1361.
[9] 尹亚丽，娄爱丽. 基于叙事护理理论对心脏瓣膜病手术患者负性情绪、治疗依从性及生活质量的影响分析 [J]. 临床研究，2023，31（7）：190-192.
[10] 李筠芝，郭浩敏. 以家庭为中心护理模式对风湿性心脏瓣膜病合并肺动脉高压患者术后生活质量的影响 [J]. 医药卫生，2021，7：177-179.
[11] 国家心血管病中心，国家结构性心脏病介入质控中心，中华医学会心血管病学分会，等. 经导管主动脉瓣置换术临床实践指南 [J]. 中华医学杂志，2023，103（12）：886-900.
[12] 中国医师协会心血管内科医师分会结构性心脏病学组，亚太结构性心脏病俱乐部. 中国经导管二尖瓣缘对缘修复术临床路径（2022版）精简版 [J]. 中国介入心脏病学杂志，2023，31（3）：161-173.
[13] 张海波，侯晓彤，郭应强，等. 心尖途径经导管主动脉瓣置换术围术期管理规范专家建议 [J]. 中国胸心血管外科临床杂志，2023，30（7）：927-935.
[14] 中华医学会心血管病学分会，中华心血管病杂志编辑委员会. 经导管主动脉瓣植入术后抗血栓治疗中国专家共识 [J]. 中华心血管病杂志，2022，50（2）：15.
[15] 中华医学会心血管病学分会. 经导管二尖瓣缘对缘修复术的中国专家共识 [J]. 中华心血管病杂志，2022，50（9）：853-863.
[16] 葛均波，吴永健，霍勇，等. 经导管二尖瓣缘对缘修复术患者心脏康复中国专家共识 [J]. 中国介入心脏病学杂志，2023，31（4）：252-265.
[17] 中国医师协会心血管内科医师分会结构性心脏病专业委员会. 中国经导管主动脉瓣置换术临床路径专家共识（2021版）[J]. 中国循环杂志，2022，37（1）：12.
[18] 国家心血管病专家委员会微创心血管外科专业委员会. 中国经导管主动脉瓣置入术（TAVI）多学科专家共识 [J]. 中华胸心血管外科杂志，2018，34（12）：8.

3.5 心力衰竭

3.5.1 住院患者特点

HQMS数据显示，2022年收治心力衰竭（简称心衰）住院患者（出院主要诊断或其他诊断包含心衰且年龄≥18岁）的医院有5402家，占HQMS中收治心血管疾病住院患者医院数量的95.6%，其中三级医院2078家、二级医院3324家。上述医院共收治心衰住院患者1029.0万人次，其中三级医院收治患者数量占61.0%，二级医院占39.0%。患者中31.0%通过急诊收治入院，65.7%通过门诊收治入院，3.3%通过其他途径（如转院等）收治入院。

心衰住院患者平均年龄71.0±12.7岁，女性占44.6%，患者的年龄分布情况见图3-5-1。

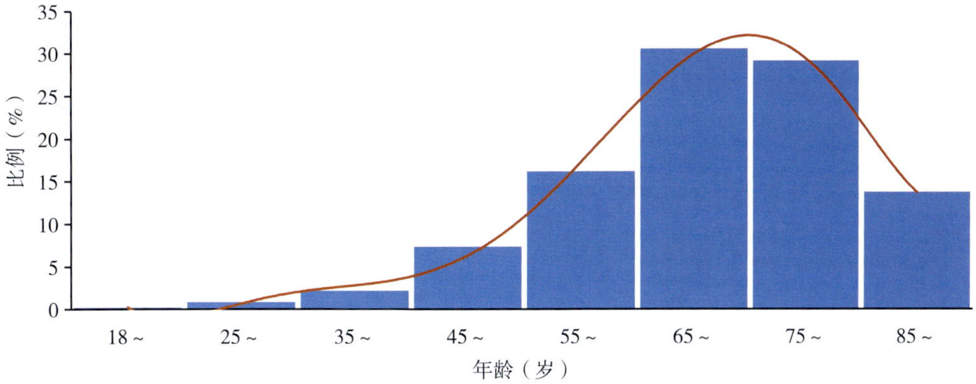

图3-5-1　不同年龄心衰住院患者占比

心衰住院患者合并冠心病的比例为68.9%，合并高血压的比例为58.6%，合并卒中的比例为34.2%，合并其他疾病情况见图3-5-2。

心衰住院患者中，2.5%的患者在住院期间接受了机械通气治疗，0.3%接受了血液滤过治疗，0.2%接受了主动脉内球囊反搏（IABP）治疗（图3-5-3）。

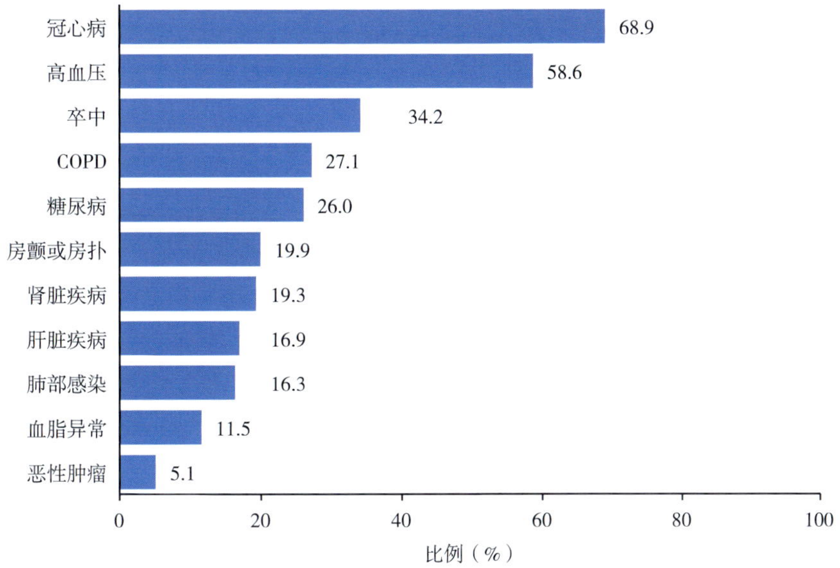

图3-5-2　心衰患者合并疾病情况

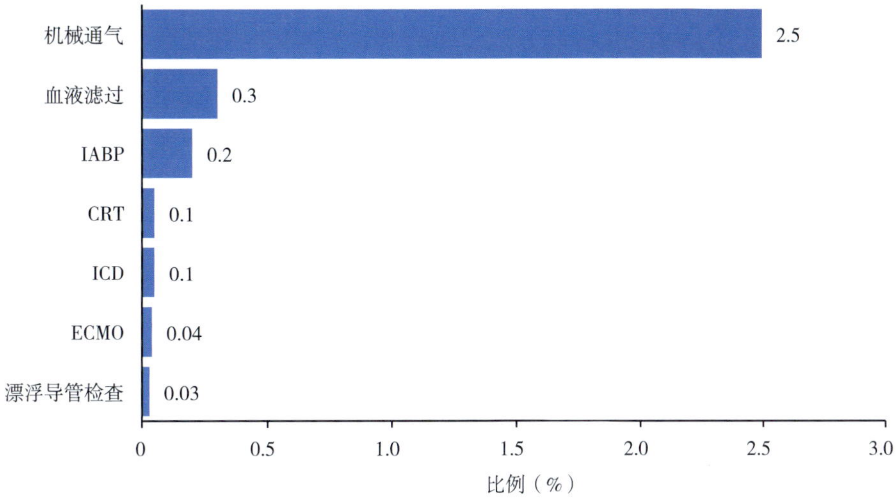

图3-5-3　心衰患者住院期间接受的手术及操作占比

注：IABP，主动脉内球囊反搏；CRT，心脏再同步化治疗；ICD，植入式心脏复律除颤器；ECMO，体外膜肺氧合。

心衰患者的住院死亡率为2.6%，非康复离院（离院方式为住院死亡或非医嘱离院）率为10.2%，30天再入院率为10.0%。三级医院和二级医院收治患者的住院死亡率、非康复离院率和30天再入院率见图3-5-4。

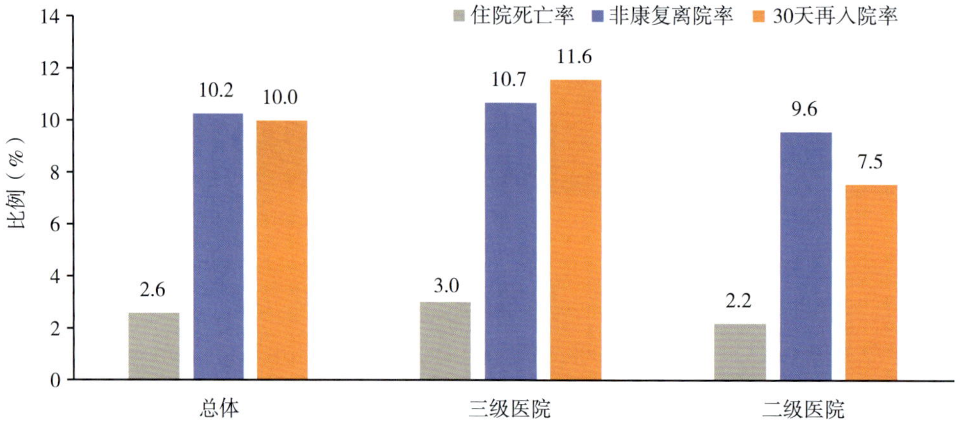

图3-5-4 2022年中国心衰住院患者住院预后

3.5.2 心衰患者的诊断及危险评估研究进展

3.5.2.1 心衰病因及合并症的临床评估

心衰是多种原因引起的、影响多个器官和系统的临床综合征，因此在心衰确诊后，对心衰病因及其合并症的及时诊断和评估十分关键。中国心血管联盟（CCA）心衰注册研究纳入了2017年1月至2021年6月期间住院的41 708名射血分数保留的心衰（HFpEF）患者，研究发现，缺血（26.6%）、感染（14.4%）和心律失常（10.5%）是患者心衰住院的三个最常见诱发因素。67.4%的患者有3种或更多的合并症。高血压（65.2%）、冠心病（60.3%）和心房颤动（41.2%）是中国HFpEF患者最常见的三种合并症（表3-5-1）[1]。另一项来自CCA数据库的研究发现，与男性相比，女性HFpEF患者合并高血压、心房颤动和慢性肾功能不全的比例更高[2]。

表3-5-1 中国不同研究心衰患者的人口学与临床特点

研究来源	调查时间	人数（例）	研究对象	年龄（岁）	男性（%）	冠心病（%）	高血压（%）	糖尿病（%）	瓣膜病（%）	心房颤动（%）
重大慢病国家注册登记研究	2016—2018年	4582	急性心衰	67（57，75）①	62.8	57.2	58.4	31.8	16.5	36.4
China-HF第二阶段	2017—2020年	33 413	心衰	67±14	60.8	48.3	56.3	31.5	18.7	17.6
CCA数据库心衰注册研究	2017—2021年	41 708	射血分数保留的心衰	72±16	50.7	60.3	65.2	28.5	—	41.2

注：①重大慢病国家注册登记研究纳入患者年龄展示为中位数（四分位数）。

急性肾损伤（AKI）是急性失代偿性心衰（ADHF）的常见并发症。一项回顾性研究纳入7519例ADHF患者，发现ADHF后AKI的发生率为9%、急性肾脏疾病（AKD）的发生率21.2%，AKD与全因死亡、肾脏不良事件和心衰住院的显著相关（$P<0.001$），因此对急性心衰合并肾脏疾病的准确识别和早期干预十分重要[3]。

心房颤动（房颤）是心衰患者最常合并的心律失常，二者具有共同的危险因素，互为因果且共同导致预后不良。一项前瞻性队列研究纳入了在2016年8月至2018年5月住院的1760例心衰合并房颤的患者，研究表明与中等心率（65～85bpm）相比，低心率（＜65bpm）和高心率（≥86bpm）与较差的预后相关，进一步根据左室射血分数（LVEF）分层发现，在LVEF≥50%的患者中，只有高心率与较高的风险相关（HR＝1.38，95%CI：1.01～1.89，$P=0.046$）；而在LVEF＜50%的患者中，只有低心率与较高的风险相关（HR＝1.46，95%CI：1.09～1.96，$P=0.012$）[4]。这些发现有助于指导心衰合并房颤患者的心率管理。

3.5.2.2 心衰的影像学评估

心脏影像学在心衰及其病因的诊断和危险评估等方面有重要价值，其中，心脏磁共振（CMR）可评价心脏收缩、舒张功能障碍和心肌纤维化等心脏损害，已成为心衰患者影像学评估的重要手段之一。

CMR衍生的应变参数可作为一种评价心肌收缩功能损害的可靠工具，进一步在LVEF等传统参数的基础上提高危险分层价值。一项回顾性研究纳入了171例射血分数降低的心衰（HFrEF）患者，并根据患者合并高血压或糖尿病的情况进行分组。研究发现，同时合并糖尿病和高血压的HFrEF患者相比只合并高血压的HFrEF患者左心室纵向峰值应变（GLPS）减退更严重（$P<0.001$）。多因素分析发现，合并糖尿病是HFrEF患者左室三个方向应变减退的独立危险因素［径向峰值应变（GRPS）：$\beta=-0.189$，$P=0.011$；周向峰值应变（GCPS）：$\beta=0.217$，$P=0.005$；GLPS：$\beta=0.237$，$P=0.002$］，而合并高血压是HFrEF患者左心室重构的独立危险因素。CMR的研究证据提示，合并高血压和糖尿病的HFrEF患者是心衰的高危表型，需要强化治疗和个体化管理[5]。

舒张功能障碍是心衰病理生理机制中的重要环节，一项回顾性研究对77例左心疾病患者行CMR成像和心导管置入术，发现肺转流时间（血液通过肺血管从左心室到右心室的时间）可作为检测和评估左心疾病患者心脏舒张功能不全的无创定量替代指标，对心衰患者舒张功能障碍的评估有着重要意义。在多因素分析中，肺转流时间被确定为左心室舒张功能障碍的独立预测因子（$P<0.05$）。肺转流时间用于诊断左心室舒张功能障碍的最佳截断值为1.9s，受试者工作曲线下面积（AUC）可达到0.83[6]。

扩张型心肌病（DCM）是非缺血性心衰重要的病因之一，CMR在DCM合并心衰患者的评估中占据重要地位。一项研究利用3.0T CMR探索高血压对DCM合并心衰患者心脏结构［钆延迟强化（LGE）］及收缩功能（左室纵向应变）的影响。研究纳入212例合并高血压的DCM患者、91例不合并高血压的DCM患者和74例正常对照。尽管LVEF在合并和不合并高血压的DCM患者间没有显著差异（$P=0.241$），但LGE在DCM合并高血压组的发生率相比不合并高血压组明显增高（79% vs 67%，$P=0.032$）。高血压与DCM患者左心室整体纵向应变独立相关（$\beta=0.186$，$P<0.001$）[7]。由此可见，非缺血性DCM患者合并高血压会进一步加重心脏功能损害。另一项前瞻性队列研究纳入497名特发性DCM患者，研究发现，MRI左心房储藏应变和导管应变降低是主要不良事件的独立危险因素[8]。

除心脏磁共振外，单光子发射计算机断层扫描（SPECT）和CT门控心肌灌注成像（GMPI）也是一种新兴的心脏影像学手段，SPECT/GMPI除了可以作为心衰潜在病因的诊断工具，也能对心衰的发生机制提供线索。一项前瞻性队列研究纳入197例HFrEF患者，对其进行门控单光子发射计算机断层心肌灌注成像和脑^{18}氟-脱氧葡萄糖正电子发射断层/计算机断层扫描检查，研究发现，在心衰患者中，多个脑区的葡萄糖代谢低下是心衰患者心律失常事件的独立预测因素（$P<0.05$），提示心衰中神经代谢异常和心室不同步之间存在交互作用[9]。

对于缺血性心衰患者，一项研究证实PET心肌代谢显像中的右心室扩大提示患者不良事件发生率较高。研究纳入173例重度缺血性心衰患者，采用目测评分法评估右心室显影情况（包括右室心腔大小与右室对^{18}F-FDG的摄取程度），总分值越高提示右心室显影的异常程度越重，根据评分将患者分为右心室未显影组（n＝132）和右心室显影组（n＝41）。Cox回归分析表明，右心室显影评分与缺血性心衰患者复合终点独立相关（HR＝1.19，95%CI：1.01～1.41，$P=0.037$）[10]。

3.5.2.3　心衰的标志物评估

生物标志物的监测是心衰患者管理中的重要部分。利钠肽家族中的BNP和NT-proBNP是目前心衰领域指南推荐级别最高、应用最广泛的生物标志物。一项来自CCA数据库的心衰注册研究显示，在HFpEF患者中，NT-ProBNP高于1800ng/L可作为患者出院后1年内心血管死亡和心衰再住院的独立危险因素（HR＝1.64，95%CI：1.52～1.77，P＜0.001）[1]。另一项来自CCA数据库的研究发现，与男性相比，女性HFpEF患者NT-proBNP水平较高，提示其一般临床情况比男性差[2]。

除利钠肽外，心脏基质重构标志物可溶性生长刺激表达基因2蛋白（sST2）和肾脏损伤标志物中性粒细胞明胶酶相关脂质运载蛋白（NGAL）等也可用于心衰患者风险评估。一项研究纳入在2015年7月至2017年7月期间住院的747例心衰患者，使用即时检验（POCT）的方法检测患者血清sST2水平，发现基线sST2水平是心衰患者发生全因死亡或心脏移植的独立预测因子（HR＝1.36，95%CI：1.19～1.56，P＜0.001）[11]。同一团队的另一项研究检测了864例心衰患者的NGAL水平，结果发现基线NGAL水平与心衰患者全因死亡或心脏移植风险独立相关（HR＝1.22，95%CI：1.03～1.44，P＝0.024）[12]。此外，这两项研究还提示基线NGAL和sST2水平可在NT-proBNP的基础上提供额外的预测价值。

在常规生物标志物的基础上，蛋白或代谢组学等研究有助于发现新的心衰生物标志物，并有助于发现新的治疗靶点。花生四烯酸（AA）代谢物在多种病理生理过程中发挥着重要作用。一项基于机器学习的研究旨在开发一种AA评分，以准确预测ADHF患者的死亡风险。研究通过质谱法测量ADHF患者的血清AA代谢产物（发现队列419例，验证队列386例）发现，在27种AA代谢物中，14,15-DHET/14,15-EET比值升高是1年死亡的最强预测因子（HR＝2.10，$P＝3.1×10^{-6}$），使用14,15-DHET/14,15-EET比值、14,15-DHET、PGD2和9-HETE组合的AA评分对于ADHF死亡率的预测效果最佳（AUC为0.85）[13]。

3.5.3　心衰的治疗研究进展

3.5.3.1　药物治疗

中国心力衰竭注册登记研究（China-HF）第二阶段于2017年启动，研究纳入了2017—2020年来自113家医院的34 938例住院心衰患者。研究显示，适应人群中，78.2%的患者出院时使用了口服利尿剂，78.7%出院时使用了肾素-血管紧张素（RAS）系统抑制剂，82.2%出院时使用了β受体阻断剂，87.8%出院时使用了醛固酮受体阻断剂。相比China-HF第一阶段（2012—2015年），我国心衰药物标准化治疗率有了显著提升（图3-5-5）[14]。

β受体阻断剂对HFrEF患者的有益作用已得到充分证实。然而，它对射血分数轻度降低的心衰（HFmrEF）1年预后的影响尚不清楚。China-PEACE研究对β受体阻断剂与死亡率之间的关系进行了分析。研究纳入中国52家医院2016—2018年因心衰住院的1035例HFmrEF患者，63.8%的患者应用了β受体阻断剂。与未应用者相比，应用β受体阻断剂者1年全因死亡风险显著降低30%（HR＝0.70，95%CI：0.51～0.96，P＝0.03）[15]。

SHIFT研究显示伊伐布雷定在HFrEF患者中可降低心率并改善慢性心衰的临床结局，然而研究采用的是伊伐布雷定的短效制剂，需要每天给药两次。一项由我国学者发起的平行对照、前瞻性、双盲、随机、优效性设计的安慰剂对照试验纳入了360例NYHA Ⅱ-Ⅳ级的HFrEF稳定期患者，并在标准药物治疗的基础上按1∶1随机分组，分别给予安慰剂或伊伐布雷定缓释剂（每日一次）。研究结果表明，与安慰剂相比，在治疗32周后，缓释伊伐布雷定可改善HFrEF患者的左心室舒张末期容积指数（LVESVI）、LVEF、静息心率、堪萨斯城心肌病问卷评分和因心衰恶化和心血管疾病住院。相比安慰剂组，主要终点LVESVI在缓释伊伐布雷定组的下降更明显，调整后的组间差异为$-11.7ml/m^2$（95%CI：-17.0～$-6.4ml/m^2$，P＜0.0001）。该研究证实每日服用一次伊伐布雷定缓释剂可在标准治疗的基础上进一步改善HFrEF患者的心脏功能[16]。

然而，伊伐布雷定缓释制剂是否能够改善慢性心衰患者的临床结局，尚待进一步研究。

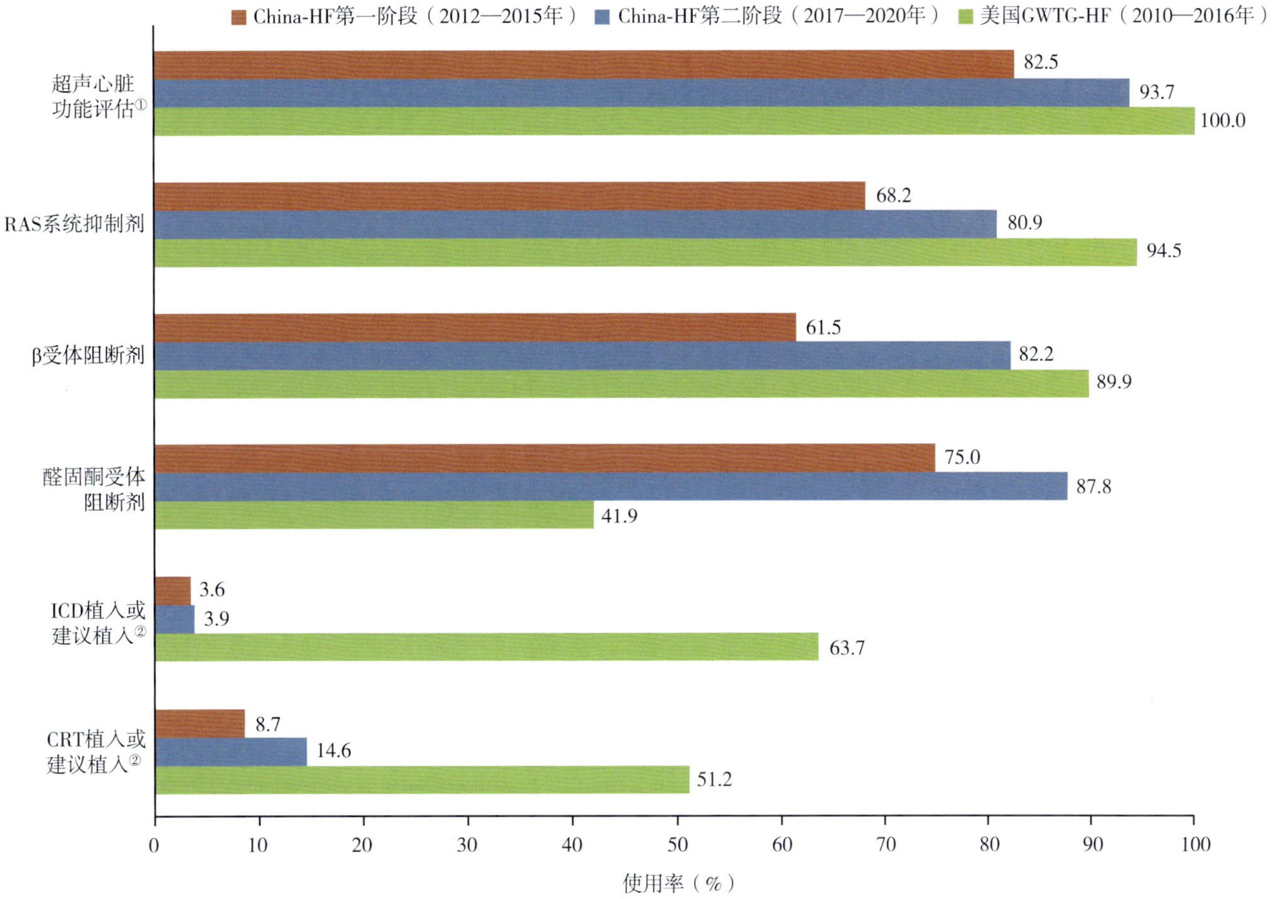

图3-5-5　China-HF研究中心衰标准化治疗情况及与美国GWTG-HF研究的比较

注：ICD，植入式心脏复律除颤器；CRT，心脏再同步化。

①GWTG-HF研究在纳入患者时排除了LVEF缺失的患者，因此GWTG-HF研究中超声心脏功能评估率为100%。

②在China-HF研究中，该值指的是ICD/CRT植入率，而在GWTG-HF研究中指ICD/CRT植入或推荐植入率。

3.5.3.2　器械治疗

国内学者积极开展将左束支起搏技术（LBBP）应用于心脏再同步化治疗（CRT）的临床研究，小样本单臂观察性研究发现，LBBP具有纠正左束支传导阻滞（LBBB）改善左室收缩同步性和提高心功能的疗效。LBBP与双室起搏或希氏束起搏CRT的对比观察性研究也证实LBBP的短期临床疗效优于BiVP-CRT（双心室起搏CRT）[17]。2022年我国学者开展了比较LBBP与传统BiVP应用于CRT的前瞻性随机对照试验（LBBP-RESYNC研究）。研究纳入40例LBBB合并非缺血性心肌病患者，研究提示应用LBBP-CRT相较于BiVP-CRT能够更显著地改善LVEF、左室收缩末期容积和NT-proBNP水平，逆转左心室重构[18]。

对于心衰合并房颤患者房室结消融后的起搏策略选择，国内学者开展的多中心前瞻性随机交叉对照试验ALTERNATIVE-AF显示，希氏束起搏（HBP）和BiVP均改善LVEF、左室舒张末容积、NYHA分级和BNP水平，其中HBP组的LVEF提升相比BiVP组更显著（$P=0.015$）[19]。这些研究结果为心衰患者器械置入治疗提供了更多的起搏模式，从而使心衰患者的CRT治疗有了更多有效的选择。

3.5.3.3　外科治疗

（1）人工心脏

自2017年6月开展第1例长期左心室辅助置入术以来，截至目前在中国境内共有85家医院开展了515

例左心室辅助装置置入术。至今国家药品监督管理局共批准了4款治疗终末期心脏衰竭长期植入式左心室辅助装置上市。至2023年12月，中国医学科学院阜外医院完成了3款长期心室辅助装置110例植入术，包括20例EVAHEART I、54例CH-VAD和36例CorHeart6。过渡到心脏移植7例（6.4%），衰竭心脏功能恢复撤除装置5例（4.5%），85例（77%）长期生存，最长带泵存活2360天（6.5年），平均携带时间728天（2年）。

（2）心脏移植

心脏移植是各种心肌病进展至终末期阶段最为有效和公认的治疗方式。根据中国心脏移植注册系统数据，2015—2022年，中国大陆各移植中心实施并上报心脏移植年手术量依次为279例、368例、446例、490例、679例、557例、738例和710例，8年共完成并上报4267例（图3-5-6）。

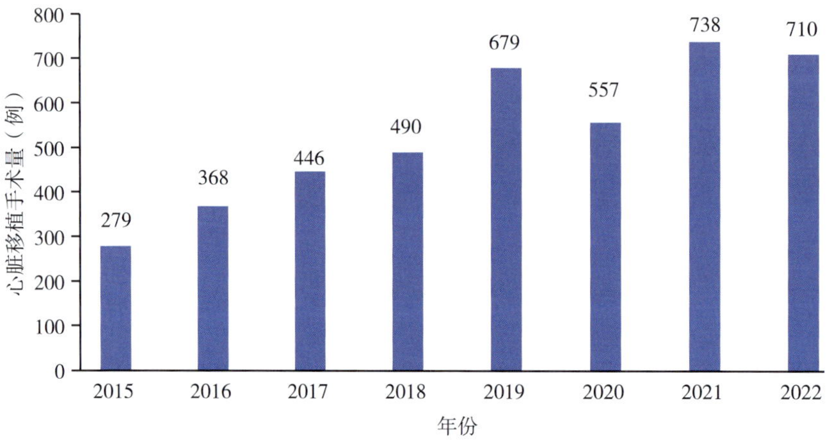

图3-5-6　2015—2022年中国心脏移植数量

2022年，中国接受心脏移植患者中，非缺血性心肌病占比为76.2%；在儿童心脏移植受者中，非缺血性心肌病占比为13.4%。2022年，中国心脏移植受者院内存活率为92.1%，多器官衰竭和移植心力衰竭占早期死亡原因的40%左右。2015—2022年，全国心脏移植术后1年生存率为81.4%，术后3年生存率为76.1%。其中，成人心脏移植术后1年生存率和3年生存率分别为80.8%和75.6%，儿童心脏移植术后1年和3年生存率分别为87.2%和81.3%。2022年，全国53家医院开展了心脏移植，开展心脏移植的医院数量比2021年增加了5.7%，为我国心脏移植等待者提供了较为稳定的医疗可及性。

3.5.4　心衰长期预后研究进展

CCA心衰注册研究旨在评估来自中国的住院HFpEF患者的临床特征和1年的预后。研究发现，中国HFpEF患者1年后心衰再住院率为13.6%、心血管死亡率为3.1%[1]。另一项来自CCA数据库的研究旨在评估HFpEF患者中的性别间预后差异及其与LVEF的关系。研究发现，出院1年时，在校正相关危险因素后，与男性相比，女性患者出现一级复合终点的风险增加7%、因心衰住院风险增加6%、全因死亡风险增加16%、全因住院发生风险增加5%，这些情况在不同的LVEF分组间保持一致[2]。

一项研究从重大慢性病国家注册登记研究心衰前瞻性队列研究中选取2016年8月至2018年5月在全国52家医院住院的4582例急性心衰患者，并将患者分为HFrEF（n＝1999）、HFmrEF（n＝885）和HFpEF（n＝1698）三组，在患者出院后1个月、6个月、12个月和24个月开展随访，收集死亡与死因信息，分析心衰患者出院后2年内的死亡率、死因及死亡相关因素。研究发现，出院后2年内，1233例（26.9%）患者死亡，其中心血管死亡744例（16.2%），非心血管死亡170例（3.7%），死因不明319例（7.0%）。多因素Cox分析显示，HFmrEF和HFpEF患者2年内全因死亡和心血管死亡风险均低于HFrEF患者（P均＜0.01）。在三类心衰患者中，心血管死亡均为最主要的死因，HFrEF患者中心血管死亡比例高于HFmrEF患者和HFpEF

患者（图3-5-7）[20]。综上，四分之一的急性心衰患者在出院后2年内死亡，且心血管原因为主要死因。

另一项基于重大慢病国家注册登记研究心力衰竭前瞻性队列研究纳入了1479例HFpEF患者。根据入院48h内与出院后1个月时堪萨斯城心肌病问卷-12（KCCQ-12）评分（ΔKCCQ）评估患者生活质量，并依此将患者分为好转组、稳定组和恶化组。研究显示，这些患者中，72.4%的人生活质量好转，12.8%的人无改善，而14.7%出现恶化。出院后2年内，19.9%的患者发生了全因死亡，9.8%发生了心血管死亡。多因素Cox回归模型分析显示，恶化组与稳定组2年内全因死亡风险分别是好转组的2.26倍和1.78倍，2年内心血管死亡风险分别是好转组的2.99倍和2.58倍[21]。该研究提示急性HFpEF患者出院生活质量评分变化及其与长期死亡的关联对于临床策略制定及评估患者的预后具有重要意义，且有助于及时发现死亡风险较高的心衰患者，尽早给予适当的治疗及合理的健康状态指导，从而改善患者的长期预后。

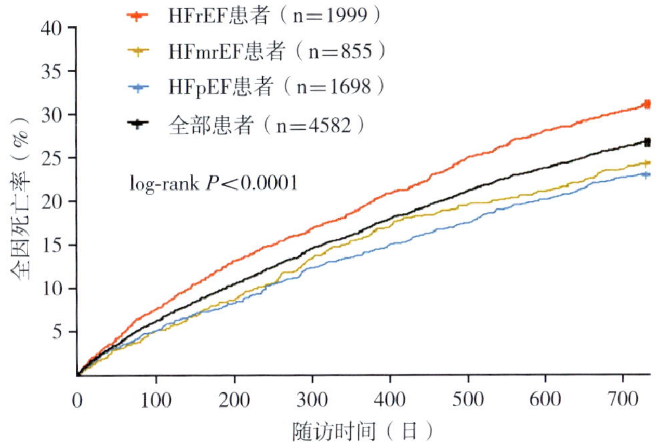

图3-5-7　重大慢性病国家注册登记研究心衰前瞻性队列研究心衰患者预后

注：HFrEF，射血分数降低的心力衰竭；HFmrEF，射血分数轻度降低的心力衰竭；HFpEF，射血分数保留的心力衰竭。

一项研究纳入了424例HFmrEF患者，经过2.8年的随访，121例患者发生了全因死亡，1年、3年和5年的死亡率分别为10.60%、20.00%和24.29%[22]。该团队的另一项研究纳入了1250例非缺血性心衰（NIHF）患者，34.9%的患者在2.8年的随访期间发生了主要结局事件，其中28.8%的患者死亡，6.1%的患者接受了心脏移植[23]。

3.5.5　质量提升研究进展

一项研究旨在探索以赋权为基础的自我护理教育计划是否比说教式教育计划在改善心衰患者的自我护理、健康状况和医院服务使用方面更有效、更具成本效益。在这项随机、双盲临床试验中，236例心衰患者按1∶1随机分配到赋权组（118人）或教育组（118人）。为期12周的小组赋权教育计划包括自我护理评估，以目标为导向的症状识别和应对行动，液体和饮食调整以及生活方式管理。说教式教育涵盖了相同的主题，但不含赋权策略。研究的主要结局包括通过自我保健心力衰竭指数（SCHFI）的维持、管理和症状感知评分量表来衡量的自我保健情况。赋权组在SCHFI管理评分和症状感知评分方面有明显改善（SCHFI评分平均组间差异13.76，95%CI：5.89～21.62）。此外，赋权组的急诊就诊风险更低（RR＝0.55，95%CI：0.31～0.95，P＝0.03）、再入院风险更低（RR＝0.38，95%CI：0.21～0.68，P＝0.001）。就质量调整生命年而言，与教育组相比，赋权组具有更优的成本效益，通过两组的医疗成本差值和质量调整生命年（QALY）差值之比计算增量成本效益比（ICER）为−114 485。在这项随机临床试验中，赋权方法使心衰患者的症状感知和自我护理管理得到了改善，且在改善预后方面的成本效益也更有优势[24]。

3.5.6　指南与专家共识

近年来，中国专家总结已有的最新研究进展，制定了多个心衰及其相关领域的指南和共识，这些指南和共识在心衰的规范化诊断、治疗、一级/二级预防、康复等方面给出了明确建议，有助于指导临床医师工作和提高心衰诊疗质量（表3-5-2）。

表3-5-2　2022—2023年发布的心衰方面的指南与专家共识

发布时间	指南与专家共识名称
指南	
2022年	中成药治疗心力衰竭临床应用指南（2021年）[25]
2023年	慢性心力衰竭中医诊疗指南（2022年）[26]
专家共识	
2022年	慢性心力衰竭加重患者的综合管理中国专家共识2022[27]
2022年	女性慢性心力衰竭管理的中国专家共识[28]
2022年	慢性心力衰竭“新四联”药物治疗临床决策路径专家共识[29]
2022年	心力衰竭SGLT2抑制剂临床应用的中国专家共识[30]
2022年	血管紧张素受体-脑啡肽酶抑制剂在心力衰竭患者中应用的中国专家共识[31]
2022年	心力衰竭生物标志物临床应用中国专家共识[32]
2022年	B型利钠肽及N末端B型利钠肽前体实验室检测与临床应用中国专家共识[33]
2023年	慢性心力衰竭患者容量管理护理专家共识[34]
2023年	射血分数保留的心力衰竭诊断与治疗中国专家共识2023[35]

3.5.7　总结

心衰疾病负担沉重。2022年HQMS数据显示，我国心衰住院患者占所有出院诊断中包含心血管疾病的住院患者的20%，其中3/4的心衰患者为大于65岁的老年人，约1/3的心衰患者通过急诊入院，这些数据均提示心衰的疾病负担沉重。

心衰的管理工作进步显著。近年来，我国在心衰的评估和危险分层、药物和器械治疗以及全程管理模式等方面有了长足的进展，这些新的评估手段和治疗方式是改善心衰患者住院结局和长期预后的重要手段。

因此，应持续加强心衰的标准化管理。未来工作应持续加强各级医务人员对心衰标准化评估的认识和对心衰药物治疗适应证的把握，持续推进心衰的标准化管理，同时通过支持帮扶和质量改进等行动提升心衰标准化管理在不同地区、不同级别医院间的均质化水平，从而降低我国心衰患者的病死率及再住院率，进一步降低因心衰导致的医疗负担。

（执笔人：张宇辉　冯佳禹　审稿人：张　健）

参考文献

[1] CAI A，QIU W，ZHOU Y，et al. Clinical characteristics and 1-year outcomes in hospitalized patients with heart failure with preserved ejection fraction：results from the China Cardiovascular Association Database-Heart Failure Center Registry［J］. European Journal of Heart Failure，2022，24（11）：2048-2062.

[2] CAI A，QIU W，XIA S，et al. Sex-specific characteristics and outcomes in hospitalized heart failure with preserved ejection fraction：the China Cardiovascular Association Database-Heart Failure Center Registry［J］. European Heart Journal，2023，

44（44）：4715-4718.
[3] CHEN J J，LEE T H，KUO G，et al. Acute kidney disease after acute decompensated heart failure [J]. Kidney International Reports，2022，7（3）：526-536.
[4] XING F，ZHENG X，ZHANG L，et al. Discharge heart rate and 1-year clinical outcomes in heart failure patients with atrial fibrillation [J]. Chin Med J（Engl），2022，135（1）：52-62.
[5] ZHANG G，SHI K，YAN W F，et al. Effects of diabetes mellitus on left ventricular function and remodeling in hypertensive patients with heart failure with reduced ejection fraction：assessment with 3. 0T MRI feature tracking [J]. Cardiovascular Diabetology，2022，21（1）：69.
[6] GUO X，GONG C，SONG R，et al. First-pass perfusion cardiovascular magnetic resonance parameters as surrogate markers for left ventricular diastolic dysfunction：a validation against cardiac catheterization [J]. Eur Radiol，2022，32（12）：8131-8139.
[7] SHEN M T，LI Y，GUO Y K，et al. The impact of hypertension on left ventricular function and remodeling in non-ischemic dilated cardiomyopathy patients：a 3. 0 T MRI study [J]. J Magn Reson Imaging，2023，58（1）：159-171.
[8] LI Y，XU Y，TANG S，et al. Left atrial function predicts outcome in dilated cardiomyopathy：fast long-axis strain analysis derived from MRI [J]. Radiology，2022，302（1）：72-81.
[9] BAI Y，YUN M，NIE B，et al. Neurometabolism and ventricular dyssynchrony in patients with heart failure and reduced ejection fraction [J]. Journal of the American College of Cardiology，2022，80（20）：1884-1896.
[10] 郑雅琦，焦建，负明凯，等. ^{18}F-氟脱氧葡萄糖正电子发射断层扫描/CT心肌代谢显像右心室显影对缺血性心力衰竭的预后价值 [J]. 中国循环杂志，2023，38（3）：299-305.
[11] 陈雨意，田鹏超，冯佳禹，等. 即时检验（POCT）检测的sST2相关影响因素及其对心力衰竭的预后价值 [J]. 中国循环杂志，2022，37（6）：595-601.
[12] 陈雨意，田鹏超，吴易航，等. 即时检验检测的中性粒细胞明胶酶相关脂质运载蛋白相关影响因素及其对心力衰竭预后的预测价值 [J]. 中国循环杂志，2022，37（9）：895-901.
[13] MA K，YANG J，SHAO Y，et al. Therapeutic and prognostic significance of arachidonic acid in heart failure [J]. Circulation Research，2022，130（7）：1056-1071.
[14] ZHANG Y，GAO C，GREENE S J，et al. Clinical performance and quality measures for heart failure management in China：the China-Heart Failure registry study [J]. ESC Heart Failure，2023，10（1）：342-352.
[15] WANG B，ZHANG L，HU S，et al. β-blocker and 1-year outcomes among patients hospitalized for heart failure with mid-range ejection fraction [J]. Eur Heart J Cardiovasc Pharmacother，2022，8（2）：140-148.
[16] YE F，WANG X，WU S，et al. Sustained-release ivabradine hemisulfate in patients with systolic heart Failure [J]. Journal of the American College of Cardiology，2022，80（6）：584-594.
[17] CHEN X，YE Y，WANG Z，et al. Cardiac resynchronization therapy via left bundle branch pacing vs. optimized biventricular pacing with adaptive algorithm in heart failure with left bundle branch block：a prospective，multi-centre，observational study [J]. Europace，2022，24（5）：807-816.
[18] WANG Y，ZHU H，HOU X，et al. Randomized trial of left bundle branch vs biventricular pacing for cardiac resynchronization therapy [J]. Journal of the American College of Cardiology，2022，80（13）：1205-1216.
[19] HUANG W，WANG S，SU L，et al. His-bundle pacing vs biventricular pacing following atrioventricular nodal ablation in patients with atrial fibrillation and reduced ejection fraction：A multicenter，randomized，crossover study-The ALTERNATIVE-AF trial [J]. Heart Rhythm，2022，19（12）：1948-1955.
[20] 张丽华，蒲博轩，陈腾，等. 急性心力衰竭住院患者出院后2年内生存情况分析 [J]. 中国循环杂志，2023，38（3）：284-290.
[21] 蒲博轩，季润青，赫广达，等. 射血分数保留的心力衰竭患者健康相关生活质量短期变化及其与2年死亡的相关性分析 [J]. 中国循环杂志，2023，38（7）：724-729.
[22] TIAN P，LIANG L，ZHAO X，et al. Machine learning for mortality prediction in patients with heart failure with mildly reduced ejection fraction [J]. Journal of the American Heart Association，2023，12（12）：e029124.
[23] FENG J，ZHAO X，HUANG B，et al. Incorporating inflammatory biomarkers into a prognostic risk score in patients with non-ischemic heart failure：a machine learning approach [J]. Frontiers In Immunology，2023，14：1228018.
[24] YU D S，LI P W，LI S X，et al. Effectiveness and cost-effectiveness of an empowerment-based self-care education program on health outcomes among patients with heart failure：a randomized clinical trial [J]. JAMA Netw Open，2022，5（4）：

e225982.
[25]《中成药治疗优势病种临床应用指南》标准化项目组. 中成药治疗心力衰竭临床应用指南(2021年)[J]. 中国中西医结合杂志, 2022, 42(3): 261-275.
[26] 中华中医药学会慢性心力衰竭中医诊疗指南项目组. 慢性心力衰竭中医诊疗指南(2022年)[J]. 中医杂志, 2023, 64(7): 743-756.
[27] 中国老年医学学会心电及心功能分会, 中国医师协会心血管内科分会, 中国心衰中心联盟专家委员会. 慢性心力衰竭加重患者的综合管理中国专家共识2022[J]. 中国循环杂志, 2022, 37(3): 215-225.
[28] 中华医学会心血管病学分会, 中国医师协会心血管内科医师分会. 女性慢性心力衰竭管理的中国专家共识[J]. 中华心血管病杂志, 2022, 50(7): 653-661.
[29] 中国医师协会心血管内科医师分会, 中国心衰中心联盟,《慢性心力衰竭"新四联"药物治疗临床决策路径专家共识》工作组. 慢性心力衰竭"新四联"药物治疗临床决策路径专家共识[J]. 中国循环杂志, 2022, 37(8): 769-781.
[30] 中国心力衰竭中心联盟专家委员会. 心力衰竭SGLT2抑制剂临床应用的中国专家共识[J]. 临床心血管病杂志, 2022, 38(8): 599-605.
[31] 中华医学会心血管病学分会, 中华心血管病杂志编辑委员会. 血管紧张素受体-脑啡肽酶抑制剂在心力衰竭患者中应用的中国专家共识[J]. 中华心血管病杂志, 2022, 50(7): 662-670.
[32] 中国医师协会心力衰竭专业委员会, 国家心血管病专家委员会心力衰竭专业委员会, 中华心力衰竭和心肌病杂志编辑委员会. 心力衰竭生物标志物临床应用中国专家共识[J]. 中华心力衰竭和心肌病杂志, 2022, 06(3): 175-192.
[33] 中国医师协会检验医师分会心血管专家委员会. B型利钠肽及N末端B型利钠肽前体实验室检测与临床应用中国专家共识[J]. 中华医学杂志, 2022, 102(35): 2738-2754.
[34] 杨旭希, 郑吉洋, 陈秀梅, 等. 慢性心力衰竭患者容量管理护理专家共识[J]. 中华介入放射学电子杂志, 2023, 11(3): 201-207.
[35] 射血分数保留的心力衰竭诊断与治疗中国专家共识制定工作组. 射血分数保留的心力衰竭诊断与治疗中国专家共识2023[J]. 中国循环杂志, 2023, 38(4): 375-393.

3.6 先天性心脏病

3.6.1 住院患者特点

3.6.1.1 先心病患者整体情况

HQMS数据显示，2022年收治诊断含先天性心脏病患者的医院有4947家，占HQMS中开展心血管疾病诊疗服务医院数量的87.6%，其中三级医院2059家，占比为94.9%，二级医院2888家，占比为83.0%。

2022年上述医院共诊治诊断含先天性心脏病的住院患者150.8万人次。其中，房间隔缺损/卵圆孔未闭占57.0%，动脉导管未闭占14.1%，室间隔缺损占5.8%，主动脉缩窄占1.3%，心内膜垫缺损占0.4%，法洛四联症占0.3%（图3-6-1）。

2022年先天性心脏病住院患者中，新生儿和婴儿（住院年龄＜1岁）的患者占38.95%，1～17岁儿童（1岁≤住院年龄＜18岁）占比7.57%，成人（住院年龄≥18岁）占比53.48%（图3-6-2）。

HQMS数据显示，2022年先天性心脏病住院患者中接受外科手术或介入治疗者有13.1万例，占收治诊断含先天性心脏病患者的8.7%。在接受外科手术或介入治疗者中，简单先天性心脏病有11.6万例，复杂先天性心脏病有1.5万例，分别占88.6%和11.4%（图3-6-3）。共有4.9万例先天性心脏病患者接受了外科手术治疗，占接受外科手术或介入治疗的先天性心脏病住院患者的37.1%（图3-6-4）。在接受外科手术治疗的病例中，复杂先天性心脏病占30.8%（图3-6-5）。根据中国生物医学工程学会体外循环分会收集的全国728家开展心脏外科手术医院的数据（包括香港特别行政区），共开展先心病手术6.9万例[1]。不同数据来源的先心病外科手术数量的差异，与HQMS数据不包含部队医院及香港特别行政区相关。

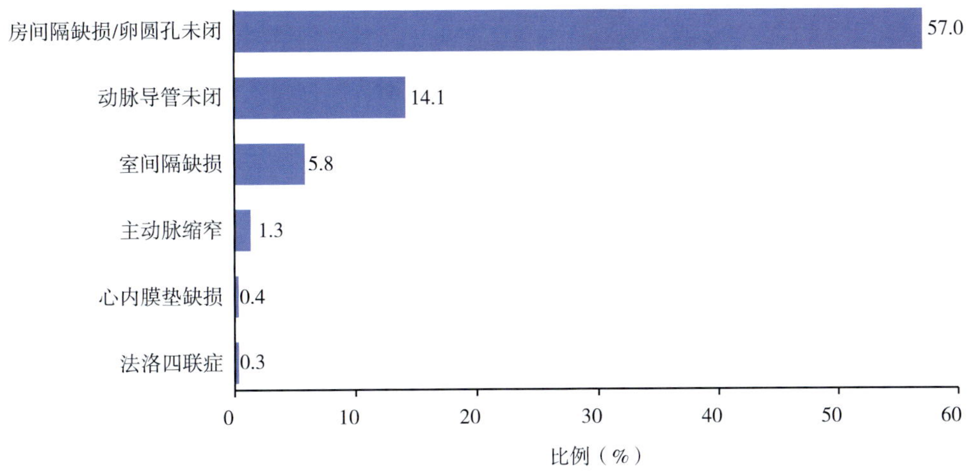

图 3-6-1　住院患者常见先天性心脏病比例

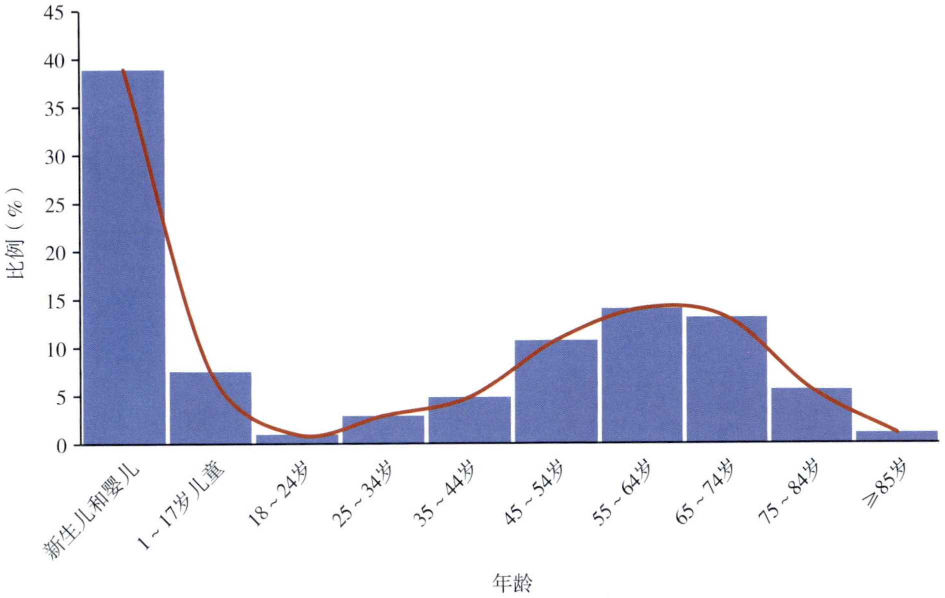

图 3-6-2　先天性心脏病住院患者年龄构成情况

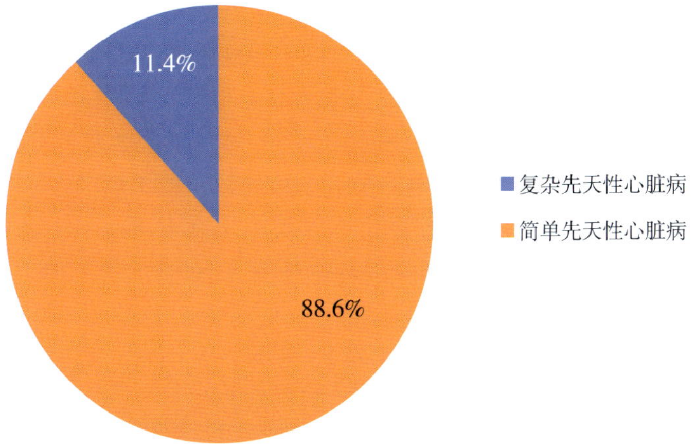

图 3-6-3　接受外科手术或介入治疗的先天性心脏病患者的占比

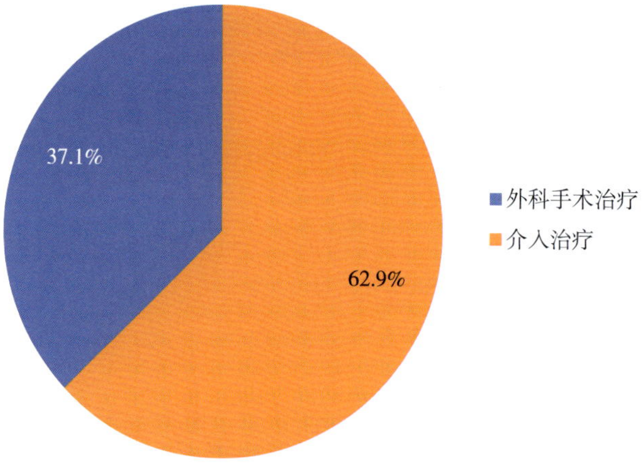

图3-6-4　先天性心脏病住院患者的手术类型

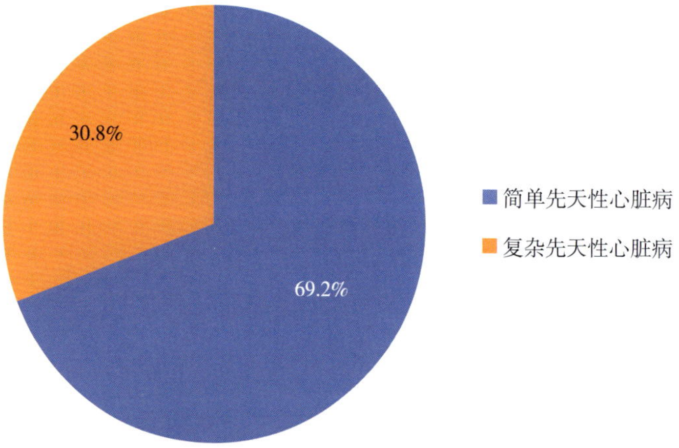

图3-6-5　接受外科手术治疗的先天性心脏病患者的类型

注：1.简单先天性心脏病包括房间隔缺损、室间隔缺损、动脉导管未闭、肺动脉瓣狭窄、三房心、无顶冠状静脉窦综合征、部分型肺静脉异位引流、双主动脉弓、冠状动脉瘘。

2.复杂先天性心脏病包括法洛四联症、右心室双出口、完全性大动脉转位、矫正性大动脉转位、肺动脉闭锁、完全型肺静脉异位引流、肺静脉狭窄、共同动脉干、主动脉缩窄、主动脉弓缩窄、主动脉弓离断、先天性主动脉瓣狭窄、主动脉瓣瓣上狭窄、主动脉瓣下隔膜、先天性主动脉瓣关闭不全、心内膜垫缺损、先天性二尖瓣狭窄、二尖瓣瓣上隔膜、先天性二尖瓣关闭不全、二尖瓣闭锁、先天性三尖瓣关闭不全、先天性三尖瓣狭窄、埃布斯坦畸形、三尖瓣闭锁、肺动脉瓣缺如、肺动脉起源异常、肺动脉缺如、单心室、肺动脉吊带、迷走锁骨下动脉畸形、冠状动脉起源异常、冠状动脉闭锁、主肺动脉窗、左心发育不良综合征、右心发育不良综合征、主动脉窦瘤破裂、气管狭窄。

3.6.1.2　先天性心脏病外科手术治疗

HQMS数据显示，2022年接受外科手术治疗的先天性心脏病患者中，1～17岁儿童占比最多（42.8%），其次为成人（35.2%），另外，还开展了1316例新生儿先天性心脏病外科手术（图3-6-6）。

在1316例接受先天性心脏病外科手术治疗的新生儿（手术年龄≤28天）患者中，主动脉缩窄/离断手术占比最多（21.0%），其次是圆锥动脉干畸形相关手术（19.0%）（图3-6-7）。

在接受先天性心脏病外科治疗的9402例婴儿（28天＜手术年龄≤1岁）患者中，室间隔缺损修补手术占52.3%、房间隔缺损外科治疗占12.2%、动脉导管未闭手术占7.2%、法洛四联症手术占7.0%（图3-6-8）。

1～17岁儿童先天性心脏病患者接受外科手术有2.0万例，其中室间隔缺损修补手术数量最多，占该年龄段儿童先天性心脏病外科手术的37.8%，其次为房间隔缺损修补（26.5%），另外，动脉导管未闭结扎或切断缝合手术占6.2%（图3-6-9）。

3.6.2.3　诊疗现状

《柳叶刀－儿童青少年健康》2023年7月发表“中国先天性心脏病”专辑共三篇。

第一篇在产前及新生儿先心病筛查及诊断体系建设、产前超声筛查诊断对出生缺陷防控所产生的影响、中国胎儿先心病相关专业学科形成和发展等方面进行了综述和总结，指出中国既往在产前及新生儿先心病筛查、诊断的政策及技术层面都得到了快速发展，并获得了令人瞩目的成效，但推动出生后救治团队和产前筛诊团队深度融合，需要政策、网络及专业学科的支持和发展仍是未来发展的重点。同时，需要针对中国不同地区医疗非均质化的现状，因地制宜选择开展先心病新生儿筛查或产前筛查诊断或集诊断和救治一体化的适宜技术[4]。

第二篇指出中国目前先心病治疗效果总体较为满意，但相较于发达国家的成熟先心病医疗体系，在某些方面仍面临一定的挑战，特别是儿童二尖瓣疾病和儿童终末期心力衰竭的临床治疗与管理，各中心迫切需要建立一个具有高度凝聚力的儿童心血管疾病诊治团队，并加强各中心间的有效合作，各地区还需要优化先心病相关医疗资源的分配和可及性，以使全国各地的先心病患者都能够更公平地获取所需的医疗资源，我国应加强国家级先心病数据库的建设和维护，总结先心病诊疗经验以及相关医疗政策调整提供证据支持[5]。

第三篇从全生命周期的角度对我国先心病术后随访、先心病临床管理、成人先心病临床流行病学、先心病卫生经济学和疾病负担等领域的关键文献进行全面梳理，并针对先心病心脏康复、生长发育、神经发育、精神健康、先心病合并肺动脉高压以及先心病孕产妇分娩等热点问题的证据进行了全面总结，论述我国儿童青少年和成人先心病临床管理的现状和不足，为建立我国先心病全生命周期临床管理模式提供重要的卫生政策建议。虽然我国已建立较完善的先心病医疗救助保障体系，但是复杂先心病患者和跨省就医的患者仍然面临沉重的医疗负担，因病致贫的风险较高，因此我国应当进一步加大资源投入并提高先心病医疗服务的可及性，确保每一名先心病患者都能享受充分救治的权利[6]。

3.6.3　指南与专家共识

随着社会和医疗技术的进步及国家人口战略计划，先天性心脏病或者更广义的胎儿心脏病管理和预防，将对优化防治模式和相关医疗技术提出巨大挑战。在国家卫健委妇幼司的委托及“十三五”重大出生缺陷重点研发项目资助下，由胎儿医学、胎儿心脏病学、产科学、小儿心脏病学、遗传学、风湿免疫学等多学科相关60余名专家共同撰写了“胎儿心脏病预后分级及围产期风险评估”专家共识[7]，该共识基于目前国内治疗水平及产前诊断现状，将胎儿心脏病按照出生缺陷围产期管理需求构建综合指标评价的预后分类，单纯结构畸形生后干预结局和出生即刻风险度进行分级及围产期血流动力学分度评级，从定性到半定量，为胎儿心脏病的围产期管理提供建议。

3.6.4　小结

目前，先心病仍是我国出生缺陷首位疾病[8]。接受住院治疗的患者中，简单先心病多于复杂先心病，介入治疗数量多于外科治疗数量。我国的先心病外科治疗和介入治疗已与国际接轨，住院死亡率等主要住院结局和欧美国家无明显差异[9, 10]。随着先心病介入治疗相关材料和器械的不断进步，介入治疗的比例可能继续增加。全国新生儿先心病手术死亡率和非康复离院率偏高，可能与一些重症先心病患儿就诊时间晚、就诊状态差以及先心病外科水平存在地域差异相关。目前超声科、产科、新生儿科与先心病外科在复杂先心病的治疗理念和预后方面仍存在信息差异。加强先心病外科质控，设立高水平的先心病外科治疗示范中心，加强区域间医疗协作和产前产后一体化转诊，可能有助于提高新生儿复杂先心病的住院结局。普及先心病知识，规范胎儿先心病危重程度分级及产前诊断，有助于增加预后较好的先心病新生儿数量。

（执笔人：芮　璐　审稿人：李守军）

参考文献

[1] 中国生物医学工程学会体外循环分会. 2022年中国心外科手术和体外循环数据白皮书[J]. 中国体外循环杂志，2023，21(3)：197-200.

[2] LI D，XU W Z，SHU Q，et al. Maternal air pollution exposure and neonatal congenital heart disease：A multi-city cross-sectional study in eastern China[J]. Int J Hyg Environ Health，2022，Mar：240：113898.

[3] LIU J，WANG H L，TIAN J，et al. Deep learning-based computer-aided heart sound analysis in children with left-to-right shunt congenital heart disease[J]. Int J Cardiol，2022，348：58-64.

[4] ZHANG Y Y，WANG J Y，HE Y H，et al. Current status and challengesin prenatal and neonatal screening，diagnosis，and management of congenital heart disease in China[J]. Lancet Child Adolesc Health，2023，7(7)：479-489.

[5] MA K，HE Q Y，LI S J，et al. Current treatment outcomes of congenital heart disease and future perspectives[J]. Lancet Child Adolesc Health，2023，7(7)：490-501.

[6] SU Z H，CHEN J M，ZHANG H，et al. Improving long-term care and outcomes of congenital heart disease：fulfilling the promise of a healthy life[J]. Lancet Child Adolesc Health，2023，7(7)：502-518.

[7] 胎儿心脏病预后分级及围产期风险评估专家组. 胎儿心脏病母胎医学多学科诊疗及精准一体化防治医疗模式和技术流程共识之一：胎儿心脏病预后分级及围产期风险评估[J]. 中华围产医学杂志，2022，25(5)：321-325.

[8] ZHAO L J，CHEN L Z，YANG T B，et al. Birth prevalence of congenital heart disease in China，1980—2019：a systematic review and meta-analysis of 617 studies[J]. Eur J Epidemiol，2020，35(7)：631-642.

[9] MAYER J E Jr，HILL K，JACOBS J P，et al. The society of thoracic surgeons congenital heart surgery database：2020 update on outcomes and research[J]. Ann Thorac Surg，2020，110：1809-1818.

[10] HERBST C，ZHANG H，HU R，et al. Pediatric cardiac surgical patterns of practice and outcomes in Europe and China：an analysis of the European Congenital Heart Surgeons Association Congenital Heart Surgery Database[J]. Congenit Heart Dis，2021，16：17-25.

3.7 主动脉和外周血管疾病

3.7.1 主动脉疾病

3.7.1.1 住院患者整体情况

HQMS数据显示，2022年开展主动脉疾病诊疗服务的医院有3722家，占HQMS中开展心血管疾病诊疗服务医院数量的65.9%。

2022年收治主动脉疾病住院患者（出院主要诊断包含主动脉疾病，且年龄≥18岁）12.8万人次，占诊断中包含心血管疾病的住院患者的0.2%。在主动脉疾病患者中，主动脉夹层占比最高，为48.2%，其次为主动脉瘤，占比为23.1%（图3-7-1）。

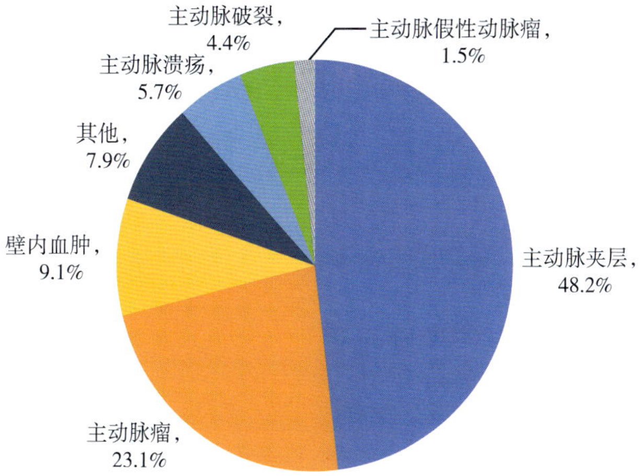

图 3-7-1　2022 年主动脉疾病住院患者中各种疾病类型占比

注：其他包括大动脉炎、主动脉缩窄、主动脉栓塞及创伤性主动脉瘤/夹层等。

3.7.1.2　主动脉夹层

（1）住院患者整体情况

HQMS数据显示，2022年开展主动脉夹层诊疗服务的医院有3344家，占HQMS中开展心血管疾病诊疗服务医院数量的59.2%。

2022年收治的主要诊断为主动脉夹层住院患者约6.2万人次。其中60.5%的住院患者通过急诊收治入院。上述住院患者中，A型主动脉夹层患者为2.0万人次，B型主动脉夹层患者为2.8万人次，不能明确判定类型的主动脉夹层患者为1.3万人次。

2022年主要诊断为主动脉夹层的住院患者平均年龄为58.2±13.8岁，女性占24.7%。年龄分布情况见图3-7-2。

主动脉夹层住院患者合并高血压的比例为76.5%，合并其他疾病情况见图3-7-3。

30.0%的主动脉夹层住院患者接受腔内手术，19.2%的患者接受开放手术，50.8%的患者未接受手术治疗。

2022年主动脉夹层住院患者的住院死亡率为4.8%，非康复离院率（离院方式为住院死亡或非医嘱离院）为16.6%。其中，A型主动脉夹层的住院死亡率为9.2%，非康复离院率为24.0%。B型主动脉夹层的住院死亡率为1.7%，非康复离院率为10.8%。接受手术患者住院死亡率为3.2%、非康复离院率为8.0%，其中，接受腔内手术患者的住院死亡率为1.0%、非康复离院率为3.9%，接受开放手术住院死亡率为6.5%、非康复离院率为14.3%。未手术的患者中，58.5%的患者离院方式为医嘱离院，12.7%的患者离院方式为医

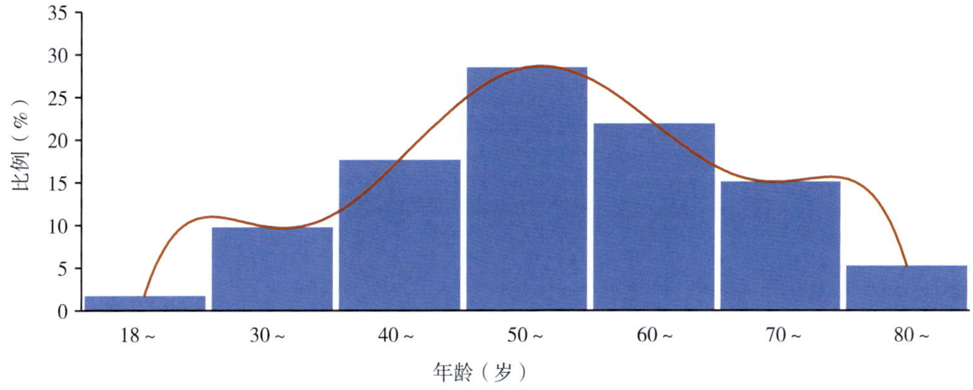

图 3-7-2　2022 年不同年龄主动脉夹层住院患者的分布情况

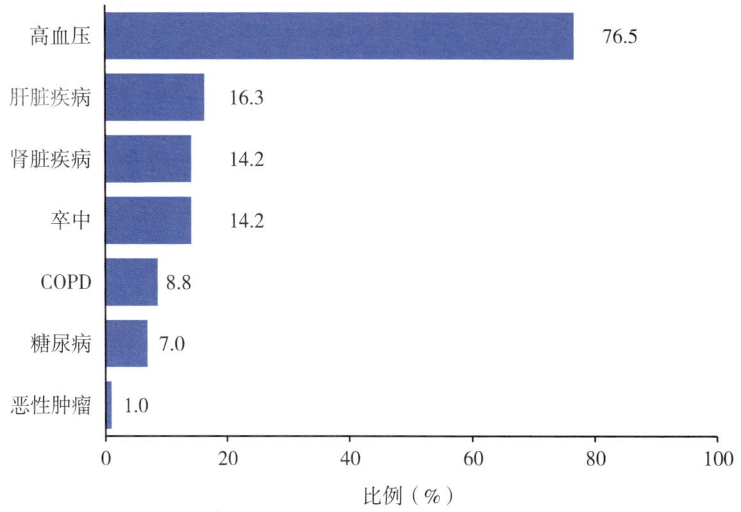

图3-7-3　2022年主动脉夹层患者合并症情况

嘱转院，19.3%的患者为非医嘱离院，6.7%的患者死亡，2.8%为其他离院方式。

（2）诊疗现状及进展

1）A型主动脉夹层：对于A型主动脉夹层患者，全主动脉弓置换结合象鼻支架置入手术是目前国内主要手术方式，使用率在逐年增加[1]。

A型主动脉夹层诊疗结局：一项在全国11家医院开展的多中心研究显示，2016—2020年接受手术治疗的2008例A型主动脉夹层患者住院期间死亡率为9.86%，并发现患者术前炎症指标越高，住院期间死亡率越高，高低炎症亚组住院期间死亡率分别为12.7%和8.8%[2]。另一项研究分析了1445例A型主动脉夹层患者行主动脉全弓置换＋冷冻象鼻手术（TAR＋FET）的治疗效果，其中术后住院期间或30天内死亡89例（6.2%），持续肾替代治疗169例（11.7%），卒中82例（5.7%），二次开胸65例（4.5%），气管切开36例（2.5%）。研究提示，TAR＋FET是治疗急性A型主动脉夹层的有效方法，但高龄、肾功能受损、体外循环延长等因素可能与患者预后不良有关[1]。国内一项纳入2018—2021年共1058例急性A型主动脉夹层的多中心注册研究显示，此类患者发病到就诊间隔为10.65h，就诊到手术间隔为13h；88.7%的病例接受了全弓置换手术，75.6%接受了冰冻象鼻支架手术，术后住院期间死亡率为7.6%[3]。这表明，我国急性A型主动脉夹层患者发病至就诊间隔时间较长，接受主动脉弓修复的范围较广，术后早期病死率相对较低，应加强中国急性A型主动脉夹层患者的院前急救和术前流程优化管理。

A型主动脉夹层手术技术进展：针对急性A型主动脉夹层，近年在微创小切口手术、改进灌注方式、缩短深低温停循环时间、术中分支支架及人工血管研发等方面，均有创新及突破[4-6]。此外，对于A型主动脉夹层患者，以人工血管包绕原自体血管的新外膜技术被用于主动脉根部修复处理中，一项单中心研究对比了新外膜技术（58例，死亡率3.4%）和Bentall技术（36例，死亡率5.6%）术后患者30天病的死亡率，新外膜技术的死亡率较低。此研究初步提示，新外膜根部修复术可能是一种安全、可行的急性A型主动脉夹层根部处理方法[7]。

2）B型主动脉夹层：对于B型主动脉夹层患者，一般建议手术干预，但规范的药物治疗是基本治疗方式，也是手术干预的前提和基础。在充分药物治疗基础上，对于急性复杂型B型主动脉夹层患者，需尽早手术干预。

B型主动脉夹层诊疗结局：有研究分析了2003—2014年间的338例非复杂B型主动脉夹层患者，其中184例接受胸主动脉腔内修复术（TEVAR），154例单纯药物治疗。长期随访结果显示，相比单纯药物治疗组，TEVAR组主动脉相关事件风险和全因死亡风险明显降低[8]。对于急性非复杂型B型主动脉夹层患者，目前主流观点认为腔内修复可以改善主动脉重塑，提高中远期生存率。目前B型主动脉夹层的腔内治疗方式包括单纯主动脉覆膜支架植入术、各类腔内分支重建技术（开窗技术、烟囱技术、潜望镜技术、一体式分支支架技术）以及复合手术等[9]。一项研究分析了2010—2019年间794例B型主动脉夹层患者的预后情况，其中药物保守治疗患者75例，死亡8例（10.67%）；腔内介入治疗537例，死亡14例（2.61%）；外科手术治疗107例，死亡2例（1.87%）；杂交手术治疗75例，死亡1例（1.33%）。本研究发现，10年期间，有高血压病史及接受药物保守治疗的B型主动脉夹层患者呈增多趋势。但与药物保守治疗相比，手术治疗B型主动脉夹层效果更好[10]。另一项研究对1094名B型主动脉夹层患者（药物保守治疗62例，外科手术治疗52例，TEVAR治疗747例）住院期间及出院后30天内随访发现，全因死亡49例（4.67%），其中术前死亡22例（2.10%），术中死亡1例（0.10%）、术后死亡13例（1.24%）、院外死亡13例（1.24%）。此外研究发现，女性患者1个月内死亡风险较男性患者更高（住院期间及出院后30天男/女全因死亡率：3.8%/6.8%），体重指数、高血压、贫血及肌钙蛋白可能与其相关，但两者远期预后相当（出院后5年男/女全因死亡率：13.5%/14.8%）[11]。

B型主动脉夹层诊疗技术进展：累及主动脉弓部的病变是主动脉疾病领域的研究热点和治疗难点之一。国内专家提出并推广由杂交技术、腔内修复术、开放手术三种技术结合治疗主动脉弓部病变的"HENDO"技术体系，提倡国内大型诊疗中心建立HENDO团队及合作机制，为每例主动脉弓部疾病患者个体化选择治疗方案，达到提高生存率及改善生活质量的目的[12]。一项"自显影开窗技术"在125例主动脉弓部重建患者中的应用，包括6例左锁骨下动脉（LSA）与左侧颈总动脉（LCCA）同时开窗，2例弓上三分支开窗，手术成功率为98.4%，围手术期死亡率为0[13]。一项"Castor"一体化带分支覆膜支架的多中心研究，纳入73例患者，技术成功率为97%，1例住院死亡[14]。对于需要锚定左锁骨下动脉起始部近端的B型主动脉夹层患者，单分支支架技术也是有效的腔内治疗方法。烟囱技术是早期TEVAR辅助技术之一，因其自身的技术限制可能发生因"缝隙"产生的内漏，一项研究纳入了13例患者，应用我国专家最新研发的Longuette™裙边支架重建左锁骨下动脉并辅助TEVAR治疗主动脉弓部病变，结果显示，术后Ⅰa型内漏率为7.7%，术后2年存活率为100%，术后2年左锁骨下动脉通畅率为100%[15]。

（3）指南与专家共识

近年来，中国专家总结已有的最新研究进展，制定了多个主动脉夹层领域的专家共识（表3-7-1），在主动脉夹层的规范化诊断、治疗、预防、康复等方面给出了明确建议，指导临床工作，有助于提高主动脉夹层的诊疗质量与预后水平[16-18]。

表3-7-1 2018—2023年发布的主动脉夹层领域相关的专家共识

发布时间	专家共识名称
2022年	Stanford B型主动脉夹层诊断和治疗中国专家共识（2022版）[16]
2020年	杂交技术治疗累及弓部主动脉病变的中国专家共识[17]
2018年	胸主动脉腔内修复手术质量评价指标体系的中国专家共识[18]

3.7.1.3 主动脉瘤

（1）住院患者整体情况

HQMS数据显示，2022年开展主动脉瘤诊疗服务的医院有2244家，占HQMS中开展心血管疾病诊疗服务医院数量的39.8%。

2022年收治主要诊断为主动脉瘤的住院患者3.1万人次。其中23.9%的住院患者通过急诊收治入院。

2022年主动脉瘤住院患者平均年龄为67.5±12.2岁，女性占20.6%。主动脉瘤住院患者的年龄分布情况见图3-7-4。

主动脉瘤住院患者合并高血压的比例为59.6%，合并其他疾病情况见图3-7-5。

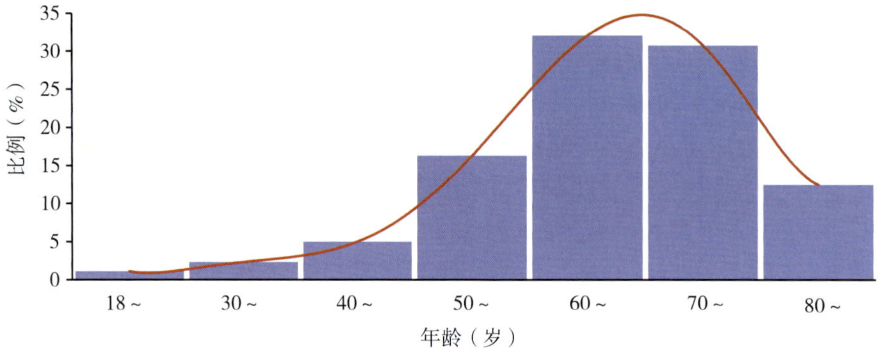

图3-7-4　2022年不同年龄主动脉瘤住院患者分布情况

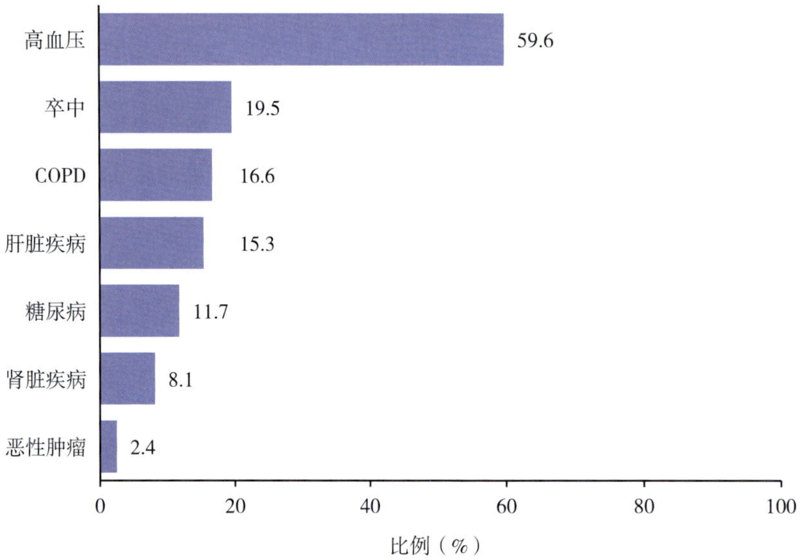

图3-7-5　2022年主动脉瘤住院患者合并疾病情况

42.5%的主动脉瘤住院患者接受腔内手术，13.5%的患者接受开放手术，44.0%的患者未接受手术治疗。

2022年主动脉瘤住院患者的住院死亡率为0.8%，非康复离院（离院方式为住院死亡或非医嘱离院）率为7.5%。接受手术患者住院死亡率为0.7%、非康复离院率为2.3%，其中，接受腔内手术患者的住院死亡率为0.5%、非康复离院率为2.3%，接受开放手术住院死亡率为1.2%、非康复离院率为2.5%。未手术的患者中，79.3%的患者离院方式为医嘱离院，3.8%的患者离院方式为医嘱转院，13.4%的患者为非医嘱离院，0.9%的患者死亡，2.6%为其他离院方式。

（2）诊疗进展

腹主动脉瘤目前主流治疗方式包括药物治疗、开放手术治疗以及腔内治疗。对于未达手术指征的小直径腹主动脉瘤不应积极修复，而应接受合理的药物治疗，控制相关心血管疾病危险因素，延缓进展、降低瘤体破裂和不良心血管事件发生率[19]。

1）腹主动脉瘤治疗结局：一项纳入中国大陆地区2000—2020年间3023例EVAR手术治疗腹主动脉瘤的Meta分析显示（16项研究纳入分析），患者平均年龄为69.2岁，平均动脉瘤直径为56.1mm。手术成功率为95%，内漏发生率为7%，再干预率为3%，术后30天死亡率为2%。平均随访38.5个月，死亡率为5%[20]。此研究结果表明，EVAR技术治疗中国大陆地区AAA患者取得了较好的中期效果，远期效果仍需进一步随访。

2）破裂腹主动脉瘤急诊手术结局：国内一项旨在比较开放手术与腔内修复治疗破裂腹主动脉瘤临床效果的Meta分析纳入了25篇相关文献，共有14 700例患者，其中7357例患者行EVAR，7343例患者行开放手术。研究发现，EVAR治疗破裂腹主动脉瘤的短期疗效较好，死亡率低（OR＝0.55，95%CI：0.49～0.60），术后并发症相对较少（OR＝0.42，95%CI：0.32～0.56），长期效果还需要观察[21]。

3）感染性腹主动脉瘤治疗结局：感染性腹主动脉瘤是临床治疗的难点，开放手术面临感染播散、移植物感染、伤口迁延不愈等风险。一项研究纳入18例结核性腹主动脉瘤并接受EVAR治疗的患者，结果显示，6个月、2年、4年生存率分别为100%、92.3%、80.8%。研究指出，EVAR结合口服抗结核药物治疗结核性腹主动脉瘤，对于高龄高危的患者可能是一种行之有效的治疗方法；并提出在前述方案基础上，术中预置导管将抗结核药物靶向注射至被隔绝的动脉瘤腔，进行局部强化抗感染治疗，可能有利于患者预后[22]。

4）胸腹主动脉瘤治疗结局：胸腹主动脉瘤患者是临床治疗的另一难点，开放手术创伤巨大，至今局限在极其有限的数家中心开展。近年来，开窗及分支支架主动脉腔内修复术的逐步用于该领域。一项比较开放手术和腔内技术治疗择期复杂腹主动脉瘤的网状Meta分析纳入了12篇观察性研究，共计3594例患者，开窗技术、烟囱技术和开放手术在早期再干预率方面无显著性差异，但腔内治疗可以减少早期并发症的发生[23]。一项研究纳入了105例胸腹主动脉瘤患者，其中真性动脉瘤43例，夹层动脉瘤62例，均行主动脉腔内隔绝术，并根据术中情况重建相应内脏动脉。共100例患者获得随访，其中再次手术干预6例（5.7%），死亡11例（10.5%），提示胸腹主动脉瘤患者的腔内内脏血管重建也是一种治疗选择，但仍然面临较高风险，需要谨慎采用，在获得足够证据之前，尚不推荐积极推广应用[24]。

（3）指南与专家共识

近年来，中国专家总结已有的最新研究进展，制定了相关的专家专识（表3-7-2），在主动脉瘤的规范化诊疗、预防、康复等方面给出了明确建议[25, 26]。

表3-7-2　2018年和2022年发布的主动脉瘤领域相关的专家共识

发布时间	专家共识名称
2022年	腹主动脉瘤诊断和治疗中国专家共识（2022版）[25]
2018年	腹主动脉腔内修复手术质量评价指标体系的中国专家共识[26]

3.7.2　外周血管疾病

3.7.2.1　颈动脉粥样硬化狭窄闭塞性疾病

（1）住院患者整体情况

HQMS数据显示，2022年开展颈动脉粥样硬化狭窄闭塞性疾病诊疗服务的医院有3262家，占HQMS中开展心血管病诊疗服务医院数量的57.8%。

2022年收治颈动脉粥样硬化狭窄闭塞性疾病住院患者17.1万人次。

2022年颈动脉粥样硬化狭窄闭塞性疾病住院患者平均年龄为58.2±13.8岁，女性占24.7%。

4.7万人次（27.7%）的患者接受手术治疗。3.8万人次（22.2%）接受颈动脉介入手术，9647人次（5.6%）接受颈动脉开放手术，284人次（0.1%）同期接受开放及介入手术。

2022年颈动脉粥样硬化狭窄闭塞性疾病住院患者接受手术术后住院死亡率为0.7%，非康复离院（离院方式为住院死亡或非医嘱离院）率为2.2%。其中，颈动脉介入手术术后住院死亡率为0.8%、非康复离院率为2.9%，颈动脉开放手术术后住院死亡率为0.36%、非康复离院率为2.42%。未接受手术的患者中，90.6%的患者离院方式为医嘱离院，0.9%的患者离院方式为医嘱转院，5.3%的患者为非医嘱离院，0.5%的患者死亡，2.6%为其他离院方式。

（2）诊疗进展

颈动脉狭窄的有创治疗包括颈动脉内膜切除术（CEA）和颈动脉支架成形术（CAS）。《中国脑卒中防治报告2020》显示，2019年高级卒中中心CEA上报例数为6600例，CAS共18 649例[27]。

一项单中心10年间的研究对比了1329例患者（共计1430次手术）接受CEA（727次）与CAS（703次）治疗的效果，术后两组存活率（$P=1.00$）及发生心肌梗死（$P=0.828$）、脑出血（$P=1.00$）、恶性心律失常（$P=0.726$）差异均无统计学意义；而中位生存时间分别为53.195个月（CAS）和54.492个月（CEA），两组患者远期生存率无显著性差异（$P=0.051$）。CEA作为治疗颈动脉狭窄患者的经典术式，一直被广为应用，但随着腔内治疗技术的发展，CAS的应用比例在升高[28]。一项单中心回顾性研究分析了170例接受CAS的患者，结果显示，CAS围手术期高血压、低血压、心动过缓等血流动力学不稳定表现发生率较高（51.8%），性别、高血压病史、双侧CAS手术和颈动脉分叉病变是其独立预测因素，及时合理使用血管活性药物对于减少不良事件意义重大[29]。一项多中心研究纳入了2018—2020年间在国内11家中心收治的454例患者，CAS术后脑出血、新发缺血性脑损伤和术后死亡等复合并发症的发生率为1.54%（7/454），术后残余狭窄率为16.3%（74/454）[30]。另有研究纳入316例接受CAS治疗的颈动脉狭窄患者，围手术期患者死亡2例（0.63%）、脑梗死10例（3.16%）、心肌梗死1例（0.32%）、急性肾衰竭3例（0.95%）[31]。

近年来，一种新的治疗颈动脉狭窄的技术"经颈动脉血管重建（TCAR）-血流逆转"问世，其安全性、有效性有待进一步研究。有研究分析了接受CEA和CAS的中国患者在解剖上适合行TCAR的情况，在纳入的289例连续患者中（222例接受CEA，67例接受CAS），共有215例患者（74.4%）符合TCAR解剖学标准。TCAR的解剖学适用标准是基于ENROUTE经颈动脉神经保护系统的指导，符合TCAR条件的患者中，71例（33.0%）合并不完全威利斯（willis）环，29例为CEA高危患者，9例（19.1%）患者有CAS高风险[32]。

（3）指南与专家共识

冠心病是颈动脉狭窄的常见合并症，我国专家发布了《冠心病合并颈动脉狭窄的处理策略专家共识》。共识提出：对于病情平稳的患者，可以临床随访观察并强化药物治疗；对于药物治疗下反复症状发作的病情不平稳者，应当尽快血管重建治疗，择冠心病及颈动脉狭窄症状重者优先进行重建治疗；如果二者均不稳定，可考虑同期血管重建[33]。

3.7.2.2　下肢静脉曲张

HQMS数据显示，2022年开展下肢静脉曲张诊疗服务的医院有4098家，占HQMS中开展心血管疾病诊疗服务医院数量的72.6%。

2022年收治下肢静脉曲张住院患者17.4万人次。

2022年下肢静脉曲张疾病住院患者平均年龄为58.8±11.2岁，女性占43.4%。下肢静脉曲张疾病住院患者中，15.0万人（86.4%）的患者接受手术治疗。其中，13.1万人次（75.1%）接受传统抽剥手术，1.7万人次（10.0%）接受射频消融手术，3.8万人次（21.7%）接受激光手术。

3.7.3　小结

近年来，在国家政策引导、大型医疗中心技术培训加强、基层医院现代化学习手段可及性不断改善等多因素作用下，我国主动脉及外周血管疾病诊疗规模整体呈上升趋势。

对于主动脉疾病，目前我国仍缺乏基于高质量研究数据的中国版诊疗指南。未接受手术患者的死亡率和非康复离院率可能因跨省就医等问题而被低估，而由于HQMS数据库主要涵盖结局指标，许多重要过程指标无法获取，限制了对于疾病诊疗过程质量的评估。建议进一步开展基于HQMS数据的专项调查，了解诊疗现状及医疗质量存在问题，开展有针对性的质量改进行动，持续提升医疗质量。同时积极开展高质量的临床研究，为制订针对我国人群的诊疗指南提供依据。

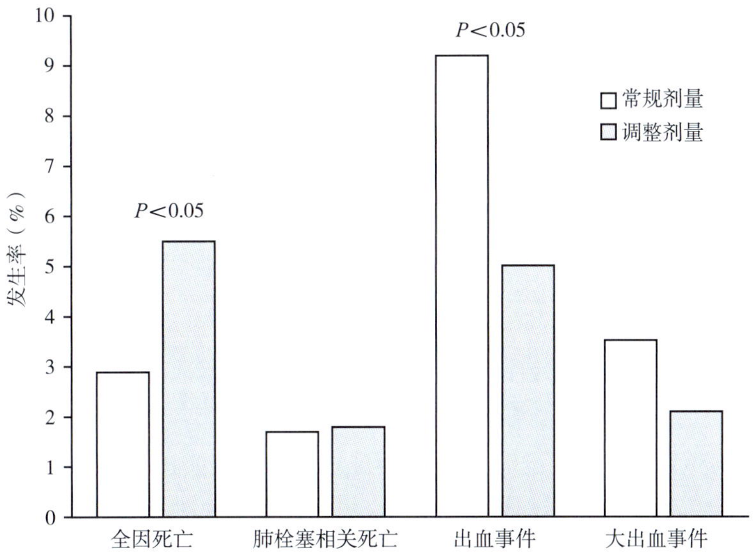

图 3-8-10　合并肾功能不全的肺栓塞患者接受常规和调整剂量低分子量肝素的院内结局发生率

（3）预后类研究

一项纳入了2015年8月至2019年1月的383例非高危急性肺栓塞患者的前瞻性队列研究中，277例低风险患者（72.3%）和106例中风险患者（27.7%）的右心室应变心电图体征以及其他定量参数（如R波和S波振幅）存在差异。在多因素Logistic回归分析中，V_5导联的S波深度（S-V_5）是早期出院的唯一独立预后因素（OR＝0.137，95%CI：0.031～0.613，P＝0.009）。从ROC曲线得出的预测早期出院的S-V5最佳截止值为0.15mV（C指数＝0.66，P＝0.003）。提示右心室应变的几种心电图征象和许多其他定量参数与非高危急性肺栓塞的疾病严重程度相关，且S-V_5低于0.15mV预示着这些患者会提前出院[21]。

目前推荐使用肺栓塞严重程度指数（PESI）和简化PESI（sPESI）来识别预后风险较低的肺血栓栓塞（PTE）患者。在一项纳入了2010年2月至2020年6月期间4196例患者的观察性队列研究中，低钙血症与PE患者中长期死亡率存在独立相关性（P＜0.05）。包括血钙水平和PESI变量（年龄、性别、体温、脉搏、呼吸频率、血压、癌症、慢性心力衰竭、慢性肺疾病、精神状态改变和动脉氧合血红蛋白饱和度）在内的新预后评估模型与PESI（0.514，95%CI：0.473～0.554）和sPESI（0.484，95%CI：0.444～0.525）相比，特异性显著提高（0.622，95%CI：0.582～0.661，P＜0.001），且敏感性与PESI（0.889，95%CI：0.708～0.976）和sPESI（0.963，95%CI：0.810～0.999）相近（0.963，95%CI：0.810～0.999，P＝0.161），可以作为急性PE患者的预后评估工具[22]（图3-8-11）。

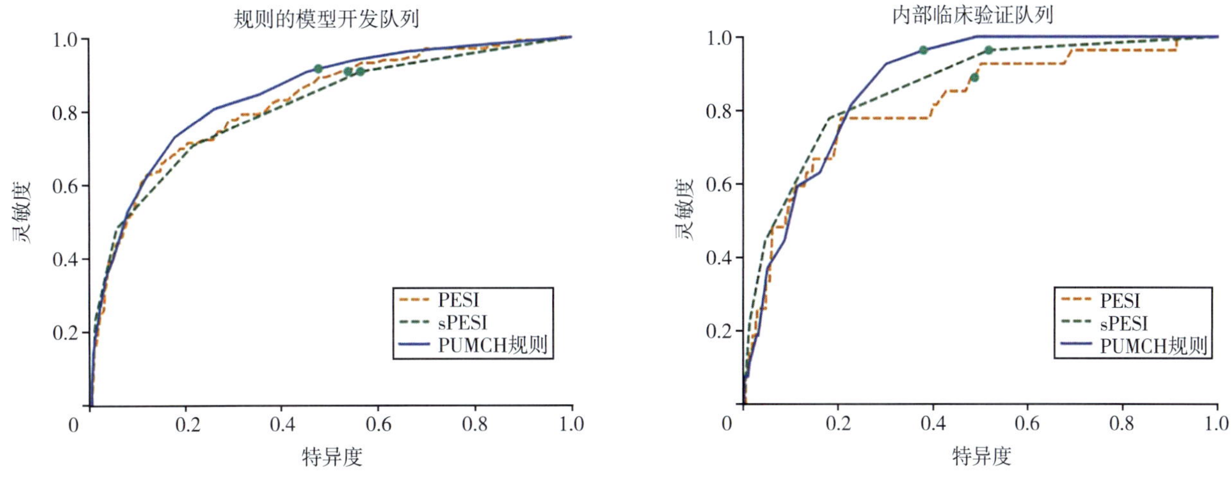

图 3-8-11　新预后评估肺栓塞模型（PUMCH 规则）的模型开发队列和内部验证队列的 ROC 曲线

注：用于识别高危患者的三个预测规则的阈值在ROC曲线中用绿点标记。PESI，肺栓塞严重程度指数；sPESI，简化的肺栓塞严重程度指数。

3.8.2.5　指南与专家共识

2022年全国肺栓塞和深静脉血栓形成防治能力建设项目专家委员会发表了《医院内静脉血栓栓塞症防治质量评价与管理指南》，强化临床医务人员对VTE风险、出血风险动态评估以及规范化预防和治疗的关注与执行[23]。2023年中国微循环学会周围血管疾病专业委员会下肢静脉腔内治疗专业委员会发布了《急性下肢深静脉血栓形成腔内治疗专家共识》[24]和《下肢深静脉血栓形成后综合征腔内治疗专家共识》[25]，为腔内治疗下肢DVT和PTS的临床实践提供指导。

3.8.3　小结

目前，我国肺血管病整体诊治水平已取得阶段性进步，但仍需要进一步规范诊疗流程，提高诊疗水平。2022年，我国第一、第四大类肺动脉高压患者右心导管检查率分别为6.6%、7.2%，低于国际水平[26]。第四大类肺动脉高压患者仅5.6%接受BPA、0.4%接受PEA，与国外尚有一定差距[27, 28]。未来应致力于右心导管检查普及工作，提升肺动脉高压诊断规范性；在全国进一步开展PEA和BPA的技能培训，推动先进技术的临床应用。合并恶性肿瘤的肺栓塞、深静脉血栓形成患者占比均约为25%，合并外科手术病史的患者占比均超过50%，且对于住院患者VTE的风险管理仍存在不足[29]。未来需要继续提高VTE防控意识，规范诊治流程，加强对恶性肿瘤患者及合并外科手术史患者的筛查，做到重点人群早期诊断、早期治疗。

（执笔人：罗　勤　审稿人：柳志红）

参考文献

[1] HUMBERT M，KOVACS G，HOEPER M M，et al. 2022 ESC/ERS Guidelines for the diagnosis and treatment of pulmonary hypertension [J]. European Heart Journal，2022，43（38）：3618-3731.

[2] LI X，ZHANG Y，JIN Q，et al. Diagnostic and prognostic value of ventilatory power in pulmonary hypertension [J]. Respiratory Research，2022，23（1）：285.

[3] YANG S，LEI S，PENG F，et al. Detection of Pulmonary hypertension by combining echocardiography and chest radiography [J]. Academic Radiology，2022，29 Suppl 2：S23-S30.

[4] ZHANG H，WEI Y，ZHANG C，et al. Pulmonary artery denervation for pulmonary arterial hypertension：a sham-controlled randomized PADN-CFDA trial [J]. JACC. Cardiovascular Interventions，2022，15（23）：2412-2423.

[5] ZHANG H，KAN J，ZHANG J，et al. 3-Year outcome in patients with combined precapillary and postcapillary pulmonary hypertension：results from PADN-5 Trial [J]. JACC. Heart Failure，2023，11（8 Pt 2）：1135-1146.

[6] YAN C，WAN L，LI H，et al. First in-human modified atrial septostomy combining radiofrequency ablation and balloon dilation [J]. Heart（British Cardiac Society），2022，108（21）：1690-1698.

[7] ZHOU Y P，WEI Y P，YANG Y J，et al. Percutaneous pulmonary angioplasty for patients with Takayasu arteritis and pulmonary hypertension [J]. Journal of the American College of Cardiology，2022，79（15）：1477-1488.

[8] ZHANG Y，LI X，JIN Q，et al. The original and two new derivative versions of the COMPERA 2. 0 risk assessment model：useful tools for guiding balloon pulmonary angioplasty [J]. Respiratory Research，2022，23（1）：312.

[9] DUAN A，LI X，JIN Q，et al. Prognostic implication of noninvasive right ventricle-to-pulmonary artery coupling in chronic thromboembolic pulmonary hypertension [J]. Therapeutic Advances In Chronic Disease，2022，13：20406223221102803.

[10] ZHOU D，LI X，YIN G，et al. Risk stratification and outcomes in patients with pulmonary hypertension：insights into right ventricular strain by MRI feature tracking [J]. Journal of Magnetic Resonance Imaging：JMRI，2023，57（2）：545-556.

[11] YANG Y，YANG B，LI X，et al. Higher circulating Trimethylamine N-oxide levels are associated with worse severity and prognosis in pulmonary hypertension：a cohort study [J]. Respiratory Research，2022，23（1）：344.

[12] 国家心血管病中心肺动脉高压专科联盟，国家心血管病专家委员会右心与肺血管病专业委员会，柳志红，等. 肺血管病右心导管术操作指南 [J]. 中国循环杂志，2022，37（12）：1186-1194.

[13] 国家心血管病中心肺动脉高压专科联盟，国家心血管病专家委员会右心与肺血管病专业委员会，柳志红，等. 中国肺

动脉高压诊治临床路径［J］. 中国循环杂志，2023，38（7）：691-703.
［14］中国医师协会呼吸医师分会肺栓塞与肺血管病工作组，中华医学会呼吸病学分会肺栓塞与肺血管病学组，全国肺动脉高压标准化体系建设项目专家组，等. 右心漂浮导管检查操作流程专家共识［J］. 中华结核和呼吸杂志，2022，(9)：855-864.
［15］中华医学会小儿外科分会心脏学组，国家儿童医学中心心血管专科联盟. 儿童先天性心脏病相关性肺高压诊断与治疗指南［J］. 中华小儿外科杂志，2022，43（11）：15.
［16］HUANG D，CHAN P H，SHE H L，et al. Secular trends and etiologies of venous thromboembolism in Chinese from 2004 to 2016［J］. Thrombosis Research，2018，166：80-85.
［17］XI L，KANG H，DENG M，et al. A machine learning model for diagnosing acute pulmonary embolism and comparison with Wells score，revised Geneva score，and Years algorithm［J］. Chinese Medical Journal，2023. Online ahead of print.
［18］JIN ZG，ZHANG H，TAI M H，et al. Natural language processing in a clinical decision support system for the identification of venous thromboembolism：algorithm development and validation［J］. Journal of Medical Internet Research，2023，25：e43153.
［19］ZHANG J，MA F，YAO J，et al. Development and validation of a clinical prediction model for post thrombotic syndrome following anticoagulant therapy for acute deep venous thrombosis［J］. Thrombosis Research，2022，214：68-75.
［20］WANG D，FAN G，LEI J，et al. LMWHs dosage and outcomes in acute pulmonary embolism with renal insufficiency，an analysis from a large real-world study［J］. Thrombosis Journal，2022，20（1）：26.
［21］YAN X X，ZHANG H D，PENG F H，et al. Prognostic significance of quantitative electrocardiographic parameters in patients with non-high-risk pulmonary embolism［J］. European Journal of Internal Medicine，2023，120：46-51.
［22］YANG Y Q，WANG X，ZHANG Y J，et al. Prognosis assessment model based on low serum calcium in patients with acute pulmonary thromboembolism［J］. Respirology（Carlton，Vic.），2022，27（8）：645-652.
［23］全国肺栓塞和深静脉血栓形成防治能力建设项目专家委员会《医院内静脉血栓栓塞症防治质量评价与管理指南》编写专家组. 医院内静脉血栓栓塞症防治质量评价与管理指南（2022版）［J］. 中华医学杂志，2022，102（42）：11.
［24］中国微循环学会周围血管疾病专业委员会下肢静脉腔内治疗专业委员会，陆信武，郑月宏. 急性下肢深静脉血栓形成腔内治疗专家共识［J］. 血管与腔内血管外科杂志，2023，9（5）：513-519.
［25］中国微循环学会周围血管疾病专业委员会下肢静脉腔内治疗专业委员会，陆信武，郑月宏，等. 下肢深静脉血栓形成后综合征腔内治疗专家共识［J］. 血管与腔内血管外科杂志，2023，9（7）：769-776.
［26］DEANO R C，Glassner-Kolmin C，Rubenfire M，et al. Referral of patients with pulmonary hypertension diagnoses to tertiary pulmonary hypertension centers：the multicenter RePHerral study［J］. JAMA Internal Medicine，2013，173（10）：887-893.
［27］KERR K M，ELLIOTT C G，CHIN K，et al. Results from the United States Chronic Thromboembolic Pulmonary Hypertension Registry：enrollment characteristics and 1-Year follow-up［J］. Chest，2021，160（5）：1822-1831.
［28］GUTH S，D'ARMINI A M，DELCROIX M，et al. Current strategies for managing chronic thromboembolic pulmonary hypertension：results of the worldwide prospective CTEPH Registry［J］. ERJ Open Research，2021，7（3）：00850-2020.
［29］ZHAI Z，KAN Q，LI W，et al. VTE risk profiles and prophylaxis in medical and surgical inpatients：the identification of chinese hospitalized patients' risk profile for venous thromboembolism（DissolVE-2）-a cross-sectional study［J］. Chest，2019，155（1）：114-122.

3.9　心肌病

3.9.1　住院患者特点

3.9.1.1　心肌病患者整体情况

HQMS数据显示，2022年收治心肌病住院患者（出院主要诊断或其他诊断中包含心肌病）的医院有

4928家，占HQMS中收治心血管疾病住院患者医院数量的86.3%。上述医院共收治心肌病住院患者56.2万人次，其中主要诊断为心肌病的患者占26.6%。在所有心肌病的患者中，扩张型心肌病（DCM）占69.9%，肥厚型心肌病（HCM）占18.6%（图3-9-1）。

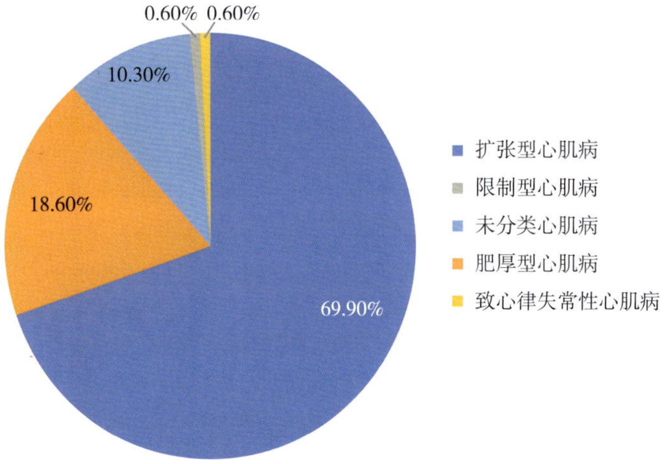

图3-9-1　心肌病病种构成比

由继发病因引起的DCM住院患者共10.3万人次，其中贫血性心脏病最多（45.1%），其次为尿毒症性心肌病（21.5%）。继发性DCM住院患者占比情况见图3-9-2。

因继发性心肌肥厚住院的患者共6261人次，其中法布雷病患者最多（37.7%），其次为心脏淀粉样变（22.1%），见图3-9-3。

3.9.1.2　患者特征

2022年心肌病住院患者中，女性患者占34.4%。不同类型心肌病的性别占比有所不同，DCM中女性占32.3%，HCM中女性占39.1%，限制型心肌病中，女性占44.4%，致心律失常性心肌病中，女性占40.6%，其他类型心肌病中，女性占40.0%。不同类型心肌病住院患者的年龄分布情况见图3-9-4。

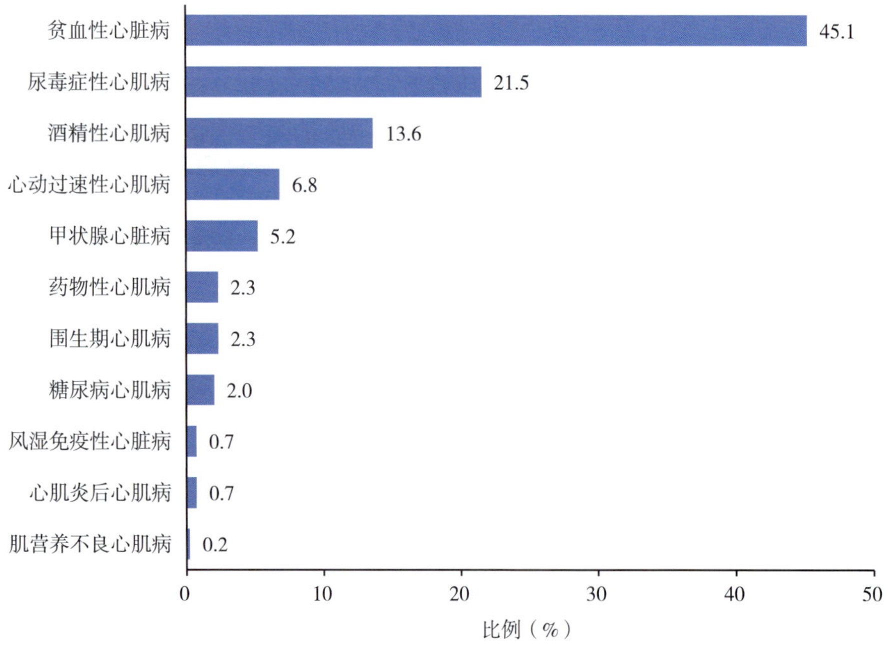

图3-9-2　继发性扩张型心肌病住院患者占比

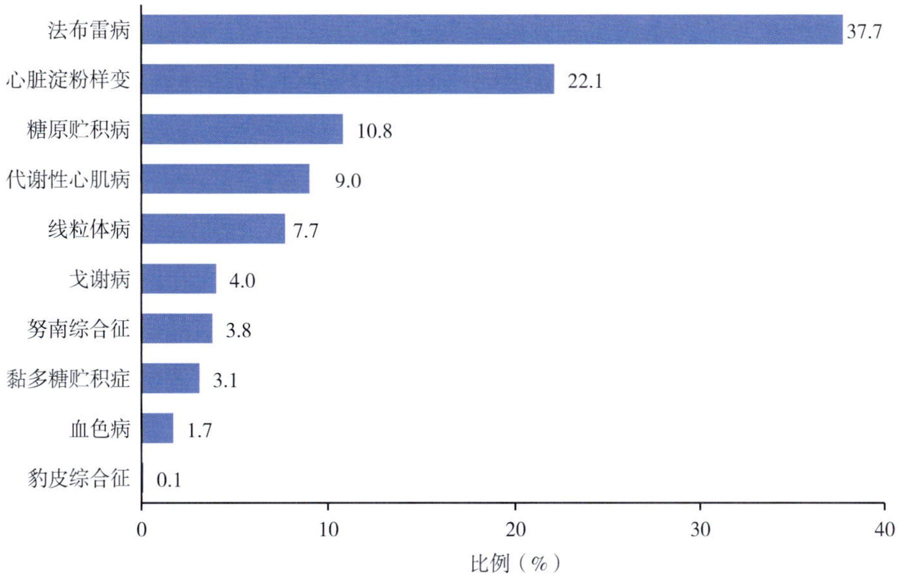

图 3-9-3　继发性心肌肥厚住院患者占比

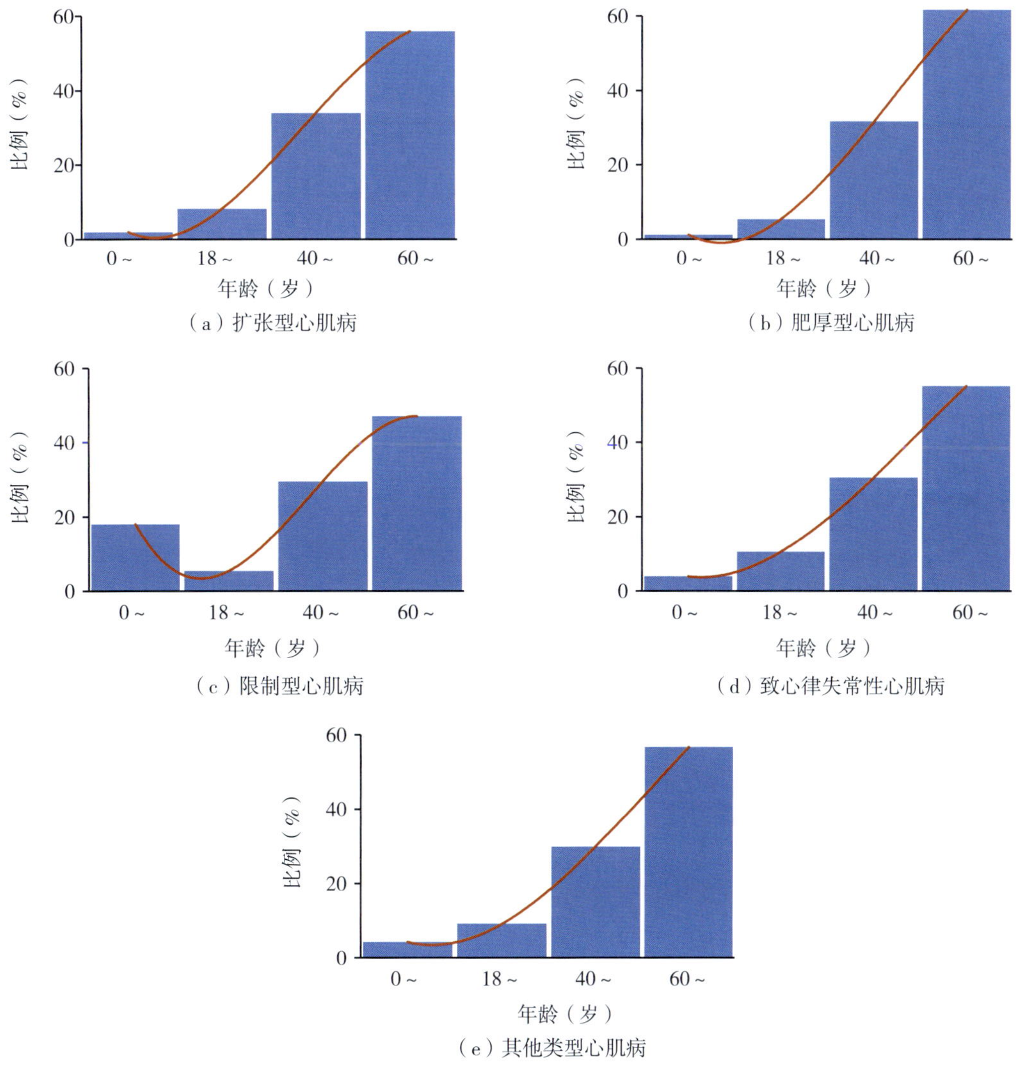

图 3-9-4　不同类型心肌病患者年龄分布情况

3.9.1.3　合并症情况

超过80%的住院患者合并心力衰竭，合并心房颤动/心房扑动的比例为25.7%，合并室性心动过速的比例为7.5%，9.5%的患者存在肺动脉高压（图3-9-5）。

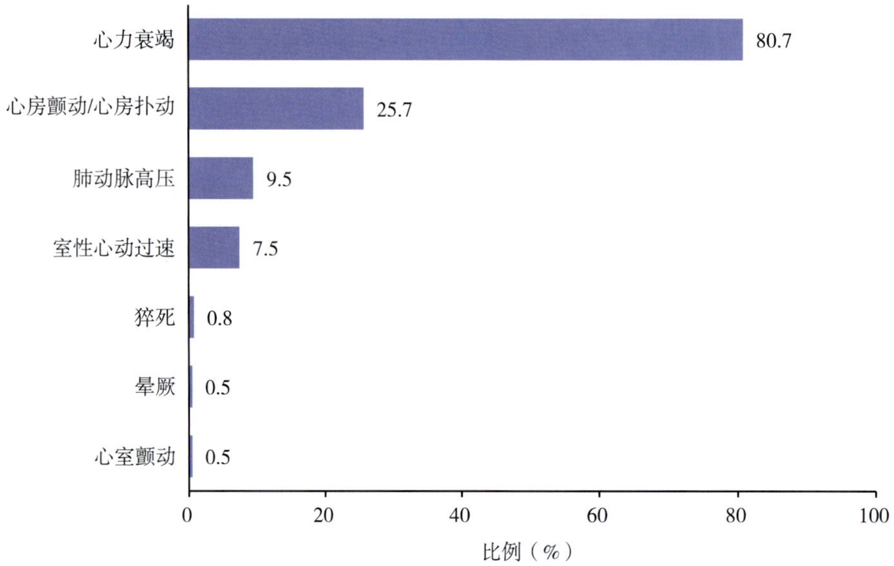

图3-9-5　心肌病住院患者合并症情况

3.9.1.4　主要有创操作检查及治疗情况

（1）心内膜心肌活检

共有107家医院进行了835例心肌活检，占主要诊断为心肌病患者人次数的0.56%。其中年心肌活检量在10例以下、10～19例和20例以上的医院数量依次为92家、9家和6家。开展心内膜心肌活检的医院数量占所有诊治心肌病医院的2.2%。

（2）有创治疗情况

心肌病患者中0.5%的患者接受了植入型心律转复除颤器（ICD）治疗，0.6%接受了心脏再同步化治疗（CRT/CRT-D）治疗。心肌病合并心房颤动/心房扑动的患者中1.0%接受了射频消融治疗，占心房颤动/心房扑动射频消融治疗患者总数的3.0%。

在HCM住院患者中，1.6%的患者接受了Morrow手术/改良Morrow手术，0.1%接受了CRT/CRT-D治疗（图3-9-6）。

HCM患者中，有20.4%的患者合并心房颤动/心房扑动，其中2.1%接受了心房颤动的内科消融治疗，0.3%接受了心房颤动的外科消融治疗。

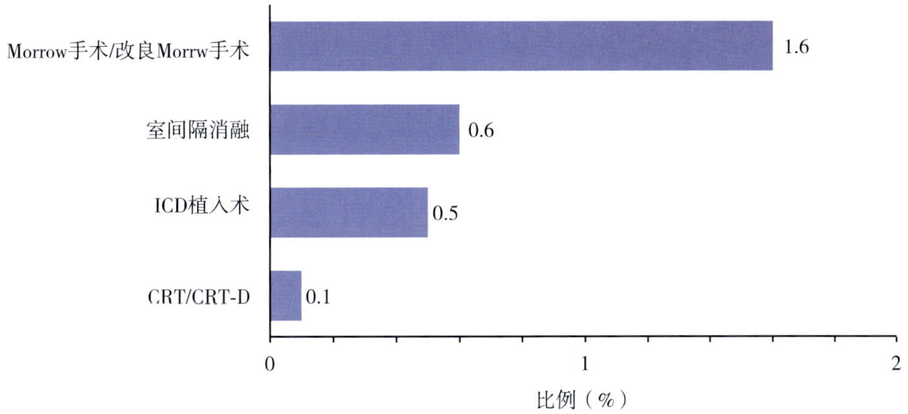

图3-9-6　肥厚型心肌病患者有创治疗情况

注：ICD，植入型心律转复除颤器；CRT/CRT-D，心脏再同步化治疗。

3.9.2　住院结局

心肌病住院患者的住院病死率为1.3%，非康复离院（离院方式为住院死亡或非医嘱离院）率为8.0%。三级医院和二级医院的住院病死率见图3-9-7，非康复离院率见图3-9-8。

HCM患者Morrow手术/改良扩大Morrow手术的住院死亡率为1.9%，非康复离院率为3.5%。HCM室间隔消融治疗的住院死亡率为0.3%，非康复离院率为1.0%。

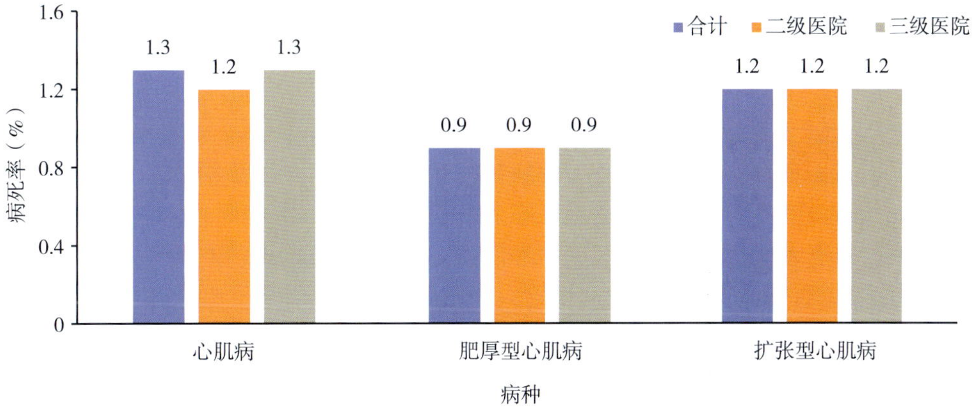

图3-9-7　心肌病住院患者住院病死率

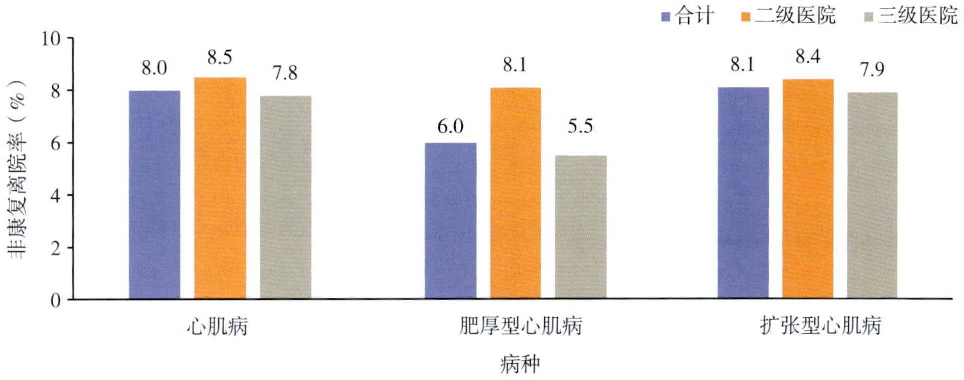

图3-9-8　心肌病患者非康复离院率

3.9.3 诊疗研究进展

3.9.3.1 遗传学基础

遗传因素是心肌病的主要病因。

（1）扩张型心肌病遗传学研究

一项关于“中国人群接受心脏移植的扩张型心肌病患者的全外显子组测序遗传学特征”的研究[1]纳入了2004年6月至2017年6月接受心脏移植治疗的208例DCM患者，通过对所有患者全外显子测序检出了86个致病性/可能致病性变异，其中41个（47.7%）位于*TTN*基因，16个（18.6%）位于*FLNC*基因。*TTN*和*FLNC*基因截短变异的发生率分别为18.8%和8.7%，*FLNC*截短变异可能导致DCM患者出现严重的临床症状。

一项旨在探索“中国汉族人群早发性散发性扩张型心肌病患者遗传风险”的研究[2]，纳入了363例DCM患者和414名健康对照，发现携带有害变异基因的患者占DCM患者的25.07%。除罕见变异外，12个常见的单核苷酸多态性（SNP）也与DCM风险增加显著相关。在累积风险模型中，高风险受试者发生DCM的风险是低风险受试者的3.113倍。该研究绘制的中国DCM患者遗传风险的综合图谱，可能会为DCM的机制和风险分层提供新的见解。

（2）肥厚型心肌病遗传学研究

HCM的主要病因是编码肌小节蛋白或肌小节相关结构蛋白的基因变异，约60%的HCM存在致病性或可能致病性基因变异[3]。

一项纳入842例成人HCM患者基因检测的研究[4]发现，与基因变异阴性HCM患者相比，罕见Ca^{2+}基因变异HCM患者的临床表型相对较重；与肌小节基因变异HCM患者相比，罕见Ca^{2+}基因变异HCM患者的临床表型相对较轻。

一项多中心、回顾性、队列研究[5]纳入564名以HCM为临床表型的儿童，分析中国心肌肥厚表型患儿的临床特征和生存情况。研究发现，潜在病因为肌节性（382例，67.7%）、先天性代谢缺陷（IEM）（108例，19.2%）和病因不明（74例，13.1%）。随访期间共有149例（26.4%）患者死亡，无患者接受心脏移植。IEM患者或婴儿期诊断为HCM的患者结局最差，心力衰竭是该队列的主要死亡原因（90/149，60.4%），心源性猝死是肌节性HCM患者死亡的主要原因（32/66，48.5%）。在中国，HCM表型患儿IEM患者比例较高，神经肌肉疾病患者比例较低，总体死亡率仍然很高，尤其是IEM患者和婴儿期诊断为HCM的患者。

3.9.3.2 诊断进展

影像学检查是心肌病传统诊断方法，基因检测是心肌病早期诊断的新手段。

一项纳入了392例HCM患者的研究[6]，通过全外显子组基因测序和超声心动图检查分析发现，室间隔中部肥厚主要与*MYBPC3*基因变异相关，而室间隔与后壁厚度比较高与*MYH7*基因变异相关。*MYH7*、*MYBPC3*和其他肌节或肌丝基因（*TNNI3*、*TPM1*、*TNNT2*）突变与左心室前壁、室间隔和左心室侧壁肥厚相关。*ALPK3*基因突变主要与心尖肥厚相关。*TTN*和*OBSCN*基因突变在心肌中表现出均匀肥厚的特点。该研究揭示了HCM基因变异与心肌肥厚模式之间的紧密联系，为HCM患者更准确的基因检测和个性化管理提供了基础。

转甲状腺素蛋白心脏淀粉样变（ATTR-CA）是射血分数保留心力衰竭（HFpEF）的重要原因。一项前瞻性研究连续筛选了HFpEF（EF≥40%）和室壁厚度（IWT）≥12mm的患者624例[7]，发现IWT评分≥8分对诊断心脏淀粉样变（CA）的敏感性为85.7%（95%CI：56.2%～97.5%），特异性为92.6%（95%CI：83.0%～97.3%），IWT评分＜5在排除心脏淀粉样变方面具有很高的准确性，阴性预测值为100%。研究表明，超声心动图IWT评分是筛查HFpEF中ATTR-CA的良好工具，具有临床实用性。

3.9.3.3 危险分层和危险因素

（1）肥厚型心肌病危险分层和危险因素研究

一项纳入893例HCM患者的研究发现[8]，12.8%累及右心室，右心室受累是心血管死亡、全因死亡、心衰相关死亡的独立危险因素。其中669例患者的基因检测结果显示，在累及右心室的患者中，基因型阳性的比例更高（57.0% vs 31.0%）*MYBPC3*致病性和可能致病性（P/LP）变异也更多见（30.4% vs 12.0%），右心室受累与遗传因素独立相关。

一项研究纳入927例HCM患者[9]，发现在对HCM患者进行风险分层时，心指数优于左室射血分数（LVEF）。将心指数下降加入HCM心源性猝死（SCD）风险模型中后，该模型的预测能力明显提高（C统计量从0.691增至0.762），而将LVEF下降加入上述模型后，模型的预测能力并未得到改善。

一项研究纳入798例HCM患者[10]，588例接受全外显子组测序，在中位数随访2.9年期间，35例（4%）死亡。研究发现，HCM患者心肌替代性纤维化与左心室肥厚及室间隔厚度呈弱相关［整体左心室钆对比剂延迟强化（LGE）和最大左心室壁厚，$r=0.35$（$P<0.001$）；LGE和室间隔厚度，$r=0.30$（$P<0.001$）］，心肌替代性纤维化不均匀，非对称性分布，主要累及左心室前壁与基底部以及室间隔基底部和中部（$P<0.001$）。这种类似的分布也在室间隔非对称性肥厚的患者、心尖肥厚型患者、肌节蛋白突变的患者中体现。研究还发现，LGE范围每增加10%，全因死亡风险增加68%。且不论心肌纤维化在左心室分布位置如何，更为广泛的纤维化会增加预后不良的风险。一项前瞻性对照研究[11]探讨了心脏成纤维细胞激活蛋白抑制剂（FAPI）PET/CT成像特征及其与HCM心源性猝死风险的关系。该研究纳入50名HCM患者和22名健康对照，所有HCM患者左室心肌FAPI活性强烈且不均匀，高于健康对照组（中位数靶标-背景比，8.8 vs 2.1；$P<0.001$）。在HCM中，具有FAPI活性的节段数多于肥厚节段数（中位数：14 vs 5；$P<0.001$）；84%的非肥厚节段显示FAPI活性。FAPI活性程度与5年SCD风险评分呈正相关（$r=0.32$，$P=0.03$）。

（2）扩张型心肌病危险分层和危险因素研究

DCM患者SCD的危险分层在临床实践中极具挑战性。一项前瞻性单中心研究[12]纳入了2012—2020年接受心脏MRI检查的DCM成人患者858例，70例（8%）在中位随访33.0个月期间发生了SCD相关事件。分析表明，心脏MRI的心肌组织表征，包括LGE、初始T1值和细胞外体积分数，是非缺血性DCM患者SCD相关事件的独立预测因子。基于LGE和初始T1的风险类别可用于对具有不同SCD风险的患者进行分层。

另一项研究旨在确定EF≥35%的DCM患者不良事件与心脏MRI危险因素的关系。该回顾性研究纳入单中心2010—2017年行MRI检查的LVEF≥35%的DCM患者466例，研究表明[13]，心肌瘢痕≥7.1%与SCD或SCD中止相关。

2023年发表在*Circulation*上的一项研究发现[14]，Jmjd4通过Hsp70介导的自噬调控Pkm2的降解，进而维持心肌细胞代谢稳态。DCM患者Jmjd4的表达显著下调，诱导的心肌细胞特异性Jmjd4缺失导致自发性DCM，线粒体呼吸严重受损。该研究表明，靶向Jmjd4和Pkm2可能成为治疗DCM新的干预手段。

3.9.3.4 治疗

（1）肥厚型心肌病药物治疗进展

分子药物治疗在HCM药物治疗领域取得了突破性进展。一项纳入了28例中国健康志愿者的Ⅰ期随机对照临床试验（RCT）发现[15]，与安慰剂相比，中国参与者使用Aficamten安全且耐受性良好，药代动力学与之前在西方参与者中的发现相当，支持在中国患者中进行进一步的临床研究。一项纳入了81例中国梗阻性HCM患者的Ⅲ期RCT发现[16]，与安慰剂相比，Mavacamten显著改善了左心室流出道梗阻，且耐受性良好。NYHA分级、健康状况、心脏生物标志物和心脏结构也得到了改善，与相关国际临床试验结果一致。

（2）肥厚型心肌病手术治疗进展

我国学者首创了一种经心尖心脏不停跳室间隔心肌切除术（TA-BSM）[17]，该术式的首个人体研究纳入了47例存在药物难治性有症状的梗阻性HCM患者，术后3个月时，42例获得手术成功。该技术有待进一步观察远期预后，并需要在更大人群中探索效果。

3.9.3.5　治疗结果和质量控制

（1）三维重建技术指导Morrow手术

HCM术前三维重建技术对改善Morrow手术效果的研究取得了良好进展。一项研究使用个性化三维重建和打印技术指导HCM的室间隔心肌切除术治疗[18]，能将心内结构可视化，并通过预测切除心肌的厚度、体积及范围指导室间隔心肌切除术，临床效果满意。

另一项回顾性研究术前应用超声心动图三维测量量化预估切除肥厚心肌范围[19]，共纳入43例患者，同期行二尖瓣手术18例，术后经食管超声心动图证明左室流出道压力阶差明显下降［（94.2±28.1）mmHg vs（6.7±4.7）mmHg，$P<0.05$］。手术中未发生室间隔穿孔和完全性房室传导阻滞，无须二次阻断主动脉进行再次疏通手术。该方法比较精准地指导肥厚型梗阻性心肌病（HOCM）外科手术范围，避免术中多次阻断主动脉，最大限度解除左室流出道梗阻，获得更好的长期效果。

（2）儿童Morrow手术残余梗阻与复发梗阻的研究

一项单中心队列研究[20]纳入56例14岁以下行Morrow手术的肥厚型心肌病的儿童与幼儿，住院期间死亡率5.4%（3例），出院后平均随访时间为42.09±24.38个月，残余梗阻和复发性梗阻发生率分别为14.3%（8/56）和13.0%（6/46）。研究表明复发性梗阻由孤立中段梗阻（n＝4）和新出现的二尖瓣前叶收缩期前向运动（SAM现象）（n＝2）引起。残余或复发性梗阻与手术时年龄小于2岁（OR＝6.157，95%CI：1.487～25.487，$P=0.012$）和双心室流出道梗阻（OR＝6.139，95%CI：1.292～29.172，$P=0.022$）相关。复发性梗阻与手术时年龄小于2岁相关（OR＝6.976，95%CI：1.233～39.466，$P=0.028$）。

3.9.4　指南与专家共识

近年来国内专家总结了已有的心肌病相关研究成果，制定并发布了一系列心肌病诊治的临床指南与专家共识（表3-9-1），旨在规范心肌病的诊治流程，使更多患者受益。

表3-9-1　2022年和2023年发布的心肌病方面的指南与专家共识

发布时间	指南与专家共识名称
指南	
2022年	中国肥厚型心肌病指南2022[21]
2023年	中国成人肥厚型心肌病诊断与治疗指南2023[22]
专家共识	
2023年	新型冠状病毒感染相关心肌损伤、心肌炎和感染后状态管理专家共识（第二版）[23]
2023年	新型冠状病毒感染相关心肌炎诊断和治疗建议[24]
2023年	法布雷病多学科联合全程管理路径[25]

3.9.5　小结

2022年HQMS数据显示，心力衰竭和心律失常是心肌病患者住院的主要合并疾病，但接受CRT/CRT-D、ICD植入和房颤消融治疗的患者比例较低。二级、三级医院的非康复离院率较高，未来应重点关注心肌病重症患者治疗策略的规范化管理，提升整体医疗质量，改善患者生存率。肥厚型梗阻性心肌病的外科手术总体死亡率和非康复离院率有待减低，深入分析手术安全性问题，利用三维重建技术辅助手术，探索创新术式将利于改善手术效果，减低手术死亡率。此外，依靠临床常规检查，心肌病病因诊断困难，心内膜活检作为心肌病重要的检查手段，普及度较低，未来应加强专科医生技术培训，分享技术经验，改进活检器械，同步提高医院病理科诊断水平，有利于促进该技术的开展，提高医院心肌病的诊断能力。

（执笔人：许连军　审稿人：宋　雷）

参考文献

[1] LIAN H，SONG S，CHEN W，et al. Genetic characterization of dilated cardiomyopathy patients undergoing heart transplantation in the Chinese population by whole-exome sequencing [J]. J Transl Med，2023，21（1）：476.

[2] XIAO L，WU D，SUN Y，et al. Whole-exome sequencing reveals genetic risks of early-onset sporadic dilated cardiomyopathy in the Chinese Han population [J]. Sci China Life Sci，2022，65（4）：770-780.

[3] MARIAN A J，BRAUNWALD E. Hypertrophic cardiomyopathy：genetics，pathogenesis，clinical manifestations，diagnosis，and therapy [J]. Circ Res，2017，121（7）：749-770.

[4] 赵家，王博，姚璐，等. 钙通道及调控基因变异和肥厚型心肌病临床表型相关性 [J]. 中华心血管病杂志，2023，51（5）：497-503.

[5] CHAN W，YANG S，WANG J，et al. Clinical characteristics and survival of children with hypertrophic cardiomyopathy in China：A multicentre retrospective cohort study [J]. EClinicalMedicine，2022，49：101466.

[6] ZHOU N，WENG H，ZHAO W，et al. Gene-echocardiography：refining genotype-phenotype correlations in hypertrophic cardiomyopathy [J]. Eur Heart J Cardiovasc Imaging，2023，25（1）：127-135.

[7] YANG H，LI R，MA F，et al. An echo score raises the suspicion of cardiac amyloidosis in Chinese with heart failure with preserved ejection fraction [J]. ESC Heart Fail，2022，9（6）：4280-4290.

[8] ZHANG Y，ZHU Y，ZHANG M，et al. Implications of structural right ventricular involvement in patients with hypertrophic cardiomyopathy [J]. Eur Heart J Qual Care Clin Outcomes，2022，9（1）：34-41.

[9] ZHANG Y，ZHU Y，WANG D，et al. Cardiac index：a superior parameter of cardiac function than left ventricular ejection fraction in risk stratification of hypertrophic cardiomyopathy [J]. Heart Rhythm，2023，20（7）：958-967.

[10] LIU J，ZHAO S，YU S，et al. Patterns of replacement fibrosis in hypertrophic cardiomyopathy [J]. Radiology，2022，302（2）：298-306.

[11] WANG L，WANG Y，WANG J，et al. Myocardial activity at（18）F-FAPI PET/CT and risk for sudden cardiac death in hypertrophic cardiomyopathy [J]. Radiology，2023，306（2）：e221052.

[12] LI Y，XU Y，LI W，et al. Cardiac MRI to predict sudden cardiac death risk in dilated cardiomyopathy [J]. Radiology，2023，307（3）：e222552.

[13] LI S，WANG Y，YANG W，et al. Cardiac MRI risk stratification for dilated cardiomyopathy with left ventricular ejection fraction of 35% or higher [J]. Radiology，2023，306（3）：e213059.

[14] TANG Y，FENG M，SU Y，et al. Jmjd4 Facilitates Pkm2 degradation in cardiomyocytes and Is protective against dilated cardiomyopathy [J]. Circulation，2023，147（22）：1684-1704.

[15] ZHAO X，LIU H，TIAN W，et al. Safety，tolerability，pharmacokinetics，and pharmacodynamics of single and multiple doses of aficamten in healthy Chinese participants：a randomized，double-blind，placebo-controlled，phase 1 study [J]. Front Pharmacol，2023，14：1227470.

[16] TIAN Z，LI L，LI X，et al. Effect of mavacamten on Chinese patients with symptomatic obstructive hypertrophic cardiomyopathy：the EXPLORER-CN randomized clinical trial [J]. JAMA Cardiol，2023，8（10）：957-965.

[17] FANG J，LIU Y，ZHU Y，et al. First-in-human transapical beating-heart septal myectomy in patients With hypertrophic obstructive cardiomyopathy [J]. J Am Coll Cardiol，2023，82（7）：575-586.

[18] 魏培坚，刘健，谭桐，等. 个性化三维重建及打印技术指导下室间隔心肌切除术治疗梗阻性肥厚型心肌病的效果 [J]. 中华外科杂志，2023，61（1）：54-60.

[19] 宋源凯，林红，简宇鹏，等. 三维测量指导左室流出道疏通手术治疗肥厚型梗阻性心肌病及长期疗效 [J]. 中国胸心血管外科临床杂志，2023，30（11）：1580-1585.

[20] DONG S, DU C, SONG J, et al. Residual or recurrent obstruction after septal myectomy in young children and infants with hypertrophic cardiomyopathy: cohort study [J]. International journal of surgery (London, England), 2023, 109 (6): 1699-1707.

[21] 中国医师协会心力衰竭专业委员会，国家心血管病专家委员会心力衰竭专业委员会，中华心力衰竭和心肌病杂志编辑委员会. 中国肥厚型心肌病指南2022 [J]. 中华心力衰竭和心肌病杂志，2022，6 (2): 80-103.

[22] 国家心血管病中心心肌病专科联盟，中国医疗保健国际交流促进会心血管病精准医学分会“中国成人肥厚型心肌病诊断与治疗指南2023”专家组. 中国成人肥厚型心肌病诊断与治疗指南2023[J]. 中国分子心脏病学杂志,2023,23(1): 5113-5147.

[23] 国家老年医学中心，中国老年医学学会心电与心功能分会，北京医学会心血管病学分会影像学组，等. 新型冠状病毒感染相关心肌损伤、心肌炎和感染后状态管理专家共识（第二版）[J]. 中国循环杂志，2023，38 (2): 105-115.

[24] 金玮，杨晨蝶，王玲洁，等. 新型冠状病毒感染相关心肌炎诊断和治疗建议 [J]. 内科理论与实践,2023,18(1): 5-9.

[25] 法布雷病全国专家协作组，中国医药教育协会临床肾脏病学专业委员会. 法布雷病多学科联合全程管理路径 [J]. 中华内科杂志，2023，62 (8): 949-955.

3.10 心脏康复

3.10.1 心脏康复现状

3.10.1.1 医院数量

2012年中国心肺预防与康复学会发起了一项针对中国医院心脏预防康复工作现状调查[1]，数据来自2012年2月至2021年12月中国34个省级行政区159家医院的19 896名CVD患者的在线注册数据。结果显示，在159家开展心脏康复的医院中，三级医院占89.15%，二级医院占9.87%（图3-10-1）。

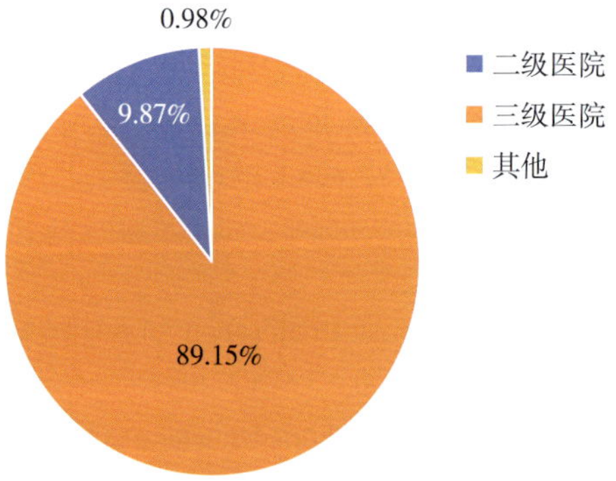

图3-10-1 中国开展心脏康复的医院类型占比

3.10.1.2 中国不同经济地区开展心脏康复医院和患者的分布情况

中国医院心脏预防康复工作现状调查结果显示[1],2012年2月至2021年12月中国33个省级行政区（青海省除外）159家医院的19 896名CVD患者中，东部地区9810名（49.31%），中部地区7962名（40.02%），西部地区2114名（10.63%），港澳台地区10名（0.05%），从地理上看，各地区患者的心脏康复参与程度差异很大，主要集中在中国东中部地区。

表 3-10-5　干预组和对照组主要功能结果变化比较情况

指标	对照组（n＝48）	干预组（n＝49）	*P*值
峰值摄氧量［ml·（kg·min）］	4.9±6.6	9.3±8.0	0.003
CVD 健康信念量表评分	2.5±15.2	11.1±10.5	0.002
运动自我效能量表评分	4.2±5.3	8.3±4.8	＜0.001

心脏康复的安全性问题一直是临床医师关注的焦点。一项关于居家心脏康复安全性与疗效的前瞻性队列研究[7]共纳入2015年7月至2018年3月335例PCI术后的冠心病患者，分为对照组和居家康复组，其中居家康复组通过智能手机及相应软件进行远程电子监控，最长随访42个月。经倾向性匹配分析发现居家康复组主要心血管不良事件（MACE）的发生率低于对照组，因心绞痛恶化导致再住院率明显下降，运动能力、生活质量及冠心病风险因素控制均优于对照组，证明了智能手机辅助的居家心脏康复模式是降低冠心病患者心血管风险和改善患者健康的一种安全有效的方法（表3-10-6）。

表 3-10-6　两组患者不良心血管事件、运动耐力及冠心病风险因素控制参数比较

指标	对照组（n＝135）	居家心脏康复组（n＝135）	*P*值
主要不良心血管事件［n（%）］	12（8.9）	2（1.5）	0.002
急性心肌梗死发生率［n（%）］	0（0.0）	0（0.0）	—
非预期血运重建［n（%）］	12（8.9）	2（1.5）	0.002
卒中［n（%）］	0（0.0）	0（0.0）	—
心源性死亡［n（%）］	1（0.6）	0（0.0）	0.493
恶化心绞痛导致计划外住院率［n（%）］	31（23）	13（9.7）	0.002
最大代谢当量	5.1±1.4	6.2±1.3	0.001
无氧阈时峰值摄氧量［ml/（kg·min）］	13.7±4.1	16.2±4.3	＜0.001

3.10.3　指南与专家共识

近年来中国心脏康复治疗迅猛发展，相关学会也先后发布了专家共识（表3-10-7），这些纲领性文件系统阐述了心脏康复的定义、获益证据，明确了中国心脏康复标准化流程、风险控制及质量控制的具体措施，并制定了心脏康复科室建设的基本规范。

表 3-10-7　心脏康复领域相关专家共识

发布时间	专家共识名称
2022年	六分钟步行试验临床规范应用中国专家共识[8]
2022年	中国心血管疾病患者居家康复专家共识[9]
2022年	心脏康复分级诊疗中国专家共识[10]
2022年	心脏康复护理专家共识[11]
2022年	经皮冠状动脉介入术后中西医结合心脏康复专家共识[12]
2023年	运动处方中国专家共识（2023）[13]
2023年	经导管二尖瓣缘对缘修复术患者心脏康复中国专家共识[14]

3.10.4 小结

近年来，中国心脏康复事业得到蓬勃发展，但仍存在严重不足。数据显示，中国心脏康复的开展率极低，主要集中在三甲医院，且区域开展不均衡，大部分集中在中东部地区，西部地区开展最少。同时，关键CVD康复治疗占比远低于发达国家。制约我国心脏康复发展的原因考虑与以下几种因素有关：①地区经济发展不平衡导致患者对心脏康复重要性缺乏认识，参与度低。②缺少高级别的循证证据。③质控及安全标准待完善。④医疗支付体系不健全。⑤缺乏系统的心脏康复人才培训和准入体系。因此，需持续加强心脏康复中心建设。心脏康复事业需要从三级医院向二级及基层医疗服务中心下沉，鼓励开展临床研究，出台心脏康复质控及安全标准的共识，推动Ⅲ期心脏康复，增加高科技、人工智能研究投入，结合中医药优势，建立符合国情、具有中国特色的心脏康复模式。

（执笔人：张书敏　审稿人：冯　雪）

参考文献

[1] ZHANG S，DING R，CHEN S，et al. Availability and trend of dissemination of cardiac rehabilitation in China：report from the multicenter national registration platform between 2012 and 2021 [J]. Front Cardiovasc Med，2023，10：1210068.

[2] MA C，ZHOU W，JIA Y，et al. Effects of home-based Baduanjin combined with elastic band exercise in patients with chronic heart failure [J]. Eur J Cardiovasc Nurs，2022，21（6）：587-596.

[3] XU L，WEI J，LIU J，et al. Inspiratory muscle training improves cardiopulmonary function in patients after transcatheter aortic valve replacement：a randomized clinical trial [J]. Eur J Prev Cardiol，2023，30（2）：191-202.

[4] HU Q，LI YS，REN Q，et al. Efficacy and safety of moderate-intensity continuous training on the improvement of cardiopulmonary function in patients after transcatheter aortic valve replacement（ENERGY）：a randomized controlled trial [J]. J Am Med Dir Assoc，2023，24（11）：1783-1790.

[5] WU K，WAN M，ZHOU H，et al. Mindfulness-based stress reduction combined with early cardiac rehabilitation improves negative mood states and cardiac function in patients with acute myocardial infarction assisted with an intra-aortic balloon pump：a randomized controlled trial [J]. Front Cardiovasc Med，2023，10：1166157.

[6] CAI C，BAO Z，WU N，et al. A novel model of home-based，patient-tailored and mobile application-guided cardiac telerehabilitation in patients with atrial fibrillation：a randomised controlled trial [J]. Clin Rehabil，2022，36（1）：40-50.

[7] MA J，GE C，SHI Y，et al. Chinese home-based cardiac rehabilitation model delivered by smartphone interaction improves clinical outcomes in patients with coronary heart disease [J]. Front Cardiovasc Med，2021，8：731557.

[8] 中华医学会心血管病学分会，中国康复医学会心肺预防与康复专业委员会，中华心血管病杂志编辑委员会. 六分钟步行试验临床规范应用中国专家共识 [J]. 中华心血管病杂志，2022，50（5）：11.

[9] 中国心血管疾病患者居家康复专家共识编写组，冯雪. 中国心血管疾病患者居家康复专家共识 [J]. 中国循环杂志，2022，37（2）：14.

[10] 中国医院协会心脏康复管理专业委员会，苏州工业园区心血管健康研究院，车琳，等. 心脏康复分级诊疗中国专家共识 [J]. 中国介入心脏病学杂志，2022，（8）：30.

[11] 中华护理学会老年护理专业委员会，中国康复医学会心血管疾病预防与康复专业委员会，中国老年保健协会脏器康复专业委员会，等. 心脏康复护理专家共识 [J]. 中华护理杂志. 2022.（16）：57.

[12] 中国康复医学会心脏介入治疗与康复专业委员会，世界中医药学会联合会心脏康复专业委员会，世界中医药学会联合会介入心脏病学专业委员会，等. 经皮冠状动脉介入术后中西医结合心脏康复专家共识 [J]. 中国康复医学杂志，2022，37（11）：1517-1528.

[13] 李国平，王正珍，郝跃峰. 运动处方中国专家共识（2023）[J]. 中国运动医学杂志，2023，42（1）：3-13.

[14] 葛均波，吴永健，霍勇，等. 经导管二尖瓣缘对缘修复术患者心脏康复中国专家共识 [J]. 中国介入心脏病学杂志，2023，31（4）：252-265.

3.11　阻塞性睡眠呼吸暂停

3.11.1　住院患者特点

3.11.1.1　整体情况

HQMS数据显示，2022年开展阻塞性睡眠呼吸暂停（OSA）诊疗服务的医院共有4051家，占HQMS中开展心血管疾病诊疗服务医院数量的71.7%；其中1017家（25.1%）医院可开展夜间睡眠呼吸监测，1695家（41.8%）医院可提供无创正压通气治疗。2022年收治心血管疾病合并OSA的住院患者（出院诊断包含OSA，且年龄≥18岁）共27.6万人次，占心血管疾病住院患者的0.5%。上述住院患者中有7.9%通过主要出院诊断确诊为OSA，92.2%通过其他出院诊断确诊为OSA。

3.11.1.2　人口学特征

2022年心血管疾病合并OSA的住院患者平均年龄为57.2±15.1岁，女性占27.5%。不同年龄中，55～64岁占比最高（24.4%），OSA住院患者的年龄分布情况见图3-11-1。

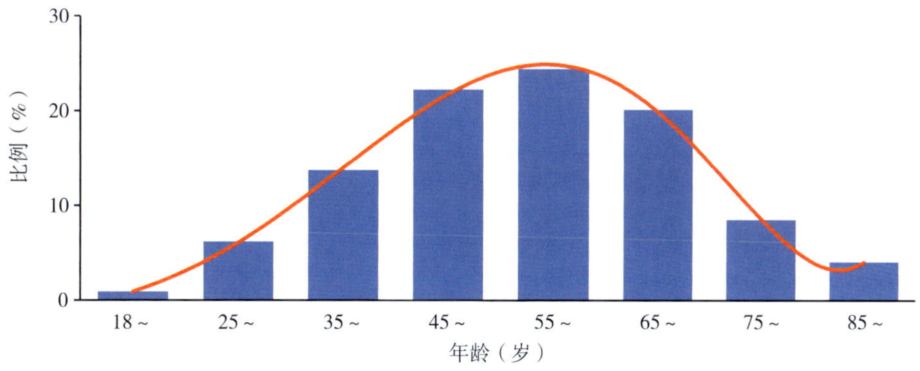

图3-11-1　不同年龄阻塞性睡眠呼吸暂停患者的分布

3.11.1.3　心血管合并症情况

OSA住院患者合并疾病前四位是高血压、冠状动脉粥样硬化性心脏病（冠心病）、心力衰竭和心律失常，比例分别为77.9%、34.8%、21.3%和21.1%（图3-11-2）。

3.11.1.4　治疗和结局情况

在27.6万人次心血管疾病合并OSA患者中，1.8万（6.5%）患者在住院期间接受了无创正压通气治疗。2022年心血管疾病合并OSA住院患者的非康复离院（患者的离院方式为住院死亡或非医嘱离院）率为3.5%，死亡率为0.39%。

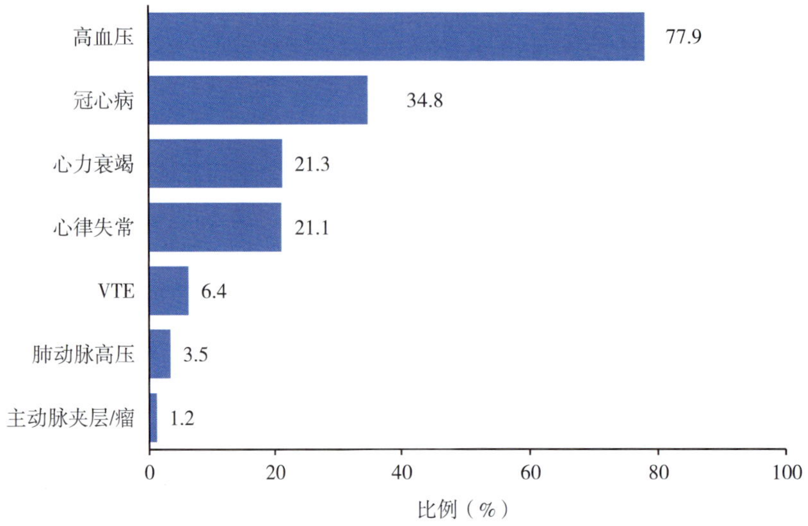

图3-11-2　阻塞性睡眠呼吸暂停住院患者合并心血管疾病情况

注：VTE，静脉血栓栓塞症。

3.11.2　诊断进展

根据HQMS数据显示，2022年在我国提供心血管疾病诊疗服务的医院中，开展夜间睡眠呼吸监测的仅占不到30%；在心血管疾病住院患者中，约有0.5%的患者被检出患有OSA，略低于国际水平[1]。这一数据反映了在心血管疾病患者中加强OSA筛查、诊断和治疗意识的重要性和紧迫性。

3.11.2.1　心血管疾病患者OSA筛查模型

随着数字医疗和人工智能等领域的革新发展，利用大数据提升各类心血管疾病患者OSA的早期筛查和诊断成为研究的热点。一项国内研究纳入了527例经冠状动脉增强CT或冠状动脉造影确诊为慢性冠脉综合征患者，构建了基于临床变量的中重度OSA预测模型[2]。该模型包括了体重指数、糖耐量异常、高血压、糖尿病、非酒精性脂肪肝，以及中性粒细胞与淋巴细胞比值、血小板与淋巴细胞比值、高密度脂蛋白胆固醇、低密度脂蛋白胆固醇等常规实验室指标。预测模型的曲线下面积（AUC＝0.771，95%CI：0.731～0.811）证明了该模型对心血管疾病患者OSA具有较好的辨别能力。此外，校准图显示模型预测的中重度OSA与睡眠监测结果具有较好的一致性。另一项研究开发并验证了用于预测动脉型肺动脉高压患者OSA的评分系统[3]。研究发现，OSA在动脉型肺动脉高压患者中的发生率为26.7%，男性和女性之间的发生率无显著差异。研究利用Lasso回归筛选了6个潜在的预测因子，并建立了一个评分系统，其在预测OSA方面表现出较好的判别准确性，曲线下面积（AUC）为0.760，相对于嗜睡量表评分工具（AUC＝0.528）具有更好的预测价值。

3.11.2.2　高血压患者OSA的评分量表

另一项队列研究[4]纳入了2031例患有高血压合并OSA的成年患者，在中位随访6.80年期间，共有317例（15.61%）发生了心血管事件，其中包括198例（9.75%）新发冠心病（CHD）和119例（5.86%）新发卒中。该研究发现，胰岛素抵抗代谢评分（METS-IR）每增加一个单位的标准差，与新发总体心血管事件风险增加30%、新发冠心病风险增加32%、新发卒中风险增加27%相关[4]。

3.11.2.3　高血压合并OSA患者的遗传学研究

一项针对中国汉族人的全基因组关联研究发现了与OSA和相关的几个新型全基因组显著位点，揭示了OSA的遗传结构，并表明*SLC52A3*可能成为潜在的治疗靶点[5]。为促进OSA的早防、早筛和早治，未来需要更多的研究在OSA遗传表型上，特别是在心血管疾病患者中，对OSA易感基因进行更深入的研究。一项横断面研究纳入了559例高血压患者，针对该人群是否合并OSA进行了代谢组学和脂质组学分析[6]。研究人员整合了三种机器学习算法，选择了6种具有区分度的代谢物（包括5-羟基二十碳五烯酸、牛磺酸、组氨酸、溶血磷脂酸16：0、溶血磷脂酸胆碱18：0和二氢神经鞘脂），用于构建OSA的诊断和分类模型。在验证组数据集中，该模型的曲线下面积值为0.997，正确分类率为99.1%[6]。这项研究更新了我们对高血压合并OSA分子机制的认识，并为使用代谢组学诊断高血压患者的OSA提供了新的思路。

3.11.3　治疗进展

心血管疾病优化治疗对OSA的影响

OSA与心血管并发症之间可能存在相互影响，但目前尚不清楚心血管疾病的优化治疗是否有助于改善OSA相关指标，如疾病严重程度和血氧饱和度。国内学者进行了一项Meta分析[7]，纳入了14项大型研究（含随机对照研究、病例对照研究和队列研究）。结果显示，使用利尿剂和醛固酮-血管紧张素抑制剂等4周以上能够显著改善高血压合并OSA患者的严重程度（如呼吸暂停低通气指数和氧减指数的下降），同时还能改善夜间血氧水平[7]。

3.11.4　预后研究进展

3.11.4.1　OSA性别差异影响急性冠脉综合征（ACS）预后

在一项国内前瞻性队列研究中[8]，连续招募接受了便携式睡眠呼吸监测的ACS患者共2160例，其中1014例（46.9%）患有OSA（呼吸暂停低通气指数≥15次/小时）。女性和男性中OSA的患病率分别为43.0%和54.4%。在中位随访2.9年，合并OSA组的主要不良心脑血管事件（MACCE）累积发生率明显高于非OSA组（22.4% vs 17.7%；HR＝1.29，95%CI：1.04～1.59，P＝0.018）。其中，MACCE为心血管死亡、心肌梗死、卒中、缺血驱动的血运重建、因不稳定型心绞痛或心力衰竭再住院组成的复合终点事件。该研究还发现，OSA与女性MACCE风险增加有关（28.1% vs 18.8%；HR＝1.68，95%CI：1.02～2.78，P＝0.042），但与男性MACCE风险增加无关（21.6% vs 17.5%；HR＝1.22，95% CI：0.96～1.54，P＝0.10）。该研究表明，ACS女性患者更不应忽视OSA的筛查，以进一步采取更优化的针对性干预策略。

3.11.4.2　OSA体重差异对急性冠脉综合征预后的影响

OSA与肥胖之间存在紧密关系，但肥胖对急性冠脉综合征患者中OSA的预后意义尚不明确。一项前瞻性研究纳入了年龄在18～85岁的急性冠脉综合征患者[9]，这些患者在临床稳定后接受了便携式睡眠呼吸监测。研究将OSA定义为阻塞性睡眠呼吸暂停低通气指数≥15次/小时，并以心血管死亡、急性冠脉综合征再住院、卒中、缺血驱动的血运重建或因心力衰竭再住院的主要不良心脑血管事件作为主要研究终点。在入选的1920名患者中（84.5%为男性；平均年龄为56.4岁），1013例（52.8%）患有OSA，718例（37.4%）有肥胖（BMI≥28kg/m^2）。在中位随访2.9年期间，尽管非肥胖患者的OSA患病率低于肥胖患者（43.9% vs 67.5%，$P<0.001$），但OSA仅在非肥胖患者中能独立预测MACCE的发生（HR＝1.34，$P=0.03$），而在肥胖患者中这种关联不显著（HR＝1.10，$P=0.58$），且肥胖和OSA之间无交互作用（$P=0.35$）。此外，研究还发现，非肥胖患者中与OSA相关的风险增加可能是由于更多的再住院和缺血驱动的血管重建。综上所述，该研究强调了在非肥胖急性冠脉综合征患者中识别OSA的重要性，并提出有必要进一步验证积极干预这类患者是否有助于预防远期心血管事件的发生。

3.11.4.3　睡眠呼吸障碍表型对肺动脉高压预后的影响

国内一项研究利用夜间监测的心肺信号对动脉型肺动脉高压（PAH）患者进行聚类分类，探究睡眠呼吸障碍（SDB）不同表型对PAH患者预后的影响[10]。该研究基于ClinicalTrial.gov注册的肺动脉高压-OSA队列（NCT05566002），连续招募了接受右心导管检查和夜间睡眠呼吸监测的PAH患者共386例（平均年龄为44.7±17.0岁，男性患者占46.6%）。聚类分析鉴别出三种不同的PAH患者表型：聚类1（n＝182）无SDB；聚类2（n＝125）表现为OSA，但无明显的低氧血症（T90不高）；聚类3（n＝79）表现为夜间严重低氧（T90高）及多数存在OSA。与聚类1相比，聚类3的PAH患者与临床恶化事件发生风险的增加独立相关（HR＝1.96，95%CI：1.08～3.56，$P=0.027$）。K-M曲线显示，在聚类3中，PAH相关的临床恶化事件和死亡风险（26.6%）显著高于聚类1（12.6%）和聚类2（19.2%）（log-rank $P=0.024$）。此外，Logistic回归分析显示左室质量指数为PAH患者聚类3的独立危险因素（OR＝1.01，95%CI：1.00～1.02，$P=0.004$）[10]。因此，在PAH患者中，严重夜间低氧血症及OSA与无并发SDB的患者相比，其临床预后更差。个体化的治疗策略，特别是针对PAH的夜间睡眠血氧水平的动态监测和治疗达标管理，或有利于改善此类患者的临床结局。

3.11.5　指南与专家共识

3.11.5.1　成人OSA早筛和管理共识

OSA是常见的睡眠呼吸疾病，高危因素包括男性、年龄增加、异常上气道和颌面结构、肥胖、不良生活方式、遗传因素和药物使用。OSA与高血压、冠心病、卒中、糖尿病等全身多系统疾病密切相关，增加医疗费用和社会负担。

为了解决OSA高患病率和低诊治率问题，中华医学会呼吸分会睡眠呼吸障碍学组和中国医学装备协会呼吸病学装备技术专业委员会睡眠呼吸设备学组于2022年制定了《成人阻塞性睡眠呼吸暂停高危人群筛查与管理专家共识》（简称《共识》）[11]。《共识》强调，OSA高危人群的筛查对象包括具有OSA患病危险因素、相关合并疾病和相关职业风险的人群。《共识》推荐基层医疗机构、体检中心和医院相关科室进行筛查；明确了不同场景和人群中筛查OSA的工具、方法和流程；强调OSA高危人群需使用医用级睡眠监测设备进行诊断；对于确诊的OSA患者，强调全面的生活方式干预的重要性；治疗方案应个体化，气道正压通气是优先选择，口腔矫治器、体位治疗和外科手术也可作为治疗选项；推荐建立规范的患者随访制度，定期评估临床干预效果。

3.11.5.2　便携式监测规范应用共识

随着家庭睡眠呼吸暂停监测（HSAT）技术的进步和家庭诊疗模式的普及，HSAT设备在成人OSA诊断中得到广泛应用。

中华医学会呼吸病学分会睡眠呼吸障碍学组和中国医学装备协会呼吸病学装备技术专业委员会睡眠呼吸设备学组制定了《成人家庭睡眠呼吸暂停监测临床规范应用专家共识》[12]，以指导HSAT设备的规范应用。共识强调，HSAT需要结合全面的睡眠和临床评估进行OSA诊断；HSAT可用于诊断高风险中重度单纯OSA患者，但不能排除诊断；对于合并严重心肺疾病、脑血管疾病、神经肌肉疾病等伴发疾病或疑似合并其他类型睡眠疾病的患者，首选多导睡眠监测（PSG）。根据患者情况选择适宜的诊断工具。对于行动不便或病情危重需要尽快干预治疗的OSA患者，可考虑使用HSAT。HSAT可用于筛查合并存在心脑血管疾病等高危人群的OSA。对于OSA的非气道正压通气治疗，建议使用多通道诊断级别的HSAT或PSG评估疗效。由于HSAT监测设备的自动判读准确性有限，需要进行人工回顾判读。选择HSAT设备类型、正确解读结果以及制定诊疗方案应由睡眠专业医生指导实施。目前不推荐将消费者级别的睡眠监测设备用于成人OSA的诊断，因其缺乏足够的临床验证。

3.11.6　小结

OSA是一种常见的睡眠呼吸障碍[13]，全球范围内有约9.36亿人患有睡眠呼吸暂停[14]。睡眠健康被视为心血管健康的重要组成部分，2022年被美国心脏病学会列为“生命八大要素”之一[15]；越来越多的循证证据表明OSA与心血管疾病密切相关，是导致各种心血管疾病的一个可纠正的重要危险因素，并且与不良预后有关[16]。

全球范围内，心血管疾病患者中对于OSA的认知不足以及干预意识的欠缺是普遍存在的问题。国内外研究表明，早期筛查和治疗OSA有利于降低心血管疾病患者的医疗费用、缩短住院时长以及改善近远期预后等[1, 17]。因此，为了应对认知率和干预率不足的问题，有必要提供培训和技术支持，鼓励更多医院开展OSA诊疗服务，特别是夜间睡眠呼吸监测和无创正压通气治疗。同时，应合理分配医疗资源，包括设备、人力和资金等方面的支持，以减少患者接受诊治的等待时间，提高医疗服务可及性，促进各级医院OSA诊疗能力的持续改善，稳步提升心血管疾病患者OSA诊疗效率和质量。

（执笔人：赵　青　黄志华　审稿人：柳志红）

参考文献

[1] KIRK J, WICKWIRE EM, SOMERS VK, et al. Undiagnosed obstructive sleep apnea increases risk of hospitalization among a racially diverse group of older adults with comorbid cardiovascular disease [J]. J Clin Sleep Med, 2023, 19 (7): 1175-1181.

[2] XU Y, YE Z, WANG B, et al. Novel insights into the predictors of obstructive sleep apnea syndrome in patients with chronic coronary syndrome: development of a predicting model [J]. Oxid Med Cell Longev, 2022, 2022: 5497134.

[3] HU M, DUAN A, HUANG Z, et al. Development and validation of a nomogram for predicting obstructive sleep apnea in patients with pulmonary arterial hypertension [J]. Nat Sci Sleep, 2022, 14: 1375-1386.

[4] YANG W, CAI X, HU J, et al. The metabolic score for insulin resistance (METS-IR) predicts cardiovascular disease and its subtypes in patients with hypertension and obstructive sleep apnea [J]. Clin Epidemiol, 2023, 15: 177-189.

[5] XU H, LIU F, LI Z, et al. Genome-Wide Association Study of obstructive sleep apnea and Objective Sleep-related Traits identifies novel risk loci in Han Chinese individuals [J]. Am J Respir Crit Care Med, 2022, 206 (12): 1534-1545.

[6] DU Z, SUN H, DU Y, et al. Comprehensive metabolomics and machine learning identify profound oxidative stress and inflammation signatures in hypertensive patients with obstructive sleep apnea [J]. Antioxidants (Basel), 2022, 11 (10): 1946.

[7] LIN R, ZHANG Y, YAN W, et al. Effect of different anti-cardiovascular disease treatments on the severity of obstructive sleep apnea [J]. J Sleep Res. 2024, 33 (2): e13965.

[8] WANG X, FAN J, GUO R, et al. Association of obstructive sleep apnoea with cardiovascular events in women and men with acute coronary syndrome [J]. Eur Respir J, 2023, 61 (1): 2201110.

[9] HAO W, WANG X, FAN J, et al. Prognostic implications of OSA in acute coronary syndrome by obesity status [J]. Chest, 2023, 164 (1): 219-230.

[10] HUANG Z, DUAN A, ZHAO Z, et al. Sleep-disordered breathing patterns and prognosis in pulmonary arterial hypertension: a cluster analysis of nocturnal cardiorespiratory signals [J]. Sleep Med, 2023, 113: 61-69.

[11] 中华医学会呼吸分会睡眠呼吸障碍学组，中国医学装备协会呼吸病学装备技术专业委员会睡眠呼吸设备学组. 成人阻塞性睡眠呼吸暂停高危人群筛查与管理专家共识[J]. 2022，16（8）：520-528.
[12] 中华医学会呼吸病学分会睡眠呼吸障碍学组，中国医学装备协会呼吸病学装备技术专业委员会睡眠呼吸设备学组. 成人家庭睡眠呼吸暂停监测临床规范应用专家共识[J]. 2022，45（2）：133-142.
[13] VEASEY S C，ROSEN I M. Obstructive sleep apnea in adults[J]. N Engl J Med，2019，380（15）：1442-1449.
[14] BENJAFIELD A V，AYAS N T，EASTWOOD P R，et al. Estimation of the global prevalence and burden of obstructive sleep apnoea：a literature-based analysis[J]. Lancet Respir Med，2019，7（8）：687-698.
[15] LLOYD-JONES D M，NING H，LABARTHE D，et al. Status of cardiovascular health in US adults and children using the American Heart Association's New "Life's Essential 8" Metrics：prevalence estimates from the National Health and Nutrition Examination Survey（NHANES），2013 Through 2018[J]. Circulation，2022，146（11）：822-835.
[16] YEGHIAZARIANS Y，JNEID H，TIETJENS J R，et al. Obstructive sleep apnea and cardiovascular disease：a scientific statement from the American Heart Association[J]. Circulation，2021，144（3）：e56-e67.
[17] SUEN C，WONG J，RYAN C M，et al. Prevalence of undiagnosed obstructive sleep apnea among patients hospitalized for cardiovascular disease and associated in-hospital outcomes：a scoping review[J]. J Clin Med，2020，9（4）：989.

3.12 肾脏病

3.12.1 住院患者总体情况

3.12.1.1 医院数量

HQMS数据显示，2022年在收治心血管疾病（不包括脑血管疾病）患者的医院中能诊断慢性肾脏病（CKD）、急性肾损伤（AKI）、开展血液透析、腹膜透析及持续肾脏替代治疗（CRRT）的医院分别为5375、4687、3260、1551及2663家，占比分别为95.2%、83.0%、57.7%、27.5%及47.2%；二级医院中上述各占比均低于三级医院（图3-12-1）。

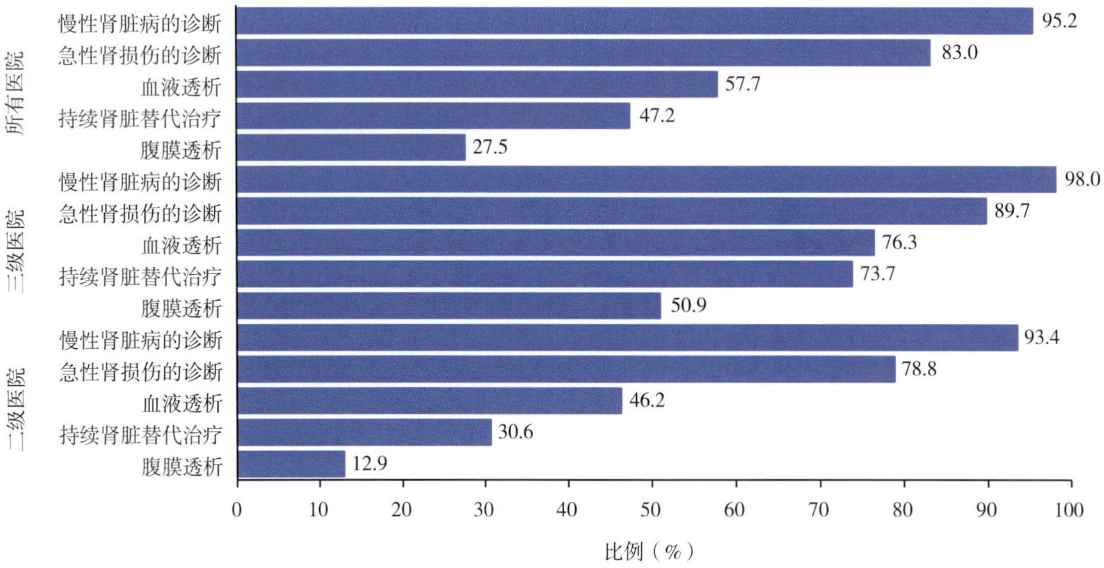

图3-12-1 2022年有能力收治CVD患者且能诊断肾脏病或行肾脏替代治疗的医院占比

3.12.1.2　患者数量及占比

2022年住院心血管疾病（CVD）患者中有621.1万例合并CKD、34.1万例合并AKI、81.5万例接受了血液透析、17.6万例接受了腹膜透析及16.0万例接受了CRRT，它们在同期住院CVD患者中的占比见图3-12-2。男女CVD患者中的CKD占比分别为13.5%及10.6%。不同年龄CVD患者中CKD占比见图3-12-3。心力衰竭、心房颤动、瓣膜性心脏病和急性心肌梗死患者中CKD占比分别为21.0%、17.6%、17.0%和15.6%（图3-12-4）。

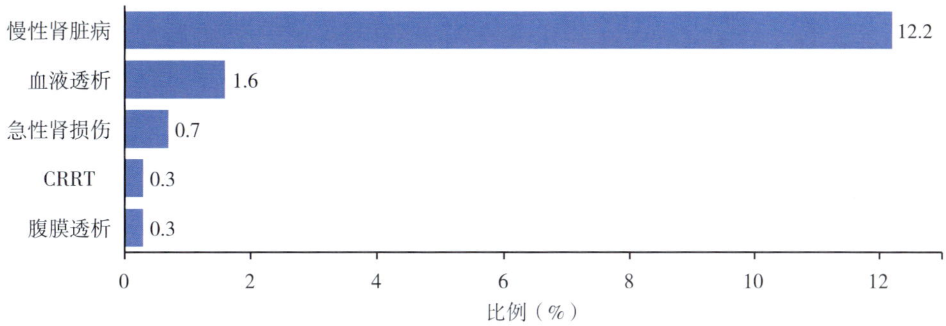

图3-12-2　2022年住院CVD患者中肾脏病及进行肾脏替代治疗的占比

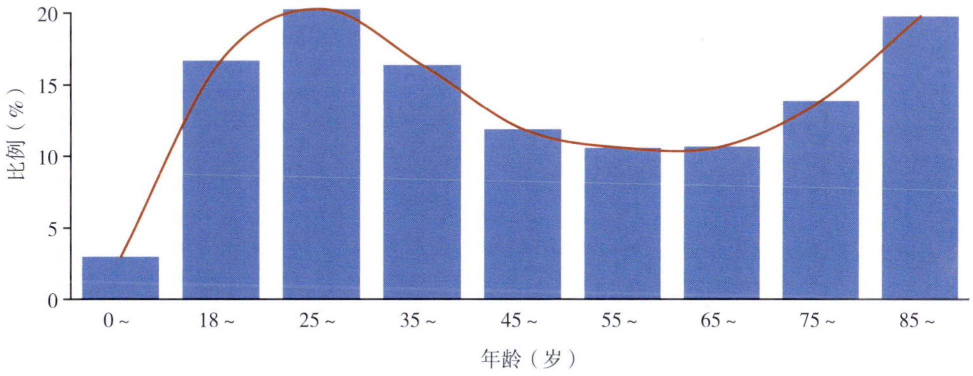

图3-12-3　2022年住院CVD患者中按年龄分布的CKD占比

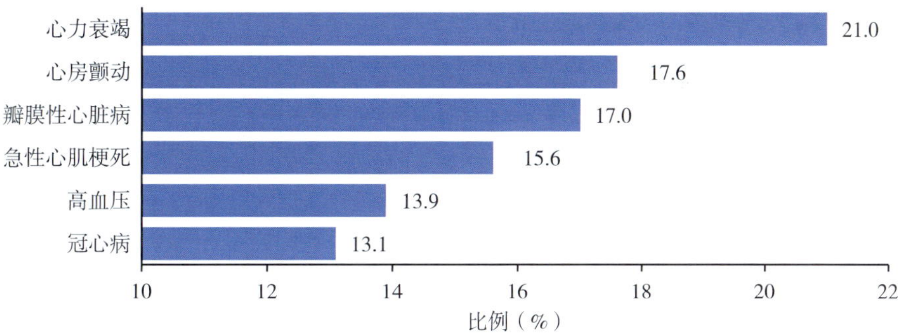

图3-12-4　2022年不同类型住院CVD患者中合并CKD的占比

3.12.1.3　患者特征

2022年CVD合并CKD住院患者平均年龄为66.5±15.4岁，男性占60.7%；而非CKD患者平均年龄为64.1±16.6岁（图3-12-5）。在CKD患者中，69.3%诊断为慢性肾功能不全或慢性肾衰竭。CKD患者中合并高血压、糖尿病及肾动脉狭窄的占比分别为78.8%、32.6%及0.5%（图3-12-6）。

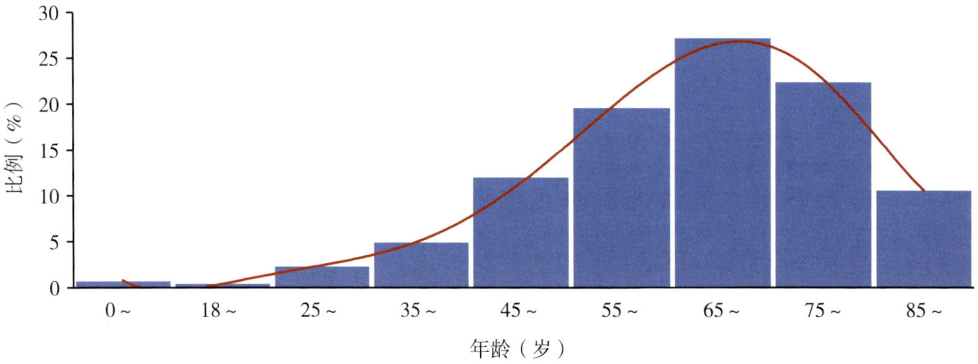

图3-12-5　2022年CVD合并CKD住院患者的年龄分布情况

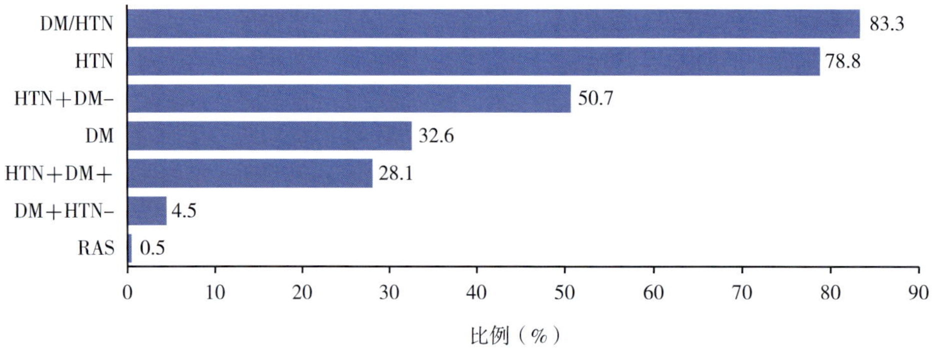

图3-12-6　2022年CVD合并CKD住院患者的糖尿病、高血压及肾动脉狭窄占比

注：DM，糖尿病；HTN，高血压；DM/HTN，糖尿病或高血压；HTN＋DM＋，同时合并糖尿病和高血压；HTN＋DM−，有高血压无糖尿病；DM＋HTN−，有糖尿病无高血压；RAS，肾动脉狭窄或闭塞。

3.12.1.4　住院结局

2022年住院CVD患者中，合并CKD者的住院死亡率、非康复离院（包括住院死亡或非医嘱离院）率、AKI发生率及住院天数均高于非合并CKD者，分别为2.5% vs 0.9%、10.6% vs 6.3%、1.1% vs 0.6%及8［IQR：5～12］天vs 7（IQR：4～11）天（图3-12-7）；而在CKD患者中，诊断为慢性肾衰竭的死亡率及非康复离院率均高于非肾衰竭者（图3-12-8）。

住院CVD患者中，发生AKI者的死亡率、非康复离院率及接受肾脏替代治疗率均高于非AKI者，分别为13.8% vs 1.0%、34.2% vs 6.7%和12.9% vs 2.1%（图3-12-9）。前者的住院时长也更长［9（IQR：5～16）天vs 7（IQR：4～11）天］。

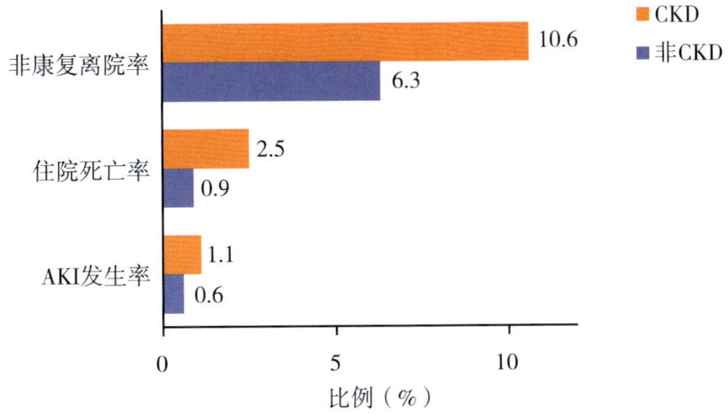

图3-12-7 2022年住院CVD患者伴及不伴CKD的住院死亡率、非康复离院率及急性肾损伤发生率

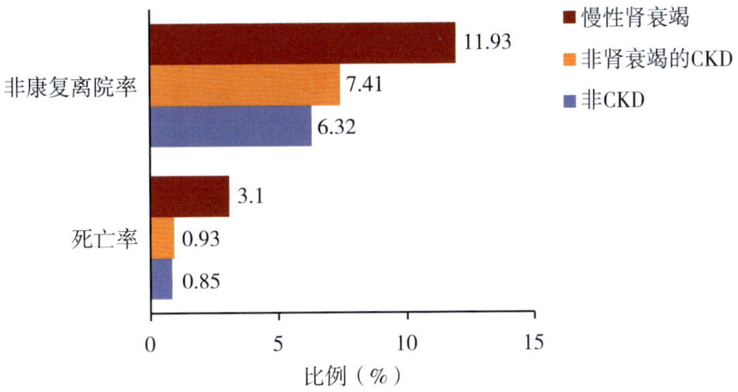

图3-12-8 2022年住院CVD患者伴慢性肾衰竭、非肾衰竭的CKD及非CKD者的死亡率和非康复离院率

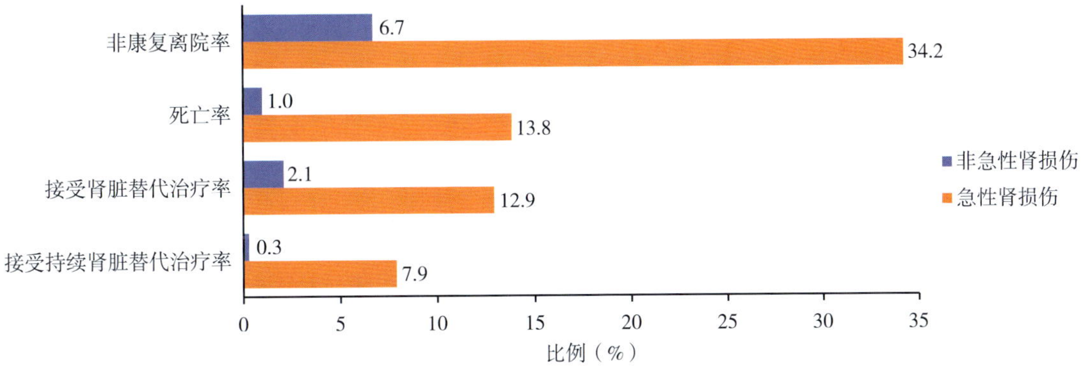

图3-12-9 2022年度住院CVD患者伴及不伴急性肾损伤的死亡率、非康复离院率及接受肾脏替代治疗率

3.12.2 诊疗研究进展

3.12.2.1 病因与诊断

（1）心房颤动与新发CKD

一项前瞻性队列研究[1]共纳入了110 855名开滦集团职工，中位随访13.5年，研究发现，在≤65岁人群中，心房颤动是新发CKD的危险因素（HR＝1.35，95%CI：1.04～1.76，P＝0.025），且心房颤动患者中CKD发病密度为18.48/1000人年。

（2）肾功能与心血管疾病风险

一项全国性注册登记研究，即中国心血管病医疗质量改善项目－急性冠脉综合征研究（CCC-ACS）[2]，共纳入61 545例住院急性冠脉综合征（ACS）患者，比较了不同的估算的肾小球滤过率（eGFR）公式对心肌梗死（MI）患者院内死亡预测能力：对于STEMI患者，梅奥公式对院内死亡预测能力最高。梅奥公式、Cockcroft-Gault（CG）公式、cMDRD公式及CKD-EPI公式的曲线下面积分别为0.782、0.768、0.740和0.767；而对于NSTEMI患者，梅奥公式的预测能力与CG公式和CKD-EPI公式相当。因此，梅奥公式可作为ACS患者住院不良事件的风险分层工具。一项基于中国人群生理常数与健康状况调查（CPCHC）的横断面研究[3]，在2007—2011年间共纳入全国6省（市）的12 986名受试者，研究发现，在肾功能正常或轻度异常的人群中，eGFR与10年动脉粥样硬化性心血管疾病（ASCVD）风险（China-PAR模型）显著负相关。eGFR的四分位组按由高至低分别记为Q1 ～ Q4，则Q2组［93.6 ～ 104.4ml/（min · 1.73m^2）］、Q3组［81.6 ～ 93.6ml/（min · 1.73m^2）］及Q4组［≤81.6ml/（min · 1.73m^2）］10年内发生ASCVD的风险分别为Q1组［≥104.4ml/（min · 1.73m^2）］的5.20（95%CI：3.90 ～ 6.94）、9.47（95%CI：7.15 ～ 12.53）和11.41（95%CI：8.61 ～ 15.12）倍。

（3）肾脏疾病患者的心血管钙化进展因素

一项全国多中心前瞻性队列研究，即中国透析钙化研究（CDCS）[4]，纳入1489例18 ～ 74岁接受规律血液透析或腹膜透析的患者，经4年随访，86.5%患者出现血管钙化进展，其中69.6%患者的冠状动脉钙化（CAC）、72.4%患者的腹主动脉钙化及33.4%患者的心脏瓣膜钙化有进展。年龄大和高水平的成纤维细胞生长因子23是各部位血管钙化进展的常见危险因素。钙、磷和iPTH全未达标者CAC进展概率高于均达标者。CAC进展与高全因死亡风险相关。

3.12.2.2　防治

（1）对于CKD的防治

1）他汀类药物治疗对于新发CKD的预防

上海一注册登记队列[5]，纳入2455位老年人，其中625人接受了他汀类药物治疗。随访3年后，他汀类药物治疗者的eGFR下降显著低于非他汀类药物治疗者［−7.11ml/（min · 1.73m^2）（95%CI：−8.10 ～ −6.11）vs −8.54ml/（min · 1.73m^2）（95%CI：−9.16 ～ −7.92）］及新发CKD风险也下降（HR＝0.73，95% CI：0.59 ～ 0.91）。经倾向性评分匹配后，结果一致。另一基于中国肾脏数据系统的回顾性研究[6]，经倾向性重叠加权法匹配相关因素，纳入初用及未用他汀类药物的糖尿病患者各7272人及12 586人，发现：他汀类药物治疗者的新发DKD及肾功能下降的风险均低于非他汀类药物治疗者，HR分别为0.72（95%CI：0.62 ～ 0.83）和0.60（95%CI：0.44 ～ 0.81）。且在他汀类药物治疗者中，治疗后低密度脂蛋白胆固醇（LDL-C）＜1.8mmol/L者新发DKD的风险低于LDL-C＞3.4mmol/L者（HR＝0.51，95%CI：0.32 ～ 0.81）。

2）非萘利酮对于糖尿病肾脏病（DKD）进展的防治

FIDELIO-DKD研究的中国亚组[7]共纳入372例DKD患者，分别随机分配至非萘利酮＋标准治疗及安慰剂＋标准治疗组，中位随访30个月，研究发现，非萘利酮组的一级终点（即肾脏联合终点，包括发生肾衰竭、eGFR较基线下降≥40%持续至少4周或肾病死亡）相对风险下降（RRR）为41%（HR＝0.59，95%CI：0.39 ～ 0.88，P＝0.009）、二级终点（即心血管联合终点，包括心血管死亡、非致死性心肌梗死、非致死性卒中或心衰住院）RRR为25%（HR＝0.75，95% CI：0.38 ～ 1.48，P＝0.408）。但非萘利酮组因高钾血症停药的发生率高于安慰剂组（4.3% vs 1.1%），其他不良反应在两组间一致。

（2）对于CVD的防治

1）PCI治疗与CKD患者症状和生活质量改善

一项前瞻性队列研究[8]连续纳入1076例冠脉慢性完全阻塞（CTO）且选择性进行PCI治疗的患者，研究发现，PCI成功后，eGFR≥30ml/（min · 1.73m^2）的CTO患者在术后1个月和1年呼吸困难和心绞痛症状均改善，但eGFR＜30ml/（min · 1.73m^2）患者仅在1个月时得到改善；术后1月及1年的生活质量（QOL）均显著改善，且改善程度在eGFR正常和低减的患者中相近。因此，成功的PCI术有效地改善了低eGFR的CTO患者的症状和生活质量。

2）CKD患者中房颤的抗凝治疗

一项对2012—2021年CKD4～5期合并房颤的2382例患者、中位随访2.3年的回顾性研究[9]发现，与服用维生素K拮抗剂（VKA）相比，服用新型口服抗凝药（DOACs）（包括达比加群、利伐沙班、阿哌沙班或艾多沙班）的全身血栓形成风险下降50%、缺血性卒中/系统性栓塞下降22%、大出血风险下降23%、出血性卒中风险下降48%、出血事件复合风险下降20%、eGFR下降＞50%风险下降25%、肌酐倍增风险下降20%和主要肾脏不良事件（MAKE）风险下降19%。

3.12.2.3　预后

（1）CKD患者中体力活动与预后

一项多中心前瞻性队列研究[10]，在2004—2008年纳入中国10个地区6676名CKD患者，中位随访11.99年，研究发现，体力活动可降低CKD患者全因死亡、CV死亡和CKD死亡的风险。总体力活动水平最高的和最低的三分位组相比，其全因死亡、CV死亡及CKD死亡风险比［HR（95%CI）］分别为0.61（0.47～0.80）、0.40（0.25～0.65）及0.25（0.07～0.85）。这种活动水平与结局的负相关性，在不同类型的体力活动（包括工作、交通及家务相关的体力活动，休闲活动除外）中及不同的体力活动强度（包括低强度＜3METs、中高强度≥3METs）下均存在。

（2）CKD患者中血压水平与预后

一项全国性多中心前瞻性队列研究[11]，2011—2016年纳入了12 523名未经降压治疗的CKD患者，随访43 970人年，研究发现，CKD患者中，血压≥130/90mmHg者心血管事件（包括心肌梗死、卒中、心衰住院或治疗以及心血管死亡）和肾脏事件（包括eGFR下降≥20%、终末期肾病和肾病死亡）风险显著增加，且这一风险随血压水平而增高。与收缩压90～119mmHg比较，收缩压为130～139mmHg的心血管和肾脏事件风险HR（95%CI）分别为1.60（1.06～2.43）和1.35（1.05～1.74）；与舒张压50～69mmHg相比，舒张压为90～99mmHg的心血管及肾脏事件风险分别为1.51（1.10～2.06）和1.40（1.11～1.76）。

（3）2型糖尿病患者中CKD表型与预后

一项多中心前瞻性队列研究[12]，共纳入19 025例2型糖尿病患者，中位随访3.06（1.76～4.24）年，研究发现，在2型糖尿病患者中，DKD不论是否合并白蛋白尿，均与心血管事件、死亡及CKD进展的风险增加相关；且在肾功能下降的DKD中，非白蛋白尿DKD约占一半。研究根据有无白蛋白尿（UACR≥30mg/g）和eGFR下降［eGFR＜60ml/（min·1.73m^2）］进行分组。与无DKD的糖尿病患者（Alb−/eGFR−）相比，兼有白蛋白尿及肾功下降的DKD（Alb＋/eGFR＋）、仅有白蛋白尿的DKD（Alb＋/eGFR−）及非白蛋白尿DKD（Alb−/eGFR＋）发生全因死亡、CV事件、心衰住院和CKD进展风险均增高，HR（95% CI）分别为3.26（2.43～4.38）、1.47（1.23～1.76）、5.50（3.63～8.34）和14.01（11.31～17.36），2.00（1.52～2.63）、1.19（1.02～1.40）、3.14（2.09～4.73）和3.77（3.05～4.66），1.59（1.04～2.44）、1.14（0.88～1.48）、3.08（1.82～5.21）和2.37（1.63～3.43）。另有一项基于中国心脏代谢疾病与癌症队列（4C）的研究[13]，2011—2016年间共纳入中国20多个社区的36 509例2型糖尿病患者，其中位随访3.2（2.9～4.7）年，也有类似的发现。

（4）缺血性心力衰竭患者中CKD与死亡

一项单中心前瞻性队列研究[14]纳入了2015至2019年间住院的1568名缺血性心力衰竭（IHF）患者，中位随访2.1年，发现CKD患者死亡风险显著高于非CKD患者［绝对风险：13.7/100人年 vs 6.1/100人年；相对风险：HR（95%CI）为1.35（1.03～1.76），$P=0.029$］。该研究提示应重视缺血性心力衰竭患者中的肾脏评估。

3.12.3　指南与专家共识

2022—2023年，国内专家根据慢性肾脏病及心血管疾病领域的新进展，制定并发布了多个指南或共识，以规范慢性肾脏病和慢性肾脏病患者中心血管疾病的预防和诊治，总结见表3-12-1。

表3-12-1　2022—2023年发布的慢性肾脏病领域相关指南与专家共识

发布时间	指南与专家共识名称
指南	
2022年	慢性肾脏病早期筛查、诊断及防治指南（2022年版）[15]
2022年	终末期糖尿病肾脏病肾替代治疗的中国指南[16]
2023年	中国慢性肾脏病早期评价与管理指南[17]
2023年	中国慢性肾脏病患者高血压管理指南[18]
2023年	中国糖尿病肾脏病基层管理指南[19]
专家共识	
2022年	高血压肾病诊断和治疗中国专家共识（2022）[20]
2022年	糖尿病肾脏疾病诊断、预后评估和生物标志物应用专家共识[21]
2022年	罗沙司他治疗肾性贫血中国专家共识[22]
2023年	非透析和透析慢性肾脏病患者高血压管理的中国专家共识[23]
2023年	血管紧张素受体-脑啡肽酶抑制剂在慢性肾脏病患者中应用的中国专家共识[24]
2023年	糖尿病肾脏疾病肾性贫血认识与管理中国专家共识[25]
2023年	慢性肾脏病合并非瓣膜性心房颤动患者抗凝管理的专家共识[26]

3.12.4　小结

2022—2023年在中国人群中进行的CKD和CVD的研究涉及了CKD患者的CVD及其预后、CKD及其指标对于心血管事件及其预后的影响、CVD及其治疗对于CKD的影响三方面。虽然研究不多、研究质量也有待进一步提高，但仍可看到CKD和CVD间全面而深刻的相互影响，涉及CKD/CVD的发生发展、诊断、预测、治疗及预后等多方面，所以对CKD和CVD应强调共同管理，即同防同筛、同诊同治。

遗憾的是，从HQMS数据看，我国住院CVD患者中CKD及AKI患病率高且偏重，但诊断率尚不足且分期不清，提示我国二级和三级医院对住院CVD患者中CKD和AKI的识别和诊断能力尚待提升。另外，合并肾脏病（CKD和/或AKI）的住院CVD患者，其住院死亡及非康复离院风险远高于非肾脏病患者，因此对CVD合并肾脏病的管理和质控亟须提高。

（执笔人：蔡建芳　刘莉莉　林伟锋　刘雪姣　程兆晶　焦圆圆　审稿人：李学旺）

参考文献

［1］张爱丽，侯旗旗，韩全乐，等．中国北方人群心房颤动与新发慢性肾脏病发病风险的相关性研究［J］．中国全科医学，2023，26（36）：1-7.

［2］LIN Y W，HUANG J L，WEI X B，et al．Estimated glomerular filtration rate derived from different formulas and prognosis in acute coronary syndrome：findings from the improving care for cardiovascular disease in China-acute coronary syndrome project［J］．Am J Med Sci，2022，364（5）：565-574.

［3］CHEN F，LIU J，HAN S，et al．Association between 10-Year atherosclerotic cardiovascular disease risk and estimated glomerular filtration rate in Chinese people with normal to slightly reduced kidney function：across-sectional study［J］．Int J Environ Res Public Health，2022，19（23）：16300.

［4］ZHANG H，LI G，YU X，et al．Progression of vascular calcification and clinical outcomes in patients receiving maintenance dialysis［J］．JAMA Netw Open，2023，6（5）：e2310909.

[5] ZHAO M M，REN L B，ZHOU Z T，et al．The association between statin use and risk of chronic kidney disease in community-dwelling older people in Shanghai，China [J]．Clin Epidemiol，2022，14：779-788．

[6] ZHOU S Y，SU L C，XU R Q，et al．Statin initiation and risk of incident kidney disease in patients with diabetes [J]．CMAJ，2023，195（21）：E729-E738．

[7] ZHANG H T，XIE J Y，HAO C M，et al．Finerenone in patients with chronic kidney disease and type 2 diabetes：the FIDELIO-DKD subgroup from China [J]．Kidney Dis（Basel），2023，9（6）：498-506．

[8] ZHAO S，CHEN Y，ZHU B，et al．Percutaneous coronary intervention improves quality of life of patients with chronic total occlusion and low estimated glomerular filtration rate [J]．Front Cardiovasc Med，2022，9：1019688．

[9] LIN Y，CHAO T F，TSAI M L，et al．Cardiovascular and renal outcomes in patients with atrial fibrillation and stage 4-5 chronic kidney disease receiving direct oral anticoagulants：a multicenter retrospective cohort study [J]．J Thromb Thrombolysis，2024，57（1）：89-100．

[10] 史可香，王雪，余灿清，等．慢性肾脏病患者中体力活动与死亡风险的前瞻性关联研究 [J]．中华流行病学杂志，2023，44（5）：720-726．

[11] WU S，LI M，LU J，et al．Blood pressure levels，cardiovascular events，and renal outcomes in chronic kidney disease without antihypertensive therapy：a nationwide population-based cohort study [J]．Hypertension，2023，80（3）：640-649．

[12] JIN Q，ANDREA O L，ERIC S H L，et al．Nonalbuminuric diabetic kidney disease and risk of all-cause mortality and cardiovascular and kidney outcomes in type 2 diabetes：findings from the Hong Kong diabetes biobank [J]．Am J Kidney Dis，2022，80（2）：196-206．

[13] NUI J Y，ZHANG XY，LI M，et al．Risk of cardiovascular disease，death，and renal progression in diabetes according to albuminuria and estimated glomerular filtration rate [J]．Diabetes Metab，2023，49（2）：101420．

[14] WU Z，XU L，CAI A，et al．The prognostic significance of chronic kidney disease on the all-cause death of Ischemic heart failure in the Chinese population：a prospective cohort study [J]．Cardiorenal Med，2022，12（2）：61-70．

[15] 上海市肾内科临床质量控制中心专家组．慢性肾脏病早期筛查、诊断及防治指南（2022年版）[J]．中华肾脏病杂志，2022，38（1）：453-464．

[16] 中华医学会肾脏病学分会专家组．终末期糖尿病肾脏病肾替代治疗的中国指南 [J]．中华肾脏病杂志，2022，38（1）：62-75．

[17] 中华预防医学会肾脏病预防与控制专业委员会．中国慢性肾脏病早期评价与管理指南 [J]．中华内科杂志，2023，62（8）：902-930．

[18] 中华医学会肾脏病学分会专家组．中国慢性肾脏病患者高血压管理指南 [J]．中华肾脏病杂志，2023，39（1）：48-80．

[19] 中华医学会全科医学分会，《中国糖尿病肾脏病基层管理指南》编写专家组．中国糖尿病肾脏病基层管理指南 [J]．中华全科医学杂志，2023，22（2）：146-157．

[20] 高血压肾病诊治中国专家共识组成员．高血压肾病诊断和治疗中国专家共识（2022）[J]．中华高血压杂志，2022，30（4）：307-317．

[21] 中华医学会肾脏病分会专家组．糖尿病肾脏疾病诊断、预后评估和生物标志物应用专家共识 [J]．中华肾脏病杂志，2022，38（8）：771-784．

[22] 中国研究型医院学会肾脏病学专业委员会．罗沙司他治疗肾性贫血中国专家共识 [J]．中国医学杂志，2022，102（24）：1802-1810．

[23] 慢性肾脏病高血压管理共识专家组．非透析和透析慢性肾脏病患者高血压管理的中国专家共识 [J]．中华内科杂志，2023，62（7）：748-774．

[24] 血管紧张素受体-脑啡肽酶抑制剂在慢性肾脏病患者中应用的中国专家共识组．血管紧张素受体-脑啡肽酶抑制剂在慢性肾脏病患者中应用的中国专家共识 [J]．中国血液净化，2023，22（4）：241-253．

[25] 中国病理生理学肾脏病专业委员会糖尿病肾脏疾病贫血共识专家组．糖尿病肾脏疾病肾性贫血认识与管理中国专家共识 [J]．中华内科杂志，2023，39（3）：229-244．

[26] 慢性肾脏病非瓣膜心房颤动抗凝管理工作组．慢性肾脏病合并非瓣膜性心房颤动患者抗凝管理的专家共识 [J]．中国血液净化，2023，22（8）：561-573．

3.13 脑血管疾病

3.13.1 卒中

3.13.1.1 住院患者特点

HQMS数据显示，2022年收治卒中住院患者（出院诊断包含脑梗死、脑出血或蛛网膜下腔出血）的医院有5501家，其中三级医院2133家、二级医院3368家。

2022年收治卒中住院患者1276.2万人次，其中脑梗死患者占92.7%。收治的所有卒中患者中，出院主要诊断为卒中的患者占49.7%。

卒中住院患者的平均年龄为68.5±12.0岁，其中脑梗死、脑出血和蛛网膜下腔出血住院患者的平均年龄分别为69.1±11.5岁、62.8±14.3岁和60.3±16.0岁。卒中住院患者年龄分布情况见图3-13-1。脑梗死和脑出血患者以男性居多，占比分别为56.1%和63.0%，而蛛网膜下腔出血患者女性占比略高（51.2%）。

高血压、冠心病和糖尿病是卒中住院患者最常见的合并症，占比分别为66.6%、29.1%和25.6%（图3-13-2）。

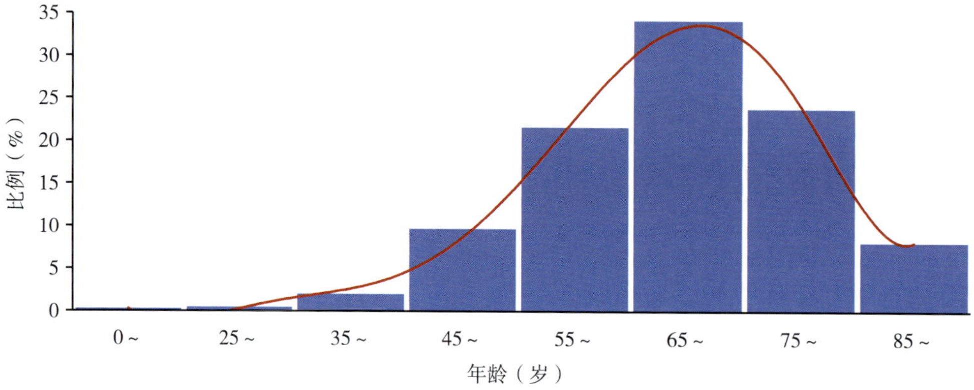

图3-13-1 卒中住院患者的年龄分布

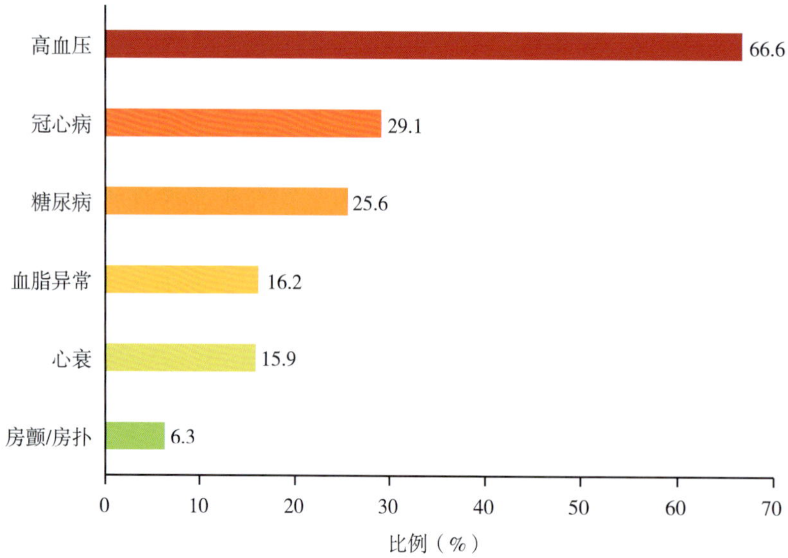

图3-13-2 卒中住院患者合并疾病情况

3.13.1.2　住院结局

卒中住院患者的住院死亡率为1.3%，非康复离院率为8.6%，不同类型卒中患者的住院结局见图3-13-3。

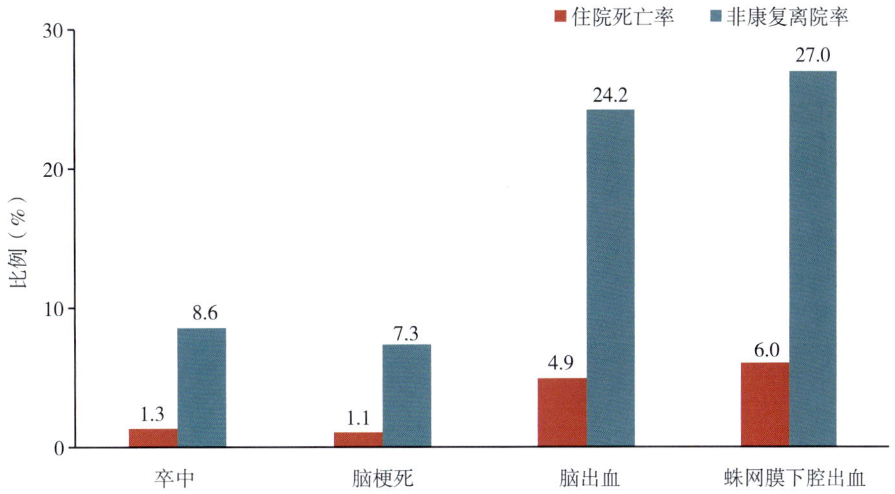

图3-13-3　不同类型卒中患者住院结局

3.13.2　心脏病合并脑血管疾病

3.13.2.1　住院患者特点

HQMS数据显示，2022年收治心脏病合并脑血管疾病住院患者的医院共有5213家，占HQMS中开展心脏病诊疗服务医院数量的93.9%。其中三级医院2035家、二级医院3178家。

心脏病合并脑血管疾病患者需同时满足如下条件：①出院诊断包含冠心病、房颤、经皮冠状动脉介入治疗（PCI）或冠状动脉旁路移植术（CABG）。②出院诊断包含脑梗死、脑出血、蛛网膜下腔出血或短暂性脑缺血发作（TIA）。

2022年出院诊断包含冠心病的1715.9万例住院患者中，合并脑血管疾病的比例为30.1%。351.3万例出院诊断包含房颤或房扑患者中合并脑血管疾病的比例为33.0%。342.9万例接受PCI术的患者中合并脑血管疾病的比例为15.3%。5.5万例接受CABG手术的患者中合并脑血管疾病的比例为19.6%。

3.13.2.2　住院结局

心脏病合并脑血管疾病患者的住院死亡率和非康复离院（离院方式为住院死亡或非医嘱离院）率均高于未合并脑血管疾病患者（图3-13-4和图3-13-5）。

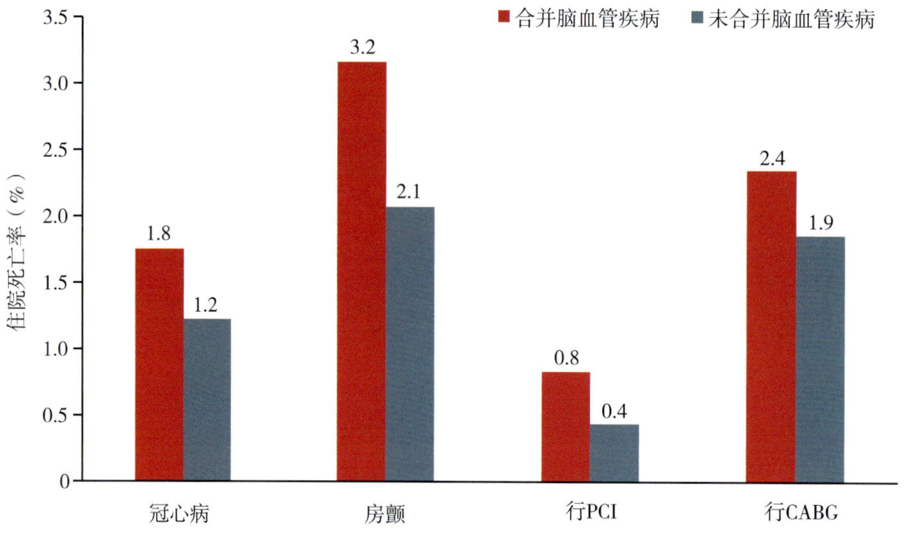

图3-13-4　合并脑血管疾病与未合并脑血管疾病的心脏病患者住院死亡率

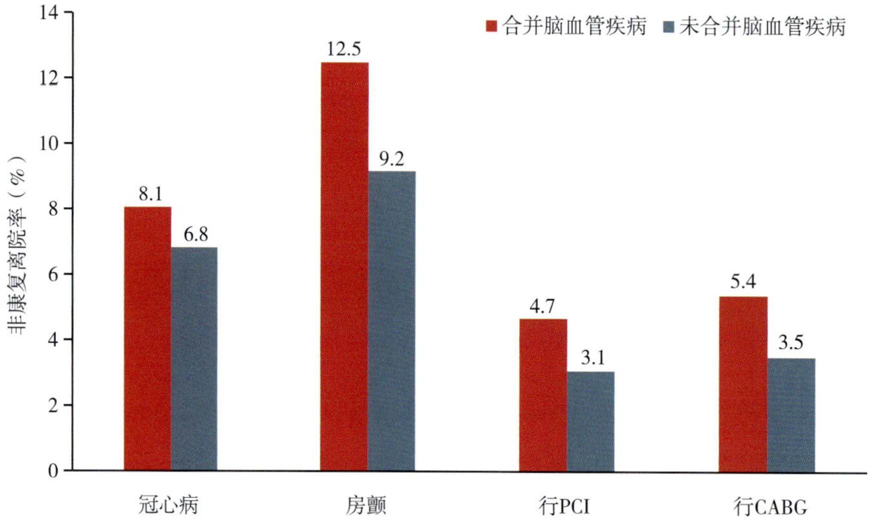

图3-13-5　合并脑血管疾病与未合并脑血管疾病的心脏病患者非康复离院率

3.13.3　脑血管疾病诊疗研究进展

3.13.3.1　诊断类研究

关于脑血管疾病诊断，多借助于临床、超声、放射影像资料优化诊断。

一项纳入132例急性基底动脉闭塞患者的研究结果显示[1]，构建以磁共振弥散加权成像（DWI）为基础的临床结合放射组学特征机器学习模型，能够有效评估患者无效再通发生，训练队列中受试者工作特征性曲线下面积为0.897（95%CI：0.837～0.958），验证队列中为0.935（95%CI：0.833～1.000），优于放射组学预测模型。

另一项纳入227名近期发生缺血性卒中或短暂性脑缺血发作患者的研究结果显示[2]，与二维高分辨率多对比度磁共振成像（2D-MC MRI）相比，三维多回波重组梯度回波磁共振（3D MERGE MR）识别进展期病变的敏感性、特异性和准确性分别为95.0%（95%CI：91.8%～97.2%）、86.9%（95%CI：

81.4%～92.0%)、93.8%(95%CI：91.1%～95.8%)，提示3D MERGE MR是一种颇具前景的诊断筛查工具。

3.13.3.2　治疗类研究

（1）手术治疗

1）症状性颈动脉或大脑中动脉闭塞的开放手术治疗

中国13家医学中心联合开展的一项开放标签、盲法评估的随机对照临床试验共纳入了324例既往12个月内出现TIA或非致残性缺血性卒中的慢性颈动脉或大脑中动脉闭塞患者，且CT灌注成像显示患侧大脑中动脉区域的平均通过时间（MTT）＞4s或相对脑血流量（rCBF，患侧/对侧）＜0.95。按照1∶1的比例，将患者随机分为颅内外血管搭桥手术治疗联合药物治疗组（手术组，161例）和单纯药物治疗组（药物组，163例），主要研究结局是30天内卒中/死亡或30天至2年的同侧缺血性卒中[3]。研究发现，手术组的主要研究结局发生率为8.6%，低于药物组的12.3%，但两组相比无统计学差异（HR＝0.71，95%CI：0.33～1.54，P＝0.39）。在9个次要结局中，也未显示出两组的统计学差异。研究结果提示，对于症状性颈动脉或大脑中动脉闭塞的患者，在药物治疗的基础上进行搭桥手术并不能降低30天内卒中/死亡或30天至2年的同侧缺血性卒中事件发生的危险性。

2）症状性重度颅内动脉狭窄的血管内治疗（EVT）

中国8家医学中心联合开展的一项开放标签、盲法评估的随机对照临床试验共纳入380例脑缺血事件发作超过3周，表现为TIA或非致残、非穿支区缺血性卒中，狭窄程度为重度（70%～99%）的颅内动脉粥样硬化性狭窄患者，按照1∶1的比例随机分为支架联合药物治疗和单纯药物治疗两组，主要结局是30天内卒中/死亡，或30天至1年的责任血管区域卒中[4]。在380例患者中，最终确认358例患者符合入组条件并完成了试验，其中支架联合药物治疗组为176例、单纯药物治疗组为182例。在主要结局中，支架联合药物治疗与单纯药物治疗相比，无显著的统计学差异（8.0% vs 7.2%，HR＝1.10，95%CI：0.52～2.35，P＝0.82）。在5个次要结局中，也均未显示出显著的统计学差异。研究结果并不支持对于症状性重度颅内动脉狭窄患者在药物治疗的基础上增加血管成形术和支架植入治疗。

3）急性大核心梗死卒中的血管内治疗

中国46家医学中心联合开展的一项前瞻性、开放标签、随机对照临床试验共纳入456例发生前循环大血管急性闭塞，并且Alberta卒中项目早期CT评分为3～5分或梗死核心体积为70～100ml的患者[5]。研究按1∶1的比例将其随机分配至EVT联合药物治疗组（231例）或单纯药物治疗组（225例）。两组均有约28%的患者接受静脉溶栓治疗。第90天时，观察到改良Rankin量表评分分布情况向更优结局变化，血管内治疗优于单纯药物治疗（OR＝1.37，95%CI：1.11～1.69，P＝0.004）。血管内治疗组有14例（6.1%）和药物治疗组有6例（2.7%）发生症状性颅内出血，两组分别有113例（49.1%）和39例（17.3%）患者发生颅内出血。研究结果提示，大核心梗死患者在24h内接受血管内治疗的结局优于接受单纯药物治疗，但前者的颅内出血较多。

（2）物理治疗

1）急性中度缺血性卒中的远隔缺血适应治疗

中国55家医学中心联合开展的一项开放标签、盲法评估的随机对照临床试验，共纳入1893例急性中度缺血性卒中患者[6]，探讨远隔缺血适应治疗中度急性缺血性卒中的有效性与安全性。符合条件的患者在症状发作后48h内随机分配接受远隔缺血适应治疗（n＝922）或基于指南的常规治疗（n＝971）。主要终点为随机分组后第90天改良Rankin量表（mRS）评分≤1的患者占比。研究显示，在主要终点方面，远隔缺血适应治疗组有582例（67.4%）患者在90天内达到了良好的神经功能预后（mRS 0～1分），对照组566例（62.0%）（OR＝1.27，95%CI：1.05～1.54，P＝0.02）。二组任何不良事件的发生比例分别为6.8%和5.6%，无显著差异。研究结果提示，对于急性中度缺血性卒中患者，与常规治疗相比，远隔缺血性适应治疗可以显著提高90天时神经功能优良的可能性。

2）症状性颅内动脉狭窄的远隔缺血适应治疗

中国84家医学中心联合开展的一项随机、双盲、对照临床试验共纳入3033例入组前30天内发生缺血性卒中或入组前15天内发生TIA的受试者，且缺血性卒中或TIA归因于颅内责任动脉狭窄且狭窄程度为50%～99%，主要终点为首次发生缺血性卒中的时间[7]。该研究中，远隔缺血适应组1517例，对照组1516例。在依从远隔缺血适应的受试者中，长程远隔缺血适应治疗并不能降低主要终点结局发生（试验组16.9% vs 对照组19.0%，HR＝0.87，95%CI：0.74～1.03，P＝0.12）。研究结果提示，远端缺血适应治疗不能降低症状性颅内动脉狭窄患者的卒中再发风险。

（3）药物治疗

1）替奈普酶与阿替普酶治疗急性缺血性卒中的比较

一项前瞻性、随机、开放、盲终点、对照试验，纳入中国53个医学中心招募的美国国立卫生研究院卒中量表（National Institute of Health Stroke Scale，NIHSS）评分5～25、发病＜4.5h的患者[8]。符合静脉替奈普酶治疗但不符合血管内血栓切除术条件的患者，按1∶1比例接受替奈普酶或阿替普酶静脉注射。主要疗效结局是治疗后90天改良Rankin评分0～1分的患者比例，主要安全结局是发病后36h内出现症状性颅内出血。研究招募了1430例患者，其中替奈普酶组716例、阿替普酶组714例。替奈普酶组患者主要结局发生率为62%，而阿替普酶组为58%（RR＝1.07，95%CI：0.98～1.16）；两组患者次要结局的发生率分别为2%和2%（RR＝1.18，95%CI：0.56～2.50），同时两组患者90天内病死率分别为7%和5%（RR＝1.31，95%CI：0.86～2.01）。研究结果提示，在中国人群中，替奈普酶治疗发病4.5h内的急性缺血性卒中患者的疗效非劣效于阿替普酶，且两种药物存在相似的安全性结局。

2）双联抗血小板与阿替普酶静脉溶栓治疗急性轻型非致残性卒中的比较

一项开放标签、盲终点、非劣效性随机对照临床试验，纳入从中国38家医院招募的NIHSS评分≤5分，单项评分≤1分，意识项评分0分，发病＜4.5h的轻型非致残性卒中患者[9]。将患者按1∶1的比例随机分配进入双联抗血小板组或阿替普酶组。主要终点指标是90天功能学预后良好，定义为改良Rankin评分0～1分。该研究最终纳入719例患者，369例进入双抗组，350例进入阿替普酶组。双抗组患者主要结局发生率为93.8%，而阿替普酶组为91.4%（风险差＝2.3%，95%CI：−1.5%～6.2%，非劣效性P＜0.001）。研究结果提示，对于发病4.5h内的轻型非致残性卒中患者，双联抗血小板治疗在90天的良好功能结局方面非劣效于静脉注射阿替普酶。

3）阿加曲班联合阿替普酶治疗急性缺血性卒中的安全有效性

一项开放标签、盲终点、随机临床试验，纳入从中国50家医院中心招募的696例发病4.5h内的急性缺血性卒中患者，其中阿加曲班联合阿替普酶组329例，单用阿替普酶组367例[10]。研究主要结局为90天时神经功能预后良好，定义为改良Rankin评分≤1分。随访结束时，阿加曲班联合阿替普酶组主要结局事件率为63.8%，而单用阿替普酶组为64.9%，二组相比无统计学差异（RR＝0.98，95%CI：0.88～1.10，P＝0.78）。研究结果提示，发病4.5h内阿替普酶静脉溶栓治疗的急性缺血性卒中患者，同时静脉滴注阿加曲班不能显著改善神经功能预后。

4）血管内血栓切除术前静脉注射替罗非班治疗大血管闭塞继发急性缺血性卒中的疗效

一项随机、双盲、安慰剂对照试验在中国55家医院实施，纳入了948例接受血管内取栓术的大血管闭塞急性缺血性卒中患者[11]。其中，血管内治疗前静脉注射替罗非班组463例，血管内治疗前静脉注射安慰剂组485例。主要结局是90天时的功能预后（通过改良Rankin量表评分定义）。替罗非班组与安慰剂组的90天改良Rankin评分中位数分别为3（1～4）和3（1～4）。与安慰剂相比，替罗非班功能预后良好的调整后共同OR＝1.08（95%CI：0.86～1.36）。研究结果表明，在接受血管内取栓术的大血管闭塞急性缺血性卒中患者中，与安慰剂相比，血管内治疗前静脉注射替罗非班治疗90天时功能预后无显著改善，研究结果不支持急性缺血性卒中血管内取栓前静脉注射替罗非班。

5）静脉注射替罗非班治疗无大、中血管闭塞的急性致残性卒中的疗效

一项在全国117家卒中中心开展的前瞻性、双盲、双模拟、随机对照临床研究共纳入无大、中血管闭塞的急性致残性卒中患者1177例，按照1∶1的比例随机分配到替罗非班组和阿司匹林组[12]。最终，606

（8）：640-650.

［11］QIU Z，LI F，SANG H，et al. Effect of intravenous tirofiban vs placebo before endovascular thrombectomy on functional outcomes in large vessel occlusion stroke：the RESCUE BT randomized clinical trial［J］. JAMA，2022，328（6）：543-553.

［12］ZI W，SONG J，KONG W，et al. Tirofiban for stroke without large or medium-sized vessel occlusion［J］. The New England Journal of Medicine，2023，388（22）：2025-2036.

［13］PAN Y，MENG X，YUAN B，et al. Indobufen versus aspirin in patients with acute ischaemic stroke in China（INSURE）：a randomised，double-blind，double-dummy，active control，non-inferiority trial［J］. Lancet Neurol，2023，22（6）：485-493.

［14］GAO Y，CHEN W，PAN Y，et al. Dual antiplatelet treatment up to 72 hours after ischemic stroke［J］. The New England Journal of Medicine，2023，389（26）：2413-2424.

［15］YANG P，SONG L，ZHANG Y，et al. Intensive blood pressure control after endovascular thrombectomy for acute ischaemic stroke（ENCHANTED2/MT）：a multicentre，open-label，blinded-endpoint，randomised controlled trial［J］. Lancet，2022，400（10363）：1585-1596.

［16］WANG T，XU J，WANG A，et al. Night-time diastolic blood pressure variability relates to stroke recurrence in patients who had ischaemic stroke with small artery occlusion［J］. Stroke and Vascular Neurology，2022，7（3）：237-244.

［17］WANG Y，LIU T，LI Y，et al. Triglyceride-glucose index，symptomatic intracranial artery stenosis and recurrence risk in minor stroke patients with hypertension［J］. Cardiovascular Diabetology，2023，22（1）：90.

［18］陈慧，陈思玎，朱之恺，等. 急性缺血性卒中患者行阿替普酶静脉溶栓治疗住院期间脑出血预测模型研究［J］. 中国卒中杂志，2023，18（5）：547-555.

［19］HUNG Z X，LIN J，HAN Y，et al. Prognostic factors for acute vertebrobasilar artery occlusion-reperfusion：a multicenter retrospective cohort study［J］. International Journal of Surgery（London，England），2023，109（8）：2303-2311.

［20］TAO C，QURESHI A I，YIN Y，et al. Endovascular treatment versus best medical management in acute basilar artery occlusion strokes：results from the ATTENTION multicenter registry［J］. Circulation，2022，146（1）：6-17.

［21］DUAN Y，XU H，LI B，et al. Effects of left atrial appendage surgical treatment on the incidence of ischemic cerebrovascular accidents in patients with atrial fibrillation undergoing cardiac surgery［J］. The Journal of Thoracic and Cardiovascular Surgery，2022，164（4）：1106-1116.

［22］ZHANG J，LI X，TIAN R，et al. Outcomes of cerebral embolic protection for bicuspid aortic valve stenosis undergoing transcatheter aortic valve replacement［J］. J Am Heart Assoc，2023，12（12）：e028890.

［23］SU F，GAO C，LIU J，et al. Periprocedural outcomes associated with use of a left atrial appendage occlusion device in China［J］. JAMA Netw Open，2022，5（5）：e2214594.

［24］WANG C J，GU H Q，ZONG L X，et al. Effectiveness of a quality improvement intervention on reperfusion treatment for patients with acute ischemic stroke［J］. JAMA Netw Open，2023，6（6）：e2316465.

［25］ZHONG W S，LIN L T，GONG X X，et al. Evaluation of a multicomponent intervention to shorten thrombolytic door-to-needle time in stroke patients in China（MISSION）：A cluster-randomized controlled trial［J］. PLoS Medicine，2022，19（7）：e1004034.

［26］中华医学会神经病学分会脑血管病学组. 中国缺血性卒中和短暂性脑缺血发作二级预防指南2022［J］. 中华神经科杂志，2022，55（10）：1071-1110.

［27］中华医学会神经病学分会脑血管病学组，中华医学会神经病学分会神经血管介入协作组. 中国急性缺血性卒中早期血管内介入诊疗指南2022［J］. 中华神经科杂志，2022，55（6）：565-580.

［28］中华医学会神经病学分会脑血管病学组. 中国脑小血管病诊治指南2020［J］. 中华神经科杂志，2022，55（8）：807-818.

［29］中国研究型医院学会介入神经病学专业委员会. 中国急性大动脉闭塞性卒中介入治疗技术策略专家共识［J］. 中华内科杂志，2023，62（8）：931-938.

［30］中华医学会心血管病学分会. 心血管疾病与认知障碍中国专家共识［J］. 中华心血管病杂志，2023，51（5）：455-468.

［31］中国研究型医院学会心脏瓣膜病学专业委员会，亚洲心脏瓣膜病学会中国分会. 中国左心耳闭合预防心房颤动卒中外科专家共识［J］. 中华胸心血管外科杂志，2023，39（4）：201-206.

［32］中国医师协会超声医师分会. 超声评价颈动脉易损斑块中国专家共识（2023版）［J］. 中华超声影像学杂志，2023，

32（8）：645-655.
［33］中华医学会老年医学分会老年神经病学组，北京神经科学学会血管神经病学专业委员会，动脉粥样硬化性缺血性卒中/短暂性脑缺血发作合并冠心病诊治中国专家共识编写组．动脉粥样硬化性缺血性卒中/短暂性脑缺血发作合并冠心病诊治中国专家共识（2022）［J］．中华医学杂志，2022，102（45）：3569-3580.
［34］中华医学会老年医学分会老年神经病学组，北京神经科学学会血管神经病学专业委员会，心源性卒中治疗中国专家共识组．心源性卒中治疗中国专家共识（2022）［J］．中华医学杂志，2022，102（11）：760-773.
［35］中华医学会急诊医学分会，急性缺血性脑卒中侧支循环评估与干预中国急诊专家共识组．急性缺血性脑卒中侧支循环评估与干预中国急诊专家共识［J］．中华急诊医学杂志，2022，31（10）：1310-1318.
［36］中华医学会神经外科学分会脑血管病学组，中国医师协会神经外科医师分会脑血管外科学组．原发性脑干出血诊治中国神经外科专家共识［J］．中华医学杂志，2022，102（15）：1068-1075.
［37］中华医学会儿科学分会神经学组．儿童动脉缺血性脑卒中诊疗专家共识［J］．中华儿科杂志，2022，60（12）：1248-1252.
［38］ZIAEIAN B，XU H，MATSOUAKA R A，et al．US surveillance of acute ischemic stroke patient characteristics，care quality，and outcomes for 2019［J］．Stroke，2022，53（11）：3386-3393.
［39］夏岩，姜悦．脑心共患疾病防治体系建设思路和构想［J］．中华医学杂志，2019，99（39）：3043-3046.
［40］王增武，马志毅，薛素芳，等．基层冠心病与缺血性脑卒中共患管理专家共识2022［J］．中国心血管病研究，2022，20（9）：772-793.

第四部分　心血管疾病研究概述

4.1　心血管疾病基础研究

中国大陆地区的高水平心血管疾病基础研究从2005年后开始起步，有影响力的论文主要发表在*Circulation*、*Circulation Research*（*Circ Rrs*）、*Signal Transduction and Targeted Therapy*（*Signal Transduct Tar*）、*Cell Discovery*以及*Nature Communications*（*Nat Commun*）等杂志。通过*Nature*、*Circulation*、*European Heart Journal*、*Circ Res*、*Nat Commun*和*Cardiovascular Research*（*Cardiovasc Res*）等期刊的数据，可以观察到近几年国内高水平心血管疾病基础研究的快速发展（图4-1-1）。

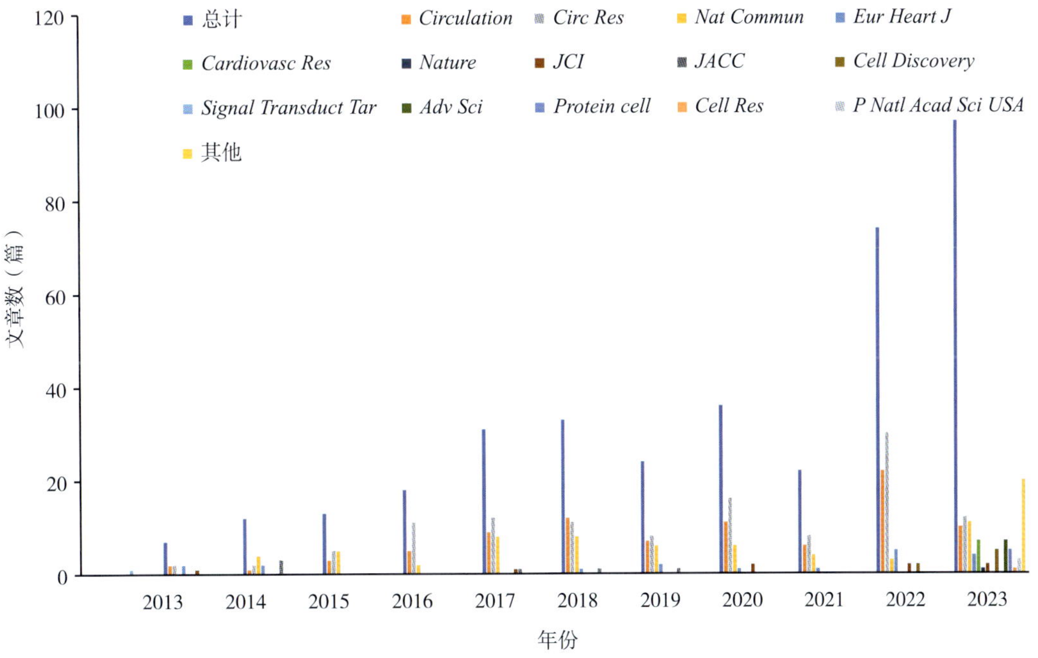

图4-1-1　2013—2023年中国第一单位和通讯作者单位发表的心血管疾病基础研究论文

2022—2023年通讯作者和主要作者均来自中国大陆地区，以探索心脏和血管解剖、发育与功能/发病机制为对象的基础研究论文共97篇，涉及心肌梗死、心力衰竭、缺血再灌注损伤、心肌病、心脏重塑、动脉夹层、动脉粥样硬化以及血管重构等方面。其中热点研究包括心脏保护与再生以及基因治疗等（表4-1-1）。

表4-1-1　2022—2023年心血管研究进展总结

2021年8月至2022年8月（74篇文章）	2022年8月至2023年10月（97篇文章）
1.冠心病、心脏损伤/重构/再生 非编码RNA，MSC移植，Trim16，巨噬细胞，棕色脂肪外泌体，CaMK Ⅱ -δ，酪氨酸蛋白激酶，肥胖，组氨酸结合蛋白2，免疫球蛋白E，表观遗传，LARP7，PTPMT1，GSDMD，LSD1，肝-心轴，钠离子阻滞剂，磷酸二酯酶4B，RalGAPα1-RalA信号轴，吡格列酮，心磷脂	1.冠心病、心脏损伤/重构/再生 CircRNA（Samd4）[1]，赖氨酸巴豆乙酰化[2]，LPA[3]，FNDC5[4]，PUFA[5]，USP25（去泛素化）[6]，Fap[7]，PIASy[8]，酮体[9]，MG53[10]，SPIRIT-3D打印[11]，PDCD5[12]，小分子抑制剂s89[13]，METTL14[14]，DUSP6[15]，TREM2[16]，MMPP[17]，TRPC[18]，单细胞[19-22]，MRPS5[23]，HIPK1[24]，ACDL[25]，FOXP1[26]，心脏贴片[27]，外泌体[28]，细胞移植治疗[29, 30]，光遗传学[31]，Tisp40[32]，M2巨噬细胞[33]，APOE[34]，RNF27[35]，ABRO1[36]，肠道微生物[37]，BACH1[38]，TMEM[39]，α-MHC乳酰化[40]，谷胱甘肽还原酶[41]
2.心律失常 钙螯合蛋白Casq1	2.窦房结/心律失常/房颤 Hippo[42]，LCR[43]，Herg/PATL1[44]，KCNQ1门控特性[45]，中性粒细胞外陷阱[46]
3.心肌病（肥厚型心肌病、扩张型心肌病） 基因治疗，组氨酸结合蛋白1，泛素连接酶，糖基化	3.心肌病（肥厚型心肌病、扩张型心肌病、糖尿病心肌病） CB2R[47]，Jmjd4[48]，Dectin-1巨噬细胞[49]，单细胞测序[50]，KSHV感染-DCM[51]，五味子[52]，线粒体功能[53]，基因治疗[54]，二甲双胍[55]，Ago2[56]
4.动脉瘤/夹层 促红细胞生成素，Malat1，调剂性T细胞，柚皮素，*LGMN*基因，琥珀酸，*NR1D1*基因，	4.动脉瘤/夹层 Best3[57]，内皮紧密连接[58]
5.动脉粥样硬化 S-腺苷半胱氨酸，去泛素化酶USP9X，转录因子BACH1，CTH/H2S，凝血因子PK，YAP-TGFβ，PCSK9，PGC1α，肝源性血管紧张素原，剪切应力，非编码RNA，活化T细胞核因子c3，肠道微生物，自噬，NO合酶	5.动脉粥样硬化 胆固醇[59]，肠道微生物[60]，APOE[61]，嗜酸性粒细胞[62]，CCL17[63]，林芝衍生物（GMD）[64]，棕色脂肪[65]，超声靶向纳米药物[66]，塑料颗粒[67]，牙周炎-AS关联[68]，ANGPTL8[69]
6.血管损伤/重塑/再生/钙化 线粒体融合蛋白2，蛋白酪氨酸磷酸酶，四氢生物蝶呤，基质蛋白Nidogen-2，FcγR Ⅱ B，剪切力，内皮间质转化（脑），心脏瓣膜，转录中介体Med23，纤连蛋白FNDC5，磷脂小分子LPA2	6.血管损伤/重塑/再生/钙化 Nidogen-2[70]，LncRNA（PSR）[71]，PHCDH[72]，胆汁酸-FXR轴[73]，内皮素[74]，鱼油[75]，Sema34[76]，铁死亡[77]，Sirtuin 2[78]
7.肺动脉高压 miR-182，他汀类药物	7.高血压 OVGP1甲基化[79]，淋巴管新生-血压[80]
8.其他 谱系示踪，心血管事件	8.其他 谱系示踪[81, 82]，血小板[83]，心脏移植[84, 85]，肿瘤心脏病[86, 87]，心肾作用[88]，房颤（CIB2）[89]，心脏呈像[90]，干细胞相关[91]，先天性心脏病（PTBP1）[92]，心脏发育[93]，线粒体疾病模型[94]，防术后粘连（Jaus凝胶）[95]，心肌炎[96, 97]

4.1.1　心脏保护

医学的发展一定程度上改善了心血管疾病（Cardiovascular disease，CVD）的预后，但心力衰竭、心肌梗死、动脉粥样硬化（Atherosclerosis，AS）以及主动脉瘤/夹层（thoracic aortic aneurysm and dissection，TAAD）等重大心血管疾病仍缺少有效的治疗药物或治疗手段。其主要原因是心血管疾病病因复杂，发病机制仍未完全阐明，基础研究缺少重大理论突破，缺少药物靶点，药物研发滞后。因而，当前的疾病形势亟须从人类心脏疾病的基本特征出发，对疾病发病机制进行高精度生物学解析，加快新药物靶点的探索和药物研发，开展心脏疾病精准治疗的转化研究。

心脏保护的关键在于减少细胞损伤，激发内源性细胞再生。科学家们正致力于寻找新的治疗方法来对抗心脏损伤。炎症与包括AS以及冠心病在内的多种CVD的发生密切相关。炎症反应在心脏损伤和重塑中的作用是近年国内心血管研究的热点，取得重要成果最多，发现了一些重要发病机制、干预靶点和生物标志物。例如通过调节心脏常驻炎症细胞，包括巨噬细胞和调节性T细胞等有助于心血管功能的改善。心血管中具调控作用的非编码RNA，包括小分子RNA、长链非编码RNA（lncRNA）（如NPPA-AS1、CPhar）以及环状RNA（CircOGDH、CircMap3k5、CircSamd4）[1]等在心血管中的保护作用也被大家关注。在心力衰竭中，研究首次证明了miR-320在心力衰竭的心力细胞高表达，而在心肌成纤维细胞低表达。心肌细胞中miR-320损伤心肌，而成纤维细胞miR-320起到保护心肌作用。证明长链非编码RNA（lncRNA）ZNF593-AS的显著促进心力衰竭作用。此外，干细胞及其衍生细胞在心血管损伤保护中也表现出一定的潜力。一方面，干细胞来源的心肌细胞可用于移植治疗；另一方面细胞来源的外泌体，可促进血管新生、保护受损心肌及改善心肌功能。

缺血性心脏病是世界范围内引起人类死亡的最主要原因。及时恢复冠状动脉血流，即再灌注，是减轻缺血性心脏损伤的最好方法。然而心肌再灌注会导致心脏进一步损害，称为缺血-再灌注（I/R）损伤，目前临床对其缺乏有效的防治手段。最近的系列工作证实了CaMKII介导多种因素引起的心肌细胞损伤和心脏疾病；通过一种新型CaMKⅡ-δ抑制剂（Hesperadin），在保护心肌活性的同时还具有抗肿瘤效应。减少细胞损伤，激发内源性细胞再生相关机制的探究，为更好促进相关疾病的临床治疗提供了基础；但目前大多数研究仍侧重于解释机制，缺乏应用方面的探究，因此，为促进相关疾病的治疗，应针对相关机制积极开发特异性的治疗手段。

在暴发性心肌炎方面，国人提出“以生命支持为依托的综合救治方案”在多中心临床试验获得显著疗效；基础研究解释了暴发性心肌炎首先激活和浸润到心肌的是中性粒细胞，激活的中性粒细胞在心脏中发育成熟，并自身趋化和趋化巨噬细胞，产生炎症风暴[96]；显示固有免疫过度激活，抗原提呈能力显著降低；此外，通过代谢检测研究者还证明花生四烯酸CYP代谢物二十碳三烯酸（EETs）有显著的激活心肌I型干扰素表达，产生明显抗心肌炎和心肌保护作用[97]。最新的研究在糖尿病心肌病中也取得了进展，研究发现线粒体中Ago2通过激活线粒体基因表达而保护心肌，从而起到防治糖尿病心肌病的作用[56]。

4.1.2 基因治疗

近年来，广泛用于治疗其他病因驱动的心肌病和心脏病的疗法例如口服心肌肌球蛋白抑制剂（Mavacamten、Aficamten）正趋于成熟。基因治疗包括基因恢复、基因修正以及基因抑制等方法预示着心脏疾病精准治疗的新时代的到来，这些方法可能用于治疗某些至今难以治疗的心脏病患者。最近利用基因编辑技术来治疗遗传性心脏病或者心衰的技术概念在小鼠中得到了验证。这些技术可以用于治疗由*MYH7*和*RBM20*突变引起的心肌病，以及CaMKⅡ-δ慢性过度激活导致的心力衰竭。国内相关研究也显示基因编辑在治疗进行性假肥大性肌营养不良（DMD）等疾病中的潜力。研究者在一位患者的*DMD*基因中发现了一个无义点突变（c.4174C＞T，p.Gln1392*）。并在人源化小鼠中通过单个腺相关病毒（AAV）包装的mxABE编辑工具，成功恢复了50%以上的肌营养不良蛋白的表达[54]。

此领域的研究推进了心血管遗传性疾病以及心衰基因治疗的进展，填补了相关领域的空白，为心血管疾病的治疗提供了新思路。与其他药物相比，基因治疗可以修复或者抑制基因的功能，从而实现“一劳永逸”，这是基因治疗的优势。但在实现临床应用之前仍需要大量的工作，需要在非灵长类动物模型中进行进一步的评估。

4.1.3 血管保护

动脉粥样硬化、高血压、血管炎、动脉瘤/夹层等是常见的影响血管结构和功能的疾病。每个疾病的发病机制都是复杂的，涉及诸多因素。因此，具体的发病机制可能因疾病类型和个体差异而有所不同。总的来说，高血压、脂类代谢紊乱以及遗传因素等会增加血管病变的风险。改变生活方式，如控制饮食，适量运动，戒烟限酒，控制血脂、血压等，可以有效地控制动脉粥样硬化、高血压以及动脉瘤等的发生。

运动可防止心血管老化，但其机制仍不清楚。在最近的一项研究中，作者探究了运动相关激素——纤连蛋白Ⅲ型结构域含蛋白5（FNDC5）/鸢尾素在血管老化中的作用[12]。研究发现FNDC5/鸢尾素在自然老化、衰老和血管紧张素Ⅱ（AngⅡ）处理条件下减少。在24个月大的自然衰老和AngⅡ处理的小鼠中，FNDC5缺乏会加重血管僵化、衰老、氧化应激、炎症和内皮功能障碍。研究表明，FNDC5由运动触发，并促进了FNDC5/鸢尾素富集的EVs释放到循环中，从而改善了血管僵化、衰老和炎症。总的来说，运动防止心血管老化可能部分通过促进富含FNDC5/鸢尾素的EVs的释放，激活DnaJb3/Hsp40伴侣系统，以Hsp70依赖的方式稳定SIRT6蛋白。这项研究结果表明，FNDC5/鸢尾素可能是治疗与衰老相关的血管疾病的潜在靶点。

研究揭示了血管作为寿命和健康"守门人"的关键作用——血管年轻化具有老年保护作用。循环蛋白质组特征与衰老和衰老引起的血管疾病密切相关，但目前还没有针对循环蛋白质的药物。循环细胞因子和趋化因子是重要的免疫成分，调节心血管稳态和衰老。在最近的一项研究中，研究者证实了树突状细胞趋化因子17（CCL17）参与了冠状动脉疾病和心脏老化[63]。CCL17是血管衰老的关键调节因子，可通过调控T细胞促进心脏和血管衰老。研究表明CCL17抗体在年轻小鼠AngⅡ诱导的血管功能障碍和重塑中显示出治疗价值，为干预人体血管老化及相关心血管疾病提供了新靶点。

动脉粥样硬化是一种复杂的疾病，其发病机制涉及多种因素。胆固醇在动脉粥样硬化的形成中起着关键作用。目前，还没有药物可通过直接促进胆固醇排泄来降低胆固醇。人类基因研究发现，功能缺失的非糖基化蛋白质受体1（ASGR1）变体与低胆固醇和心血管疾病风险降低有关。ASGR1只在肝脏中表达，介导血液中异糖蛋白的内化和溶酶体降解。但ASGR1如何影响胆固醇代谢尚不清楚。在一项研究中，研究者发现ASGR1的缺乏会通过稳定LXRα降低血清和肝脏中的脂质水平[59]。LXRα上调ABCA1和ABCG5/G8，分别促进胆固醇向高密度脂蛋白的转运以及向胆汁和粪便的排泄。ASGR1缺乏会阻碍糖蛋白的内吞和溶酶体降解，降低溶酶体中的氨基酸水平，从而抑制mTORC1并激活AMPK。一方面，AMPK通过减少LXRα的泛素连接酶BRCA1/BARD1来增加LXRα；另一方面，AMPK抑制控制脂肪生成的SREBP1。总之，该研究表明，靶向ASGR1可上调LXRα、ABCA1和ABCG5/G8，抑制SREBP1和脂肪生成，从而促进胆固醇排泄并降低血脂水平。

主动脉瘤/夹层（TAAD）是一种致命的心血管疾病，发病机制不明。几项关于主动脉瘤/夹层的研究加深了我们对TAAD的认识。既往研究显示，通过非靶代谢检测发现主动脉夹层患者血浆琥珀酸水平显著增高并通过促进炎症而至主动脉夹层。最新研究首次证明了*BESTROPHIN3*[57]及*ALDH2*基因在主动脉夹层发病中的作用。另一项研究证明了主动脉夹层发生前内皮细胞连接已受损[58]。

虽然上述研究进展显示了治疗血管相关疾病的潜力，但仍需进一步的研究来开发新的治疗靶点或者治疗手段。

4.1.4 小结

2022—2023年中国大陆地区的高水平心血管基础研究取得长足进步，研究论文主要发表在*Circulation*、*Circulation Research*和*Eur Heart J*等心血管主流杂志上。这些研究也给我们带来启发和思考。首先，当前的科学研究需要重视基础研究向临床应用的转化，将动物模型中的科学发现向临床转化、指导临床疾病的诊疗。其次，基因编辑技术、单细胞测序技术、高分辨率活体成像技术和在体谱系追踪等技术的运用也要求我们积极地开发自己的新技术，寻求源头创新，为开发全新的心血管疾病靶点作出贡献，促进心血管疾病的诊疗。最后，就是要注重学科交叉，通过整合生物信息学、电子计算机、材料学、化学等学科，进一步提升我们的研究水平。综合多种治疗策略，包括药物治疗、抗炎疗法、血管再生疗法、基因治疗和免疫疗法，可能是未来心血管相关疾病治疗的综合方案。甚至随着医学研究的进展，相关疾病逐渐由治疗转向预防，这将有助于提高人们的生活质量，降低医疗成本和负担，促进社会的可持续发展。

（执笔人：马树红　兰　峰　审稿人：王　利）

参考文献

[1] ZHENG H，HUANG SL，WEI GQ，et al. CircRNA Samd4 induces cardiac repair after myocardial infarction by blocking mitochondria-derived ROS output [J]. Mol Ther，2022，30：3477-3498.

[2] CAI W，XU D，ZENG C，et al. Modulating lysine crotonylation in cardiomyocytes Improves myocardial outcomes [J]. Circ Res，2022，131：456-472.

[3] PEI J，CAI L，WANG F，et al. LPA（2）Contributes to vascular endothelium homeostasis and cardiac remodeling after myocardial infarction [J]. Circ Res，2022，131：388-403.

[4] CHI C，FU H，LI Y H，et al. Exerkine fibronectin type-III domain-containing protein 5/irisin-enriched extracellular vesicles delay vascular ageing by increasing SIRT6 stability [J]. European Heart Journal，2022，43：4579-4595.

[5] MA X H，LIU J H，LIU C Y，et al. ALOX15-launched PUFA-phospholipids peroxidation increases the susceptibility of ferroptosis in ischemia-induced myocardial damage [J]. Signal Transduction and Targeted Therapy，2022，7：288.

[6] YE B，ZHOU H，CHEN Y，et al. USP25 ameliorates pathological cardiac hypertrophy by stabilizing sERCA2a in cardiomyocytes [J]. Circ Res，2023，132：465-480.

[7] SUN Y，MA M，CAO D，et al. Inhibition of fap promotes cardiac repair by stabilizing BNP [J]. Circ Res，2023，132：586-600.

[8] HU C C，WEI X，LIU J M，et al. Cardiac-targeted PIASy gene silencing mediates deSUMOylation of caveolin-3 and prevents ischemia/reperfusion-induced Na（v）1. 5 downregulation and ventricular arrhythmias [J]. Mil Med Res，2022，9：58.

[9] CHONG D，GU Y，ZHANG T，et al. Neonatal ketone body elevation regulates postnatal heart development by promoting cardiomyocyte mitochondrial maturation and metabolic reprogramming [J]. Cell Discovery，2022，8：106.

[10] LV F，WANG Y，SHAN D，et al. Blocking MG53（S255）phosphorylation protects diabetic heart from ischemic injury [J]. Circ Res，2022，131：962-976.

[11] FANG Y，GUO Y，WU B，et al. Expanding embedded 3D bioprinting capability for engineering complex organs with freeform vascular networks [J]. Advanced Materials，2023，35：e2205082.

[12] WENG L，YE J，YANG F，et al. TGF-beta1/SMAD3 regulates programmed cell death 5 that suppresses cardiac fibrosis post-myocardial infarction by inhibiting HDAC3 [J]. Circ Res，2023，133（3）：237-251.

[13] GUO Y，ZHANG H，YAN C，et al. Small molecule agonist of mitochondrial fusion repairs mitochondrial dysfunction [J]. Nat Chem Biol，2023，19：468-477.

[14] WANG L，WANG J，YU P，et al. METTL14 is required for exercise-induced cardiac hypertrophy and protects against myocardial ischemia-reperfusion injury [J]. Nat Commun，2022，13：6762.

[15] ZHOU X，ZHANG C，WU X，et al. Dusp6 deficiency attenuates neutrophil-mediated cardiac damage in the acute inflammatory phase of myocardial infarction [J]. Nat Commun，2022，13：6672.

[16] ZHANG K，WANG Y，CHEN S，et al. TREM2（hi）resident macrophages protect the septic heart by maintaining cardiomyocyte homeostasis [J]. Nat Metab，2023，5：129-146.

[17] LIU C，ZOU Q，TANG H，et al. Melanin nanoparticles alleviate sepsis-induced myocardial injury by suppressing ferroptosis and inflammation [J]. Bioactive Materials，2023，24：313-321.

[18] TANG N，TIAN W，MA G Y，et al. TRPC channels blockade abolishes endotoxemic cardiac dysfunction by hampering intracellular inflammation and Ca（2+）leakage [J]. Nat Commun，2022，13：7455.

[19] ZHANG H，PEI L，OUYANG Z，et al. AP-1 activation mediates post-natal cardiomyocyte maturation [J]. Cardiovasc Res，2023，119：536-550.

[20] LI Z，YAO F，YU P，et al. Postnatal state transition of cardiomyocyte as a primary step in heart maturation [J]. Protein Cell，2022，13：842-862.

[21] QIAN J，LIAO J，LIU Z，et al. Reconstruction of the cell pseudo-space from single-cell RNA sequencing data with scSpace [J]. Nat Commun，2023，14：2484.

[22] WU Z，SHI Y，CUI Y，et al. Single-cell analysis reveals an Angpt4-initiated EPDC-EC-CM cellular coordination cascade during heart regeneration [J]. Protein Cell，2023，14：350-368.

[23] GAO F，LIANG T，LU Y W，et al. A defect in mitochondrial protein translation influences mitonuclear communication in

the heart [J]. Nat Commun, 2023, 14: 1595.

[24] BEI Y, ZHU Y, WEI M, et al. HIPK1 inhibition protects against pathological cardiac hypertrophy by inhibiting the CREB-C/EBPbeta axis [J]. Advanced Science, 2023, 10: e2300585.

[25] WANG C, QIAO S, ZHAO Y, et al. The KLF7/PFKL/ACADL axis modulates cardiac metabolic remodelling during cardiac hypertrophy in male mice [J]. Nat Commun, 2023, 14: 959.

[26] ZHANG Y, ZHENG Y, WANG S, et al. Single-nucleus transcriptomics reveals a gatekeeper role for FOXP1 in primate cardiac aging [J]. Protein Cell, 2023, 14: 279-293.

[27] LI W, CHEN P, PAN Y, et al. Construction of a band-aid like cardiac patch for myocardial infarction with controllable H (2) S release [J]. Advanced Science, 2022, 9: e2204509.

[28] ZHANG N, FAN M, ZHAO Y, et al. Biomimetic and NOS-responsive nanomotor deeply delivery a combination of MSC-EV and mitochondrial ROS scavenger and promote heart repair and regeneration [J]. Advanced Science, 2023: e2301440.

[29] AI X, YAN B, WITMAN N, et al. Transient secretion of VEGF protein from transplanted hiPSC-CMs enhances engraftment and improves rat heart function post MI [J]. Molecular Therapy, 2023, 31: 211-229.

[30] JIANG Y, ZHANG L L, ZHANG F, et al. Dual human iPSC-derived cardiac lineage cell-seeding extracellular matrix patches promote regeneration and long-term repair of infarcted hearts [J]. Bioactive Materials, 2023, 28: 206-226.

[31] ZHOU L, ZHANG Y, CAO G, et al. Wireless self-powered optogenetic system for long-term cardiac neuromodulation to improve post-MI cardiac remodeling and malignant arrhythmia [J]. Advanced Science, 2023, 10: e2205551.

[32] ZHANG X, HU C, MA ZG, et al. Tisp40 prevents cardiac ischemia/reperfusion injury through the hexosamine biosynthetic pathway in male mice [J]. Nat Commun, 2023, 14: 3383.

[33] KONG P, DONG J, L W, et al. Extracellular matrix/glycopeptide hybrid hydrogel as an immunomodulatory niche for endogenous cardiac repair after myocardial Infarction [J]. Advanced Science, 2023: e2301244.

[34] ZHAO H, YANG K, ZHAGN Y, et al. APOE-mediated suppression of the lncRNA MEG3 protects human cardiovascular cells from chronic inflammation [J]. Protein Cell, 2023, 14 (12): 908-913.

[35] YUAN L, BU S, DU M, et al. RNF207 exacerbates pathological cardiac hypertrophy via post-translational modification of TAB1 [J]. Cardiovasc Res, 2023, 119: 183-194.

[36] WANG T, ZHOU L Y, LI X M, et al. ABRO1 arrests cardiomyocyte proliferation and myocardial repair by suppressing PSPH [J]. Mol Ther, 2023, 31: 847-865.

[37] ZHAO J, ZHANG Q, CHENG W, et al. Heart-gut microbiota communication determines the severity of cardiac injury after myocardial ischaemia/reperfusion [J]. Cardiovasc Res, 2023, 119: 1390-1402.

[38] WEI X X, JIN J Y, WU J, et al. Cardiac-specific BACH1 ablation attenuates pathological cardiac hypertrophy by inhibiting the Ang II type 1 receptor expression and the Ca2 + /CaMKII pathway [J]. Cardiovasc Res, 2023, 119 (9): 1842-1855.

[39] CHEN X Z, LI X M, XU S J, et al. TMEM11 regulates cardiomyocyte proliferation and cardiac repair via METTL1-mediated m (7) G methylation of ATF5 mRNA [J]. Cell Death Differ, 2023, 30 (7): 1786-1798.

[40] ZHANG N, ZHANG Y, XU J, et al. alpha-myosin heavy chain lactylation maintains sarcomeric structure and function and alleviates the development of heart failure [J]. Cell Res, 2023, 33: 679-698.

[41] TANG X, ZHAO S, LIU J, et al. Mitochondrial GSNOR alleviates cardiac dysfunction via ANT1 denitrosylation [J]. Circ Res, 2023, 133: 220-236.

[42] ZHENG M, LI R G, SONG J, et al. Hippo-Yap signaling maintains sinoatrial node homeostasis [J]. Circulation, 2022, 146: 1694-1711.

[43] XIE D, XIONG K, SU X, et al. Glutamate drives 'local Ca (2 +) release' in cardiac pacemaker cells [J]. Cell Res, 2022, 32: 843-854.

[44] YAO L, RUAN M Y, YE S W, et al. DNA topoisomerase 2-associated proteins PATL1 and PATL2 regulate the biogenesis of hERG K (+) channels [J]. Proc Natl Acad Sci U S A, 2023, 120: e2206146120.

[45] MA D, ZHONG L, YAN Z, et al. Structural mechanisms for the activation of human cardiac KCNQ1 channel by electro-mechanical coupling enhancers [J]. Proc Natl Acad Sci U S A, 2022, 119: e2207067119.

[46] HE L, LIU R, YUE H, et al. Interaction between neutrophil extracellular traps and cardiomyocytes contributes to atrial fibrillation progression [J]. Signal Transduction and Targeted Therapy, 2023, 8: 279.

[47] GAO P, CAO M, JIANG X, et al. Cannabinoid receptor 2-centric molecular feedback loop drives necroptosis in diabetic heart injuries [J]. Circulation, 2023, 147: 158-174.

[48] TANG Y, FENG M, SU Y, et al. Jmjd4 Facilitates Pkm2 degradation incardiomyocytes and is protective against dilated cardiomyopathy [J]. Circulation, 2023, 147: 1684-1704.

[49] YE S, HUANG H, HAN X, et al. Dectin-1 acts as a non-classical receptor of ang II to induce cardiac remodeling [J]. Circ Res, 2023, 132: 707-722.

[50] LIU X, YIN K, CHEN L, et al. Lineage-specific regulatory changes in hypertrophic cardiomyopathy unraveled by single-nucleus RNA-seq and spatial transcriptomics [J]. Cell Discovery, 2023, 9: 6.

[51] ZHAO Y, LI H, DU H, et al. A Kaposi' s sarcoma-associated herpes virus-encoded microRNA contributes to dilated cardiomyopathy [J]. Signal Transduction and Targeted Therapy, 2023, 8: 226.

[52] LUO W, LIN K, HUA J, et al. Schisandrin B attenuates diabetic cardiomyopathy by targeting MyD88 and inhibiting MyD88-dependent inflammation [J]. Advanced Science, 2022, 9: e2202590.

[53] ZHUANG Q Q, GUO F F, Fu L, et al. 1-Deoxynojirimycin promotes cardiac function and rescues mitochondrial cristae in mitochondrial hypertrophic cardiomyopathy [J]. J Clin Invest, 2023, 133 (14): e164660.

[54] LI G L, JIN M, LI Z F, et al. Mini-dCas13X-mediated RNA editing restores dystrophin expression in a humanized mouse model of Duchenne muscular dystrophy [J]. J Clin Invest, 2023, 133 (3): e162809.

[55] GUO Z, GENG M, HUANG Y, et al. Upregulation of Wilms' Tumor 1 in epicardial cells increases cardiac fibrosis in dystrophic mice [J]. Cell Death Differ, 2022, 29: 1928-1940.

[56] ZHAN J, JIN K, XIE R, et al. Ago2 Protects Against Diabetic Cardiomyopathy by Activating Mitochondrial Gene Translation [J]. Circulation, 2024, 149 (14): 1102-1120.

[57] ZHANG T T, LEI Q Q, HE J, et al. Bestrophin3 deficiency in vascular smooth muscle cells activates MEKK2/3-MAPK signaling to trigger spontaneous aortic dissection [J]. Circulation, 2023, 148 (7): 589-606.

[58] YANG X, XU C, YAO F, et al. Targeting endothelial tight junctions to predict and protect thoracic aortic aneurysm and dissection [J]. European Heart Journal, 2023, 44: 1248-1261.

[59] WANG J Q, LI L L, HU A, et al. Inhibition of ASGR1 decreases lipid levels by promoting cholesterol excretion [J]. Nature, 2022, 608: 413-420.

[60] XUE H, CHEN X, YU C, et al. Gut microbially produced Indole-3-propionic acid inhibits atherosclerosis by promoting reverse cholesterol transport and its deficiency Is causally related to atherosclerotic cardiovascular Disease [J]. Circ Res, 2022, 131: 404-420.

[61] ZHANG H, SHAO L, LIN Z, et al. APOE interacts with ACE2 inhibiting SARS-CoV-2 cellular entry and inflammation in COVID-19 patients [J]. Signal Transduction and Targeted Therapy, 2022, 7: 261.

[62] MENG Z, ZHANG S, LI W, et al. Cationic proteins from eosinophils bind bone morphogenetic protein receptors promoting vascular calcification and atherogenesis [J]. European Heart Journal, 2023, 44 (29): 2763-2783.

[63] ZHANG Y, TANG X, WANG Z, et al. The chemokine CCL17 is a novel therapeutic target for cardiovascular aging [J]. Signal Transduction and Targeted Therapy, 2023, 8: 157.

[64] QIAO S, LIU C, SUN L, et al. Gut Parabacteroides merdae protects against cardiovascular damage by enhancing branched-chain amino acid catabolism [J]. Nat Metab, 2022, 4: 1271-1286.

[65] SHI L, LI Y, XU X, et al. Brown adipose tissue-derived Nrg4 alleviates endothelial inflammation and atherosclerosis in male mice [J]. Nat Metab, 2022, 4: 1573-1590.

[66] SUN Q, MA H, ZHANG J, et al. A self-sustaining antioxidant strategy for effective treatment of myocardial infarction [J]. Advanced Science, 2023, 10: e2204999.

[67] WANG B, LIANG B, HUANG Y, et al. Long-chain acyl carnitines aggravate polystyrene nanoplastics-induced atherosclerosis by upregulating MARCO [J]. Advanced Science, 2023: e2205876.

[68] ZHOU L J, LIN W Z, MENG X Q, et al. Periodontitis exacerbates atherosclerosis through Fusobacterium nucleatum-promoted hepatic glycolysis and lipogenesis [J]. Cardiovasc Res, 2023, 119 (8): 1706-1717.

[69] JIAO X, YU H, DU Z, et al. Vascular smooth suscle cells specific deletion of angiopoietin-like protein 8 prevents angII-promoted hypertension and cardiovascular hypertrophy [J]. Cardiovasc Res, 2023, 119 (9): 1856-1868.

[70] CHEN Y, MAO C, GU R, et al. Nidogen-2 is a novel endogenous ligand of LGR4 to inhibit vascular calcification [J]. Circ Res, 2022, 131: 1037-1054.

[71] YU J, WANG W, YANG J, et al. LncRNA PSR regulates vascular remodeling through encoding a novel protein arteridin [J]. Circ Res, 2022, 131: 768-787.

[72] WU Y，TANG L，HUANG H，et al. Phosphoglycerate dehydrogenase activates PKM2 to phosphorylate histone H3T11 and attenuate cellular senescence [J]. Nat Commun，2023，14：1323.
[73] XIA Y，XU X，GUO Y，et al. Mesenchymal stromal cells overexpressing farnesoid X receptor exert cardioprotective effects against acute ischemic heart injury by binding endogenous bile acids [J]. Advanced Science，2022，9：e2200431.
[74] JI Y，DUAN J，YUAN Q，et al. Structural basis of peptide recognition and activation of endothelin receptors [J]. Nat Commun，2023，14：1268.
[75] YAN C H，LIU H W，TIAN X X，et al. AMPKalpha2 controls the anti-atherosclerotic effects of fish oils by modulating the SUMOylation of GPR120 [J]. Nat Commun，2022，13：7721.
[76] LI C，ZHAO Y，LI F，et al. Semaphorin3A exacerbates cardiac microvascular rarefaction in pressure overload-induced heart disease [J]. Advanced Science，2023：e2206801.
[77] JI Q X，ZENG F Y，ZHOU J，et al. Ferroptotic stress facilitates smooth muscle cell dedifferentiation in arterial remodelling by disrupting mitochondrial homeostasis [J]. Cell Death Differ，2023，30：457-474.
[78] ZHANG Y，WANG X，LI X K，et al. Sirtuin 2 deficiency aggravates ageing-induced vascular remodelling in humans and mice [J]. European Heart Journal，2023，44（29）：2746-2759.
[79] BAI C，SU M，ZHANG Y，et al. Oviductal glycoprotein 1 promotes hypertension by inducing vascular remodeling through an interaction with MYH9 [J]. Circulation，2022，146：1367-1382.
[80] ZUANG T，LEI Y，CHANG J J，et al. A2AR-mediated lymphangiogenesis via VEGFR2 signaling prevents salt-sensitive hypertension [J]. European Heart Journal，2023，44（29）：2730-2742.
[81] HAN M，LIU Z，LIU L，et al. Dual genetic tracing reveals a unique fibroblast subpopulation modulating cardiac fibrosis [J]. Nat Genet，2023，55：665-678.
[82] ZHANG M，PU W，LI J，et al. Coronary vessels contribute to de novo endocardial cells in the endocardium-depleted heart [J]. Cell Discovery，2023，9：4.
[83] WANG X，WEI G，DING Y，et al. Protein tyrosine phosphatase PTPN22 negatively modulates platelet function and thrombus formation [J]. Blood，2022，140：1038-1051.
[84] CHEN K，MOU R，ZHU P，et al. The effect of lymphangiogenesis in transplant arteriosclerosis [J]. Circulation，2023，147：482-497.
[85] ZHANG X，XU H，YU J，et al. Immune regulation of the liver through the PCSK9/CD36 pathway during heart transplant rejection [J]. Circulation，2023，148（4）：336-353.
[86] LUO W，ZOU X，WANG Y，et al. Critical role of the cGAS-STING pathway in doxorubicin-induced cardiotoxicity [J]. Circ Res，2023，132：e223-e242.
[87] YUAN Y，MEI Z，QU Z，et al. Exosomes secreted from cardiomyocytes suppress the sensitivity of tumor ferroptosis in ischemic heart failure [J]. Signal Transduction and Targeted Therapy，2023，8：121.
[88] CAO W，YANG Z，LIU X，et al. A kidney-brain neural circuit drives progressive kidney damage and heart failure [J]. Signal Transduction and Targeted Therapy，2023，8：184.
[89] WANG Y，WANG J，SHI L，et al. CIB2 Is a novel endogenous repressor of atrial remodeling [J]. Circulation，2023，147：1758-1776.
[90] LU Z，LIU Y，JIN M，et al. Virtual-scanning light-field microscopy for robust snapshot high-resolution volumetric imaging [J]. Nat Methods，2023，20：735-746.
[91] LI L，WAN Z，WANG R，et al. Generation of high-performance human cardiomyocytes and engineered heart tissues from extended pluripotent stem cells [J]. Cell Discovery，2022，8：105.
[92] LIU H，DUAN R，HE X，et al. Endothelial deletion of PTBP1 disrupts ventricular chamber development [J]. Nat Commun，2023，14：1796.
[93] CHEN Y，YANG B，ZHANG X M，et al. Biallelic variants in RBM42 cause a multisystem disorder with neurological，facial，cardiac，and musculoskeletal involvement [J]. Protein Cell，2024，15（1）：52-68.
[94] TAN L，QI X，KONG W，et al. A conditional knockout rat resource of mitochondrial protein-coding genes via a DdCBE-induced premature stop codon [J]. Sci Adv，2023，9：eadf2695.
[95] JIA Y，FENG J，FENG Z，et al. An endoscopically compatible fast-gelation powder forms Janus-adhesive hydrogel barrier to prevent postoperative adhesions [J]. Proc Natl Acad Sci U S A，2023，120：e2219024120.
[96] LI H，ZHANG M，ZHAO Q，et al. Self-recruited neutrophils trigger over-activated innate immune response and phenotyp-

ic change of cardiomyocytes in fulminant viral myocarditis [J]. Cell Discovery，2023，9：103.
[97] ZHOU Z，ZHANG M，ZHAO C，et al. Epoxyeicosatrienoic acids prevent cardiac dysfunction in viral myocarditis via interferon type I signaling [J]. Circ Res，2023，133：772-788.

4.2 心血管疾病临床研究

近年来，我国在心血管疾病领域的研究呈现蓬勃发展势头，数量与质量都不断提升。目前我国心血管疾病领域论文数量位于全球第二位，仅次于美国。自2018年以来，论文数量增长速度高于美国。研究最活跃的几个亚专科是冠心病、高血压、心律失常和心力衰竭。其中冠心病和高血压的论文数量均已超过美国。

2022年发表在具有最高影响力的6本医学综合期刊和4本心血管病学期刊上的临床研究文章有14篇，其中最常见类型是随机对照临床试验；其次为大型前瞻队列研究。这体现了我国临床研究者的关注点从认识疾病发展规律转向对干预措施的效果进行科学评价。这些研究所评价的干预措施都是基于临床实践提出的治疗方案或基于我国国情提出的疾病预防措施。

国家心血管病中心专家委员会评选出来的具有最高影响力的十大临床研究都是针对疾病负担重或后果严重的重大疾病，如冠心病、心肌病等，以及疾病防治过程中难度大或亟待改善的环节，如心外科手术、心脏介入治疗、除颤器植入、血压控制等。这些研究既包括对疾病治疗措施的评价，也包括在疾病预防方面的有益探索。在多中心临床试验中，所有的协作单位接受统一的培训，实施统一的治疗方案，也意味着相关技术或措施可以通过标准的培训和监督被加以推广。一旦被证实有效，则可以采用类似方式对该技术措施在更大范围内进行推广。以下分别对这十大临床研究进行简要介绍。

4.2.1 心血管疾病治疗措施评价研究

针对新的治疗措施进行评价，开展随机对照试验，通常反映了研究者在该治疗领域处于领先地位。几项影响力最大的评价治疗措施的临床试验有一个共同的特点，即评价对象不是新药或新技术，而是治疗方案。这些方案的制定是基于临床实践的。

韩雅玲教授[1]提出了对于接受初次经皮冠状动脉介入治疗的STEMI患者，采用新型抗凝药比伐芦定加大剂量输注的治疗方案，在BRIGHT-4研究中证实其可显著降低患者30天全因死亡和BARC 3～5型大出血复合终点事件的风险，具有显著的疗效和更好的安全性[1]。为STEMI急诊PCI的优化抗凝治疗提供了高质量的临床证据。

王建安教授[2]则是在冠状动脉中度狭窄患者中，比较了以血流储备分数（FFR）指导冠状动脉介入治疗（PCI）和以血管内超声（IVUS）指导两种方案，发现前者对预防2年内主要血管事件的作用不劣于后者，显示了以FFR为代表的生理学工具，在评估患者缺血状态中具有重要的指导价值。

郑哲教授[3]开展的OPTIMAL研究比较了不同剂量氨甲环酸对减少围术期大出血和异体输血的作用。对一级疗效终点的评价采用优效设计，评价从手术开始到出院期间接受任何异体红细胞输注的患者比例。对一级安全性终点采用非劣效设计，评价血栓性事件（心肌梗死、缺血性卒中、深静脉血栓形成和肺栓塞）和全因死亡的复合事件率。结果证实在体外循环心血管手术围手术期，氨甲环酸高剂量与低剂量相比，可适度减少异体红细胞输注率，且其安全性不劣于低剂量。

姚焰教授[4]则是针对有结构性心脏病，且有植入型心律转复除颤器（ICD）植入的适应证的患者，比较了在植入ICD时早期进行导管消融与植入ICD加药物治疗的效果。历时四年半，入选了121名患者，随访两年半，显示在ICD植入时早期进行导管消融，可减少室速复发、心血管住院和死亡的复合终点事件。

邹建刚和樊晓寒教授[5]针对罹患非缺血性心肌病且左束支完全传导阻滞（LBBB）的患者，比较了左束支起搏心脏再同步化治疗（LBBP-CRT）和双心室起搏心脏再同步化治疗（BiVP-CRT）对左室射血分数（LVEF）和其他心功能指标的作用。LBBP-CRT与传统的BiVP-CRT相比，可改善左室射血分数，降低NT-proBNP。但这项研究采用的是替代终点，随访时间仅6个月。未来需要更大规模、前瞻性的随机研究来验证LBBP-CRT对临床结局的长期影响。

4.2.2 心血管疾病预防措施研究

2022年发表的高影响力临床研究也体现了研究者对于预防疾病的关注。两项随机对照试验分别评价了一种综合的诊疗模式和一种膳食模式，这些模式都是基于我国国情而构建的，具有良好的可行性。

孙英贤、何江教授[6]开展的由村医为主导的中国农村多方面干预血压控制研究，旨在更好地控制血压升高这个最重要的可改变心血管疾病危险因素，采用整群随机对照试验设计来评价一套综合的血压管理流程，结果显示这套管理流程与常规的血压管理方式相比，可以使收缩压降低14.5mmHg。

武阳丰教授[7]开展了中国心脏健康膳食在中国成人中降低血压的效果研究，评价的预防疾病措施是一种膳食模式——中国心脏健康膳食，属于生活方式干预。生活方式干预具有低成本和安全的优势，但挑战在于改善个体依从性。这项研究按照中国人的饮食习惯，设计了健康膳食，并证实了这套膳食模式与常规饮食相比可以有效降低收缩压10mmHg。

这两项研究所评价的改善血压控制的干预措施都具有可行、有效、可持续、可推广的特点，也适用于资源匮乏的地区。由于罹患高血压的人群数量庞大，具有重大的公共卫生意义。

4.2.3 心血管疾病危险因素研究

十大临床研究中有3项为观察性研究，都是基于大型前瞻队列或全国性病历资料。

顾东风、鲁向锋教授[8]整合了中国、日本、韩国、新加坡等26万东亚人群冠心病基因组数据，鉴定了影响中国和东亚人群冠心病及主要危险因素的540个遗传变异和作用强度，构建了适合我国和东亚人群的冠心病多基因风险评分，并在我国前瞻性随访20年的人群队列中评价和验证其对冠心病的预测价值。在现有临床风险评分基础上，进一步使风险评估更加精细。

葛均波、霍勇、阚海东教授[9]利用来自中国胸痛中心的129万例急性冠脉综合征（ACS）数据和空气污染监测数据，开展个体层面的病例交叉研究来分析多种空气污染物的小时暴露水平与ACS及其亚型发作的关系。研究首次系统评估了多种空气污染物小时暴露水平对ACS及其全部亚型发病的影响及其时间滞后特征，为确证空气污染危害心血管健康提供了强有力的流行病学证据，也为我国未来修订环境空气质量标准和优化敏感人群的防护策略提供了理论依据。

刘力生和李卫教授[10]基于中国前瞻性城乡流行病学研究的数据，纳入覆盖中国12个省市，115个城乡社区，共47 262名既往无心血管疾病病史的居民，中位随访时间为11.9年。研究评估了12个可改变的危险因素对心血管疾病发病和死亡的人群归因分数，包括受教育水平、4个代谢危险因素（高血压、糖尿病、血脂和腹型肥胖）、4个行为危险因素（吸烟、饮酒、饮食、体力活动）、握力、抑郁和家居空气污染。该研究提示，通过控制几项代谢风险因素，以及解决教育水平低对健康造成的负面影响，可以预防很大一部分心血管疾病，为我国制定控制心血管疾病发病率和死亡率的相关防控策略提供了参考依据。

4.2.4 小结

高质量临床研究是持续改善临床实践的重要基石。我们已经看到国家、省、市各级临床医学研究中心建设的初步成效。高水平临床研究不断涌现，提供了来自中国的科学证据。研究者发起的临床研究日益受到重视。国家卫生健康委大力建设的研究者发起临床研究管理平台已投入使用，无疑将在规范我国临床研究的开展并提升临床研究水平方面发挥巨大作用。期待下一年度我国学者贡献更多高水平的临床研究论文。

（执笔人：李　静　审稿人：朱　毅）

参考文献

[1] LI Y，LIANG Z，QIN L，et al. Bivalirudin plus a high-dose infusion versus heparin monotherapy in patients with ST-segment elevation myocardial infarction undergoing primary percutaneous coronary intervention：a randomised trial [J]. Lancet，2022，400（10366）：1847-1857.

[2] KOO B K，HU X，KANG J，et al. Fractional Flow Reserve or Intravascular Ultrasonography to Guide PCI [J]. The New England Journal of Medicine，2022，387（9）：779-789.

[3] SHI J，ZHOU C，PAN W，et al. Effect of High-vs Low-Dose Tranexamic Acid Infusion on Need for Red Blood Cell Transfusion and Adverse Events in Patients Undergoing Cardiac Surgery：The OPTIMAL Randomized Clinical Trial [J]. JAMA，2022，328（4）：336-347.

[4] TUNG R，XUE Y，CHEN M，et al. First-Line Catheter Ablation of Monomorphic Ventricular Tachycardia in Cardiomyopathy Concurrent With Defibrillator Implantation：The PAUSE-SCD Randomized Trial [J]. Circulation，2022，145（25）：1839-1849.

[5] WANG Y，ZHU H，HOU X，et al. Randomized Trial of Left Bundle Branch vs Biventricular Pacing for Cardiac Resynchronization Therapy [J]. Journal of the American College of Cardiology，2022，80（13）：1205-1216.

[6] SUN Y，MU J，WANG D W，et al. A village doctor-led multifaceted intervention for blood pressure control in rural China：an open，cluster randomised trial [J]. Lancet（London，England），2022，399（10339）：1964-1975.

[7] WANG Y，FENG L，ZENG G，et al. Effects of Cuisine-Based Chinese Heart-Healthy Diet in Lowering Blood Pressure Among Adults in China：Multicenter，Single-Blind，Randomized，Parallel Controlled Feeding Trial [J]. Circulation，2022，146（4）：303-315.

[8] LU X，LIU Z，CUI Q，et al. A polygenic risk score improves risk stratification of coronary artery disease：a large-scale prospective Chinese cohort study [J]. European Heart Journal，2022，43（18）：1702-1711.

[9] CHEN R，JIANG Y，HU J，et al. Hourly Air Pollutants and Acute Coronary Syndrome Onset in 1. 29 Million Patients [J]. Circulation，2022，145（24）：1749-1760.

[10] LI S，LIU Z，JOSEPH P，et al. Modifiable risk factors associated with cardiovascular disease and mortality in China：a PURE substudy [J]. European Heart Journal，2022，43（30）：2852-2863.

4.3　心血管疾病器械研究

4.3.1　2022—2023年入选国家药品监督管理局创新医疗器械审评通道的心血管类产品

2022年8月5日至2023年7月31日，国家药品监督管理局共批准68项医疗器械进入创新医疗器械审评通道，其中42项为心血管类产品，说明心血管领域的创新在我国医疗器械创新领域占主导地位，占比61.5%，去年同期占比为49.2%；国产原创产品有67项，占98.5%，远超去年的88.1%。

4.3.1.1　心血管支架类产品

心血管支架类产品有6项，涉及静脉支架系统、主动脉弓支架系统等产品，冠脉支架无产品入围，详见表4-3-1。

表4-3-1　进入创新医疗器械审评通道的心血管支架类产品

产品名称	申请者
静脉支架系统	杭州唯强医疗科技有限公司
主动脉弓支架系统	先健科技（深圳）有限公司
颅内动脉支架	微创神通医疗科技（上海）有限公司
颅内动脉瘤辅助栓塞支架	江苏畅医达医疗科技有限公司
外周取栓支架系统	英纳瑞医疗股份有限公司
外周静脉取栓支架系统	英纳瑞医疗股份有限公司

4.3.1.2　瓣膜修复类产品

瓣膜修复类产品共15项，主要是介入类瓣膜修复产品，详见表4-3-2。

表4-3-2　进入创新医疗器械审评通道的瓣膜修复类产品

产品名称	申请者
人工生物心脏瓣膜	杭州创心医学科技有限公司
经导管主动脉瓣系统	北京佰仁医疗科技股份有限公司
经导管二尖瓣修复系统	科凯（南通）生命科学有限公司
经导管主动脉瓣系统	沛嘉医疗科技（苏州）有限公司
经导管瓣膜系统	北京佰仁医疗科技股份有限公司
经导管二尖瓣置换系统	上海微创旋律医疗科技有限公司
经导管三尖瓣夹	江苏霆升科技有限公司
经导管二尖瓣膜修复系统	盖能适治疗股份有限公司
经导管二尖瓣夹系统	杭州德晋医疗科技有限公司
经心尖二尖瓣瓣膜系统	杭州诺生医疗科技有限公司
经导管三尖瓣夹系统	上海玄宇医疗器械有限公司
经导管二尖瓣夹系统	苏州心擎医疗技术有限公司
经导管二尖瓣夹系统	深圳核心医疗科技股份有限公司
经导管二尖瓣夹系统	沛嘉医疗科技（苏州）有限公司
经导管三尖瓣夹系统	上海申淇医疗科技有限公司

4.3.1.3　治疗心律失常类产品

治疗心律失常类产品有6项，详见表4-3-3。

表4-3-3　进入创新医疗器械审评通道的治疗心律失常类产品

产品名称	申请者
心脏射频消融设备	上海骊霄医疗技术有限公司
心脏冷冻消融系统	上海以心医疗器械有限公司

续　表

产品名称	申请者
脉冲电场治疗系统和一次性使用脉冲电场治疗导管	绍兴梅奥心磁医疗科技有限公司
血管外植入型心律转复除颤器系统	应脉医疗科技（上海）有限公司
心脏电生理介入器械控制系统	上海御瓣医疗科技有限公司
多通道心脏脉冲电场消融系统	杭州端佑医疗科技有限公司

4.3.1.4　冠脉血流评价类产品

冠脉血流评价类产品有2项，详见表4-3-4。

表4-3-4　进入创新医疗器械审评通道的冠脉血流评价类产品

产品名称	申请者
冠状动脉造影微循环阻力指数计算软件	杭州脉流科技有限公司
血流储备分数测量系统	重庆心迪尔特医疗科技有限公司

4.3.1.5　心室辅助类产品

心室辅助类产品有3项，详见表4-3-5。

表4-3-5　进入创新医疗器械审评通道的心室辅助类产品

产品名称	申请者
体外心室辅助设备	上海骊霄医疗技术有限公司
介入式心室辅助设备	杭州端佑医疗科技有限公司
经皮跨瓣膜心室辅助系统	丰凯利医疗器械（上海）有限公司

4.3.1.6　其他心血管类产品

有10项，详见表4-3-6。

表4-3-6　进入创新医疗器械审评通道的其他心血管类产品

产品名称	申请者
冠状动脉介入手术控制系统	沛嘉医疗科技（苏州）有限公司
肺动脉血栓取出系统	上海申淇医疗科技有限公司
机械血栓切除导管	心诺普医疗技术（北京）有限公司
自膨式颅内动脉瘤瘤内栓塞系统	杭州端佑医疗科技有限公司
旋磨介入治疗仪	江苏暖阳医疗器械有限公司
一次性使用心腔内超声导管	美敦力公司

续 表

产品名称	申请者
血流导向装置	晨兴（南通）医疗器械有限公司
房间隔穿刺套件	上海捍宇医疗科技股份有限公司
肺动脉血栓取出系统	深圳市赛禾医疗技术有限公司
心腔内超声成像系统	心诺普医疗技术（北京）有限公司

4.3.2 2022—2023年入选国家药品监督管理局优先医疗器械的心血管类产品

2022年8月5日至2023年7月31日，国家药品监督管理局共批准8项医疗器械进入优先医疗器械审评通道，无心血管类产品。

4.3.3 2022—2023年国家药品监督管理局审批获得临床试验批件的心血管类产品

2022年8月5日至2023年7月31日，国家药品监督管理局共批准2项三类医疗器械产品（心血管类产品）的临床试验批件，详见表4-3-7。

表4-3-7 审批获得临床试验批件的心血管类产品

产品名称	申请者
三分支型主动脉覆膜支架及输送系统	北京天助瑞畅医疗技术有限公司
可吸收锌合金药物洗脱冠脉支架系统	山东瑞安泰医疗技术有限公司

4.3.4 2022—2023年国家药品监督管理局批准获得三类医疗器械注册证的心血管类产品

2022年8月5日至2023年7月31日，国家药品监督管理局共批准获得心血管领域三类医疗器械注册证196项，其中156项为国产产品，其中4项产品曾进入国家创新医疗器械审评通道。与2020年9月至2021年8月的数据相比（获批189项注册证，国产产品141项，其中5项曾进入国家创新医疗器械审评通道），可以看到国家药品监督管理局在心血管器械审批方面的速度提升，获批创新医疗器械占比有所降低，但是中国目前在心血管医疗器械领域的产业化发展进入高速发展阶段的趋势不变。

这156项国产产品中，介入类产品有125项，成像类产品4项，血流测量系统6项，开放手术类产品4项，有源手术类产品3项，AI软件6项，诊断类产品8个，详见表4-3-8。

表4-3-8 2022—2023年通过创新医疗器械审评通道获批三类医疗器械注册证的国产心血管类产品

产品名称	申请者	产地
医用血管造影X射线机	上海联影医疗科技股份有限公司	上海
冠状动脉功能测量系统	苏州润迈德医疗科技有限公司	苏州
机械解脱弹簧圈	上海沃比医疗科技有限公司	上海
优美莫司涂层冠状动脉球囊扩张导管	山东吉威医疗制品有限公司	山东

4.3.5 2022—2023年各省常规获批心血管类产品三类医疗器械注册证数量对比

珠三角和长三角依然是心血管医疗器械的重要研发基地，北京其次，其他省份发展明显滞后，这和当地的产业链不齐全、投融资不活跃有着巨大关系，见图4-3-1。

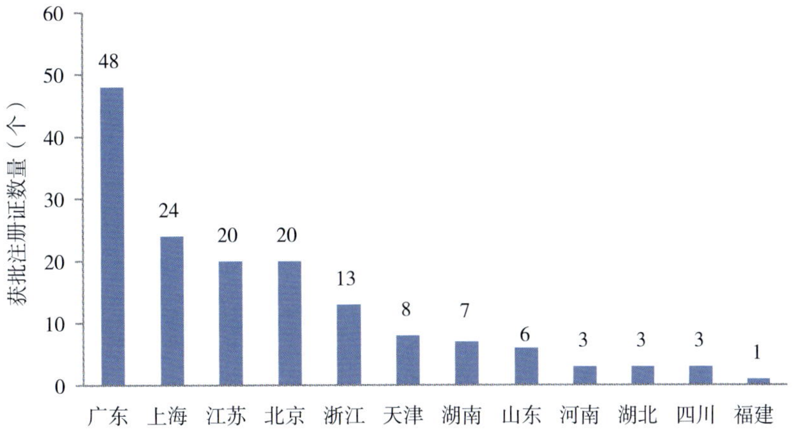

图4-3-1 2022—2023年各省常规获批心血管类产品三类医疗器械注册证数量

4.3.6 2022—2023年部分获批三类医疗器械注册证的国产心血管医疗器械的临床数据简报

详见表4-3-9。

表4-3-9 2022—2023年部分获批三类医疗器械注册证的国产心血管类产品临床数据

项目	内容
胸主动脉覆膜支架系统	北京华脉泰科医疗器械股份有限公司
纳入标准	该产品适用于下列情况的Stanford B型胸主动脉夹层的腔内治疗： · 有足够的髂/股动脉入路 · 病变位于降主动脉区，锚定区直径为18～42mm · 近端锚定区长度≥10mm，没有显著的钙化和/或显著的血栓 · 解剖形态适合进行血管内修复
试验组样本量	81
对照组样本量	85
动脉导管未闭（PDA）封堵器（AMPLATZER Piccolo Occluder）	雅培医疗器械（Abbott Medical）
研究阶段	研究开始（实际）：2020-04-01 研究完成（估计）：2025-05-31
纳入标准	该装置用于经皮关闭符合以下所有条件的患者的PDA： · PDA直径≤4mm · PDA长度≥3mm · 体重≥700g

续 表

项目	内容
排除标准	·年龄小于3天 ·主动脉缩窄 ·左肺动脉狭窄 ·由于肺动脉高压，心输出量依赖于通过PDA从右向左分流 ·植入部位出现血栓，或封堵器插入和输送的血管出现静脉血栓迹象 ·心内膜炎或可导致菌血症的感染 ·对镍过敏或可能过敏
试验组样本量	70
干预措施	介入放置
血流导向密网支架（Surpass Evolve Flow Diverter System）	史赛克神经介入（Stryker Neurovascular）
纳入标准	1.年龄≥18且≤80岁 2.具有单一未破裂的目标颅内动脉瘤（IA），具有以下特征： ·位于颈内动脉或其分支上 ·颈部≥4mm，圆顶与颈部的比率≤2.0，或没有可辨别的颈部 ·动脉瘤尺寸≤12mm（囊状或梭形） 3.在将放置植入物的近端和远端段，母血管直径≥1.75mm且≤5.0mm 4.具有颅内（ⅠA）动脉瘤破裂的多种增加的风险因素，包括但不限于动脉瘤形态、吸烟、高血压、糖尿病、年龄、破裂的既往和/或家族史和/或蛛网膜下腔出血史，这些因素可能导致血管内治疗的益处风险特征超过如果不治疗则受试者预期寿命期间颅内动脉瘤破裂的风险
试验组样本量	235
干预措施	装置：血流导向密网支架 血流导向密网支架适用于成人（≥18岁）未破裂囊状宽颈或梭形颅内动脉瘤≤12mm的血管内治疗
药物洗脱冠脉支架系统（Resolute Onyx Zotarolimus-Eluting Coronary Stent System）	美敦力公司（Medtronic，Inc）
纳入标准	1.根据经皮冠状动脉介入治疗的适用指南，该ⅠB受试者可接受药物洗脱支架治疗 2.受试者需要治疗多达2个独立靶血管中的多达3个靶病变［1个血管（包括其侧支）中的2个靶病变和1个独立血管（包括其侧支）中的1个靶病变］，其可接受直径为2.25～5.00mm的支架的治疗
试验组样本量	591
干预措施	装置：药物洗脱冠脉支架系统 按照研究要求对符合经皮冠状动脉腔内成形术（PTCA）资格的受试者进行治疗
取栓支架系统（Aperio Hybrid Thrombectomy Device）	艾康蒂有限公司（Acandis GmbH）
纳入标准	1.所有因急性卒中而接受取栓支架系统治疗的患者 2. 18岁及以上（成人、老年人）
试验组样本量	430
肝素涂层血管内覆膜支架系统（GORE® VIABAHN® ENDOPROSTHESIS with Heparin Bioactive Surface）	戈尔及同仁有限公司（W. L. GORE & ASSOCIATES，INC.）
纳入标准	1.在戈尔赞助或医生赞助的股腘动脉新发或再狭窄病变研究中，患者被纳入使用带有肝素生物活性表面装置的GORE® VIABAHN®内假体进行治疗 2.长度≥10cm的病变和TASC C或D分类将包括在内 3.可以获得患者水平的数据并与其他研究合并

续　表

项目	内容
试验组样本量	1000（预计）
干预措施	介入
人工血管	江苏百优达生命科技有限公司
试验组样本量	四分叉：94 直线型、侧分叉：30
干预措施	置换或旁路手术
对照组样本量	四分叉：94 直线型、侧分叉：30
干预措施	置换或旁路手术

注：以上数据均来自国家药品监督管理局对外公开数据。

（执笔人：欧阳晨曦　审稿人：卜　军）

第五部分　心血管疾病卫生经济学

5.1　心血管疾病经济负担

5.1.1　心脑血管疾病患者出院总人次数及其变化趋势[1-4]

2021年中国医院心脑血管疾病患者出院总人次数为2764.98万，占同期出院总人次数（包括所有住院病种）的15.36%，其中心血管疾病1487.23万人次，占8.26%；脑血管疾病1277.75万人次，占7.10%（图5-1-1）。

心脑血管疾病患者出院人次数中，以缺血性心脏病（IHD）［944.90万人次，其中心绞痛416.78万人次、急性心肌梗死（AMI）114.80万人次］和脑梗死（862.43万人次）为主，分别占比为34.17%和31.19%；其余依次为高血压（204.37万人次，其中高血压性心脏病和肾脏病25.60万人次）、心力衰竭（209.64万人次）、脑出血（155.62万人次）、心律失常（113.54万人次）、肺栓塞（13.52万人次）、急性风湿热（1.26万人次），见表5-1-1和图5-1-2。

1980—2021年，糖尿病出院人次数年均增速为12.64%、脑梗死为11.41%、IHD为10.63%、脑出血为8.50%、高血压为6.09%、高血压性心脏病和肾脏疾病为5.16%；1987—2021年，AMI出院人次数年均增速为11.29%；2018—2021年，心力衰竭出院人次数年均增速为21.96%、心绞痛为19.47%、肺栓塞为12.65%、心律失常为2.20%、急性风湿热为10.85%。

表5-1-1　2018—2021年中国五种心血管疾病患者出院人次数　　单位：万人次

	2018年	2019年	2020年	2021年
心绞痛	244.45	276.27	280.65	416.78
心力衰竭	115.56	139.44	153.57	209.64
心律失常	106.38	112.92	97.13	113.54
肺栓塞	9.46	10.54	10.55	13.52
急性风湿热	1.77	1.56	1.53	1.26

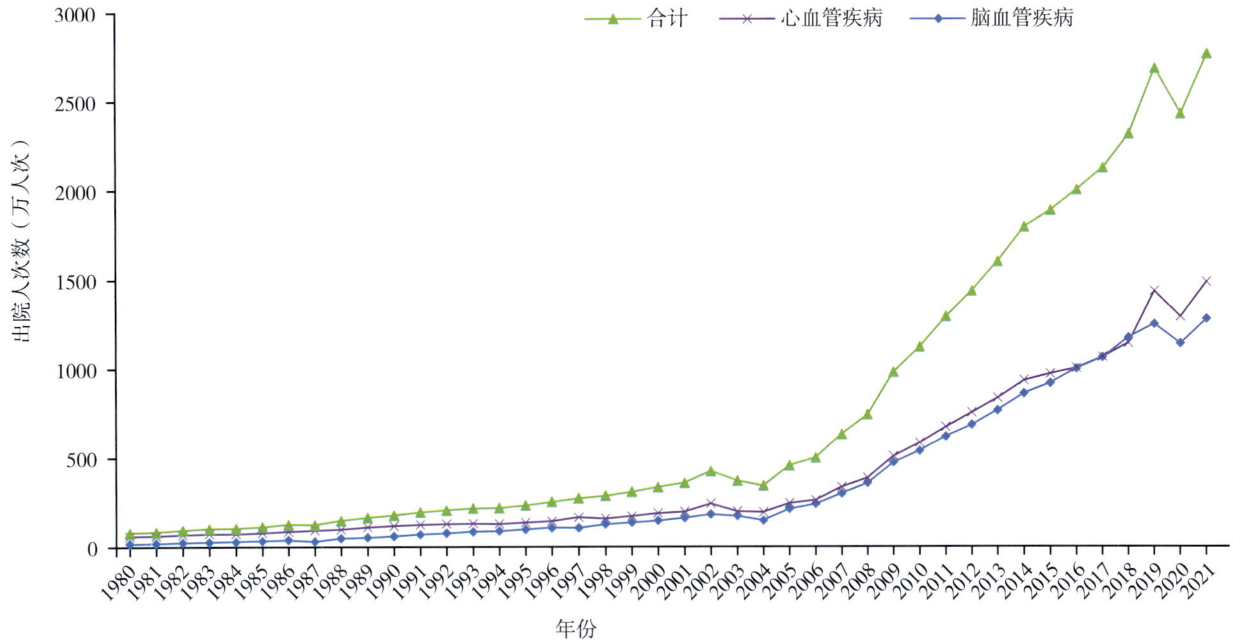

图 5-1-1　1980—2021 年中国心脑血管疾病患者出院人次

注：心脑血管疾病包括IHD（心绞痛、AMI及其他IHD）、慢性风湿性心脏病、急性风湿热、肺栓塞、心律失常、心力衰竭、高血压病（包括高血压性心脏病和肾脏病）及脑血管疾病（脑出血和脑梗死），其中2002年以前，IHD在卫生统计年报中的名称是冠心病，2021年不包括慢性风湿性心脏病。

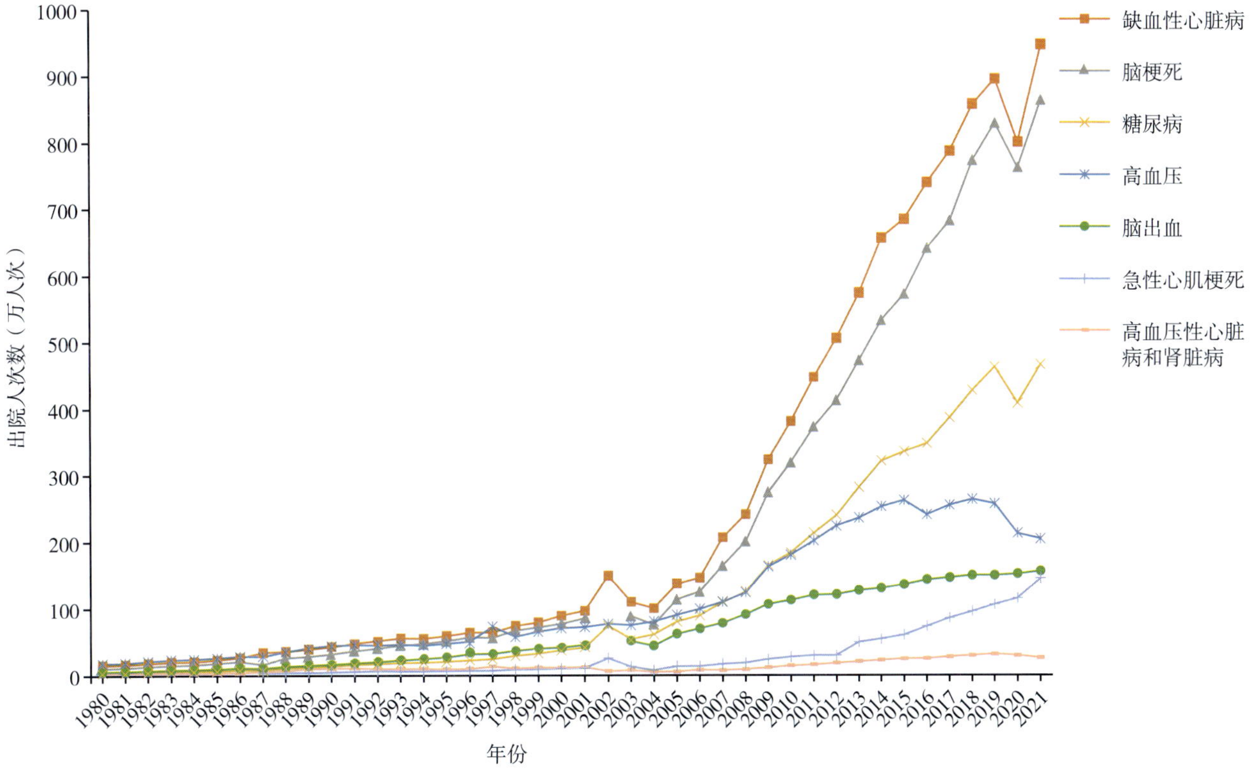

图 5-1-2　1980—2021 年中国心脑血管疾病和糖尿病患者出院人次

5.1.2　心血管疾病患者出院总人次

本部分心血管疾病包含冠心病、心力衰竭、高血压、心律失常、瓣膜性心脏病及其他心血管疾病（主动脉和外周动脉疾病、先天性心脏病、肺血管病和心肌病），不包含脑血管疾病。

2022年以主要诊断或非主要诊断为依据的心血管疾病患者出院总人次为5187.0万人次，高血压占比最大为67.9%（3524.3万人次），其余依次是冠心病33.1%（1714.5万人次）、心力衰竭19.8%（1029.0万人次）、心律失常16.0%（831.8万人次）以及瓣膜性心脏病3.6%（188.2万人次）。

2022年以主要诊断为依据的心血管疾病患者出院总人次为1225.4万。心血管疾病患者总出院人次中，以冠心病为主，其占比为50.0%（612.7万人次），其次是心力衰竭，占比为13.7%（168.0万人次），其余依次为高血压10.6%（130.3万人次）、心律失常6.5%（80.1万人次）、瓣膜性心脏病1.2%（15.2万人次），见表5-1-2。

表5-1-2　2022年心血管疾病出院人次

	主要诊断或非主要诊断出院人次（万人）①	构成比（%）	主要诊断出院人次（万人）②	构成比（%）
总计	5187.0	100.0	1225.4	100.0
冠心病	1714.5	33.1	612.7	50.0
心力衰竭	1029.0	19.8	168.0	13.7
心律失常	831.8	16.0	80.1	6.5
瓣膜性心脏病	188.2	3.6	15.2	1.2
高血压	3524.3	67.9	130.3	10.6

注：①以主要诊断或非主要诊断为判断依据；②以主要诊断为判断依据。

5.1.3　心血管疾病分病种住院总费用

本部分心血管疾病定义同5.1.2。2022年以心血管疾病为主要诊断的住院总费用合计为2121.1亿元。住院总费用以冠心病为主，占比达43.9%（931.8亿元），其余依次是心律失常10.7%（227.6亿元）、心力衰竭8.1%（170.6亿元）、瓣膜性心脏病4.6%（97.7亿元）、高血压4.4%（93.0亿元）、主动脉和外周动脉疾病3.9%（83.2亿元）、先天性心脏病2.6%（56.0亿元）、肺血管病2.6%（54.4亿元）、心肌病1.0%（22.0亿元）等，见图5-1-3。

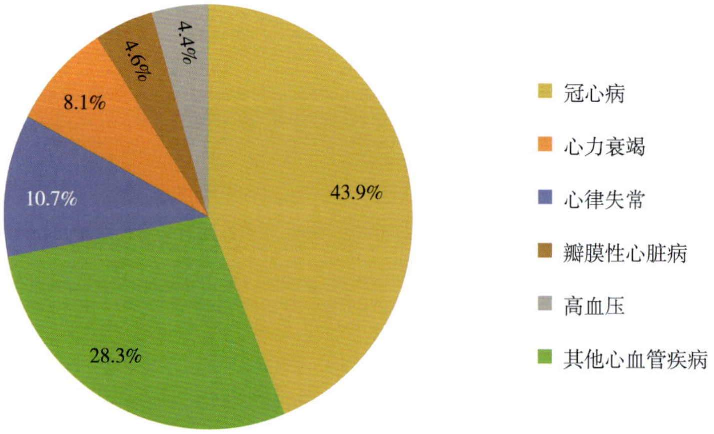

图5-1-3　2022年心血管疾病住院总费用构成比

5.1.4　冠心病患者出院人次及住院总费用

本部分心血管疾病定义同5.1.2。2022年在主要诊断为心血管疾病的患者中，住院人次以及住院总费用最高均为冠心病。在以冠心病为主要诊断的出院患者中，以不稳定型心绞痛住院为主，其占比为38.1%（233.2万人次）、其余依次是未分类冠心病28.0%（171.7万人次）、稳定型心绞痛15.3%（93.7万人次）、

STEMI 8.0%（49.0万人次）、NSTEMI 6.9%（42.5万人次）、AMI 2.0%（11.9万人次）和急性冠脉综合征（ACS）1.7%（10.7万人次），见表5-1-3。

表5-1-3 2022年冠心病（主要诊断）出院人次和住院总费用

	出院人次（万人）	构成比（%）	住院总费用（亿元）	构成比（%）
冠心病	612.7	100.0	931.8	100.0
ACS	10.7	1.7	18.8	2.0
AMI	11.9	2.0	28.9	3.1
NSTEMI	42.5	6.9	106.7	11.5
STEMI	49.0	8.0	141.9	15.2
不稳定型心绞痛	233.2	38.1	359.3	38.6
稳定型心绞痛	93.7	15.3	100.8	10.8
未分类冠心病	171.7	28.0	175.4	18.8

注：ACS的定义仅包括ICD-10编码的I24.800×007（急性非ST段抬高型急性冠脉综合征）和I24.901（急性冠脉综合征）。

2022年以冠心病为主要诊断的患者住院总费用中，不稳定型心绞痛占比最高，达38.6%（359.3亿元），其次依次是未分类冠心病18.8%（175.4亿元）、STEMI 15.2%（141.9亿元）、NSTEMI 11.5%（106.7亿元）、稳定型心绞痛10.8%（100.8亿元）、AMI 3.1%（28.9亿元）和ACS 2.0%（18.8亿元），见表5-1-3、图5-1-4。

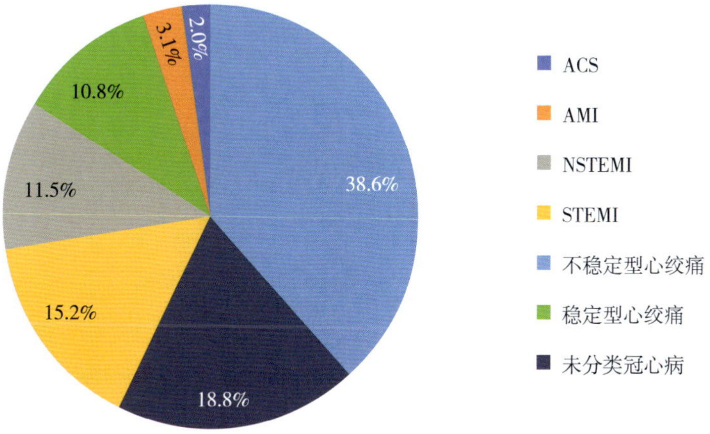

图5-1-4 2022年冠心病住院总费用的疾病构成

注：ACS的定义仅包括ICD-10编码的I24.800×007（急性非ST段抬高型急性冠脉综合征）和I24.901（急性冠脉综合征）。

5.1.5 心血管疾病次均治疗费用

本部分心血管疾病定义同5.1.2。2022年主要诊断为心血管疾病的患者次均住院总费用为17 312.8元，其中材料费占比最高，为33.8%（5845.9元），其余依次为诊断费21.2%（3677.1元）、药费16.8%（2901.4元）以及治疗费13.3%（2294.9元）等。在次均治疗费方面，手术治疗费明显高于非手术治疗费（1747.8元vs 665.6元）；在次均药费方面，西药费明显高于中药费（2576.7元vs 324.8元）。此外，在次均材料费中，手术材料费的费用最高（4240.7元），见表5-1-4。

瓣膜性心脏病的次均住院总费用最高（64 375.7元），其余依次是心律失常（28 421.4元）、冠心病（15 212.3元）、心力衰竭（10 156.7元）以及高血压（7135.1元）。在冠心病和瓣膜性心脏病中，材料费占住院总费用的比例较其他费用更高，而在心力衰竭、心律失常以及高血压中，诊断费的占比更高。此外，

表 5-1-4　2022 年心血管疾病的病种次均住院费用

	出院人次（万人）	次均住院总费用（元）	诊断费（元）	治疗费（元）			药费（元）			材料费（元）			
				非手术治疗费	手术治疗费	合计	西药治疗费	中药费	合计	检查用	治疗用	手术用	合计
总人群	1225.4	17 312.8	3677.1	665.6	1747.8	2294.9	2576.7	324.8	2901.4	480.6	1756.7	4240.7	5845.9
冠心病	612.7	15 212.3	3539.1	686.7	1980.6	2532.4	2340.8	375.6	2716.3	424.4	1376.9	2794.6	4171.8
ACS	10.7	17 581.3	3826.3	827.3	1693.3	2389.9	3250.7	452.2	3702.9	412.6	1610.4	3159.9	4675.5
AMI	11.9	24 291.7	4739.4	1353.3	2783.8	3908.5	4687.8	428.5	5116.2	690.2	2405.3	3909.2	6360.7
NSTEMI	42.5	25 123.3	4902.8	1196.6	3394.9	4344.8	3840.0	350.1	4190.2	824.2	2626.4	5198.3	7911.1
STEMI	49.0	28 953.1	5222.8	1440.5	4310.1	5473.6	4595.0	394.5	4989.5	949.2	3034.3	5586.5	8847.2
不稳定型心绞痛	233.2	15 411.5	3428.3	654.3	2208.4	2694.8	2126.7	384.7	2511.3	513.2	1504.2	3275.2	4726.6
稳定型心绞痛	93.7	10 750.8	3033.8	492.0	1155.6	1579.4	1701.2	440.8	2141.9	199.0	763.3	1487.9	2219.8
未分类冠心病	171.7	10 222.4	3044.0	438.9	1035.2	1409.7	1744.3	320.4	2064.7	169.2	667.7	1355.3	2020.4
心力衰竭	168.0	10 156.7	3252.6	442.8	174.4	594.6	1305.2	353.1	1658.3	83.7	428.3	344.9	778.2
心律失常	80.1	28 421.4	3672.6	809.5	1456.9	2159.3	1361.1	195.1	1556.2	1237.1	4967.6	13 173.6	17 509.3
瓣膜性心脏病	15.2	64 375.7	8805.9	1823.3	7030.5	8616.2	10 330.8	279.1	10 609.9	1208.9	5682.4	21 629.7	26 416.3
高血压	130.3	7135.1	3181.7	271.9	200.2	457.2	1305.2	252.8	1557.9	54.2	195.2	244.6	450.2

注：ACS的定义仅包括ICD-10编码的I24.800×007（急性非ST段抬高型急性冠脉综合征）和I24.901（急性冠脉综合征）。

在冠心病、心律失常和瓣膜性心脏病等以手术作为主要治疗手段的疾病中，手术治疗费和手术材料费高于非手术者，而在高血压和心力衰竭患者中未显示此趋势。见图5-1-5。

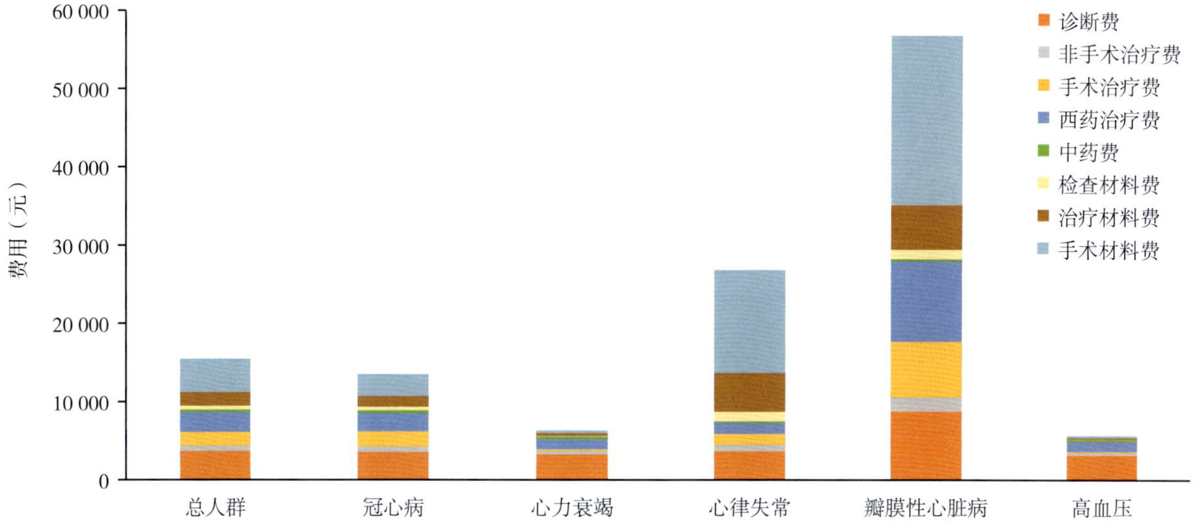

图5-1-5　2022年心血管疾病分病种次均住院费用

在冠心病患者中，STEMI的次均住院总费用、诊断费、治疗费以及材料费均为最高，AMI的次均药费最高。冠心病患者及冠心病亚组者均显示手术治疗费高于非手术治疗费、西药费高于中药费以及手术材料费在材料费中占比最大，见表5-1-4。

2022年心血管疾病平均住院天数为8.7天，瓣膜性心脏病平均住院天数最高为13.5天，其次为高血压9.5天、心力衰竭9.4天、冠心病8.3天、STEMI 8.3天、NSTEMI 7.9天、稳定型心绞痛7.4天、心律失常7.0天以及不稳定型心绞痛6.9天。

5.1.6　心血管疾病治疗费用按患者的年龄、性别、病种分析

本部分心血管疾病定义同5.1.2。2022年心血管疾病治疗费用集中在老年人群，60岁及以上老年人花费了64.9%的心血管疾病治疗费用。根据第七次全国人口普查年龄构成比，从50岁起，心血管疾病治疗总费用占比开始超过人口年龄构成比，在70～79岁年龄段差距最大，该年龄段人群占总人口的5.0%，却花费了24.6%的心血管治疗费用，见图5-1-6。30岁及以上的冠心病患者的治疗费用占比最高（61.8%），30岁以下患者中，心律失常治疗费用占比更高（51.8%），见图5-1-7。与女性相比，男性心血管疾病治疗费用占比更高（61.6%），在冠心病、心力衰竭、心律失常、瓣膜性心脏病、高血压患者中均显示男性的疾病经济负担更高，见图5-1-8。

5.1.7　小结

中国心血管疾病总住院费用较高，在50岁及以上年龄人群和男性患者中更为突出；心血管疾病人均住院费用虽低于欧美等发达国家水平，但由此造成的经济负担仍然较重[5, 6]，其中冠心病具有最高的住院人次数和疾病经济负担，是最主要的疾病经济负担，特别是在30岁及以上患者中。在冠心病患者中，STEMI和NSTEMI的人均疾病经济负担较高，而不稳定型心绞痛总疾病经济负担更大，故在临床诊疗中，着重关注心肌梗死患者的同时还应重视不稳定型心绞痛的预防与治疗。瓣膜性心脏病住院人次占心血管疾病住院人次虽不足2%，但人均疾病经济负担最高，应积极预防瓣膜性心脏病。心律失常是疾病经济负担排第二位的心血管疾病，主要集中在30岁以下的青年人群，因此青年人群心律失常的防治工作应该引起重视。未

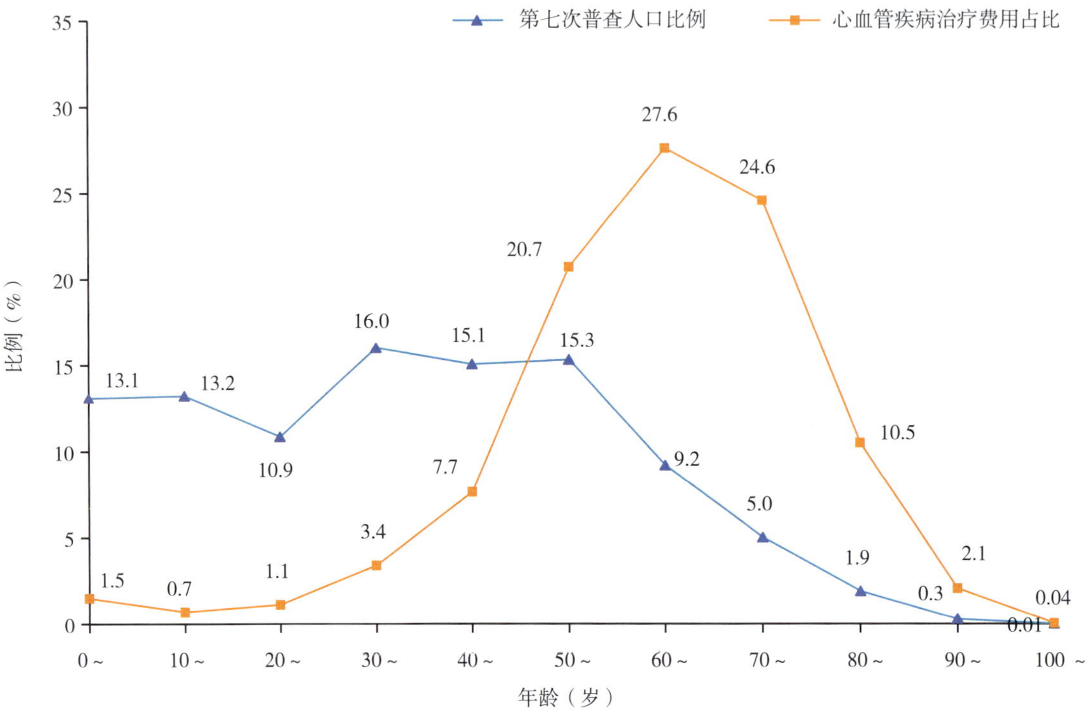

图5-1-6　2022年心血管疾病患者治疗费用年龄别人群分布

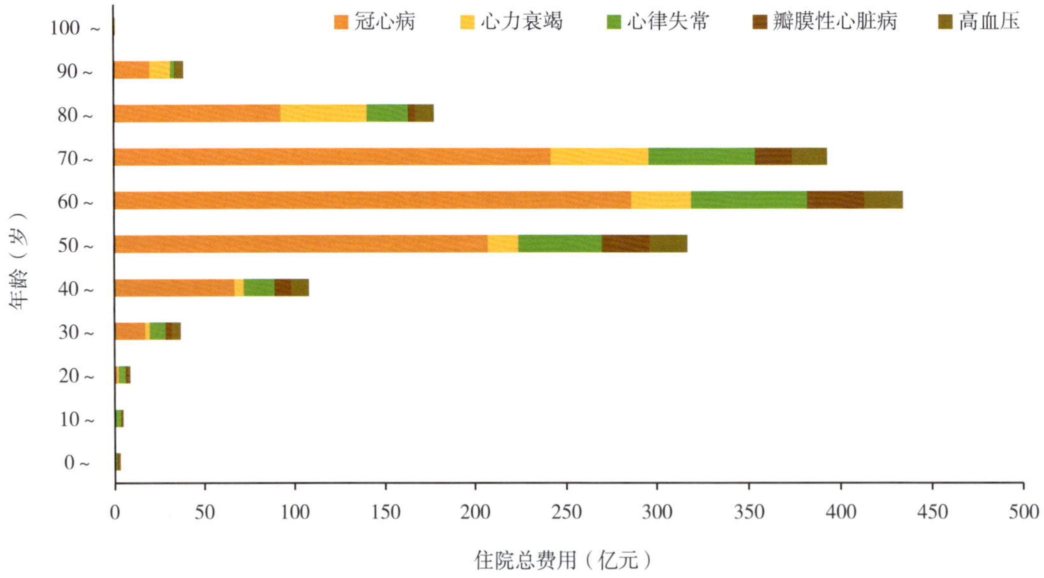

图5-1-7　2022年按年龄别医疗费用中的心血管疾病构成

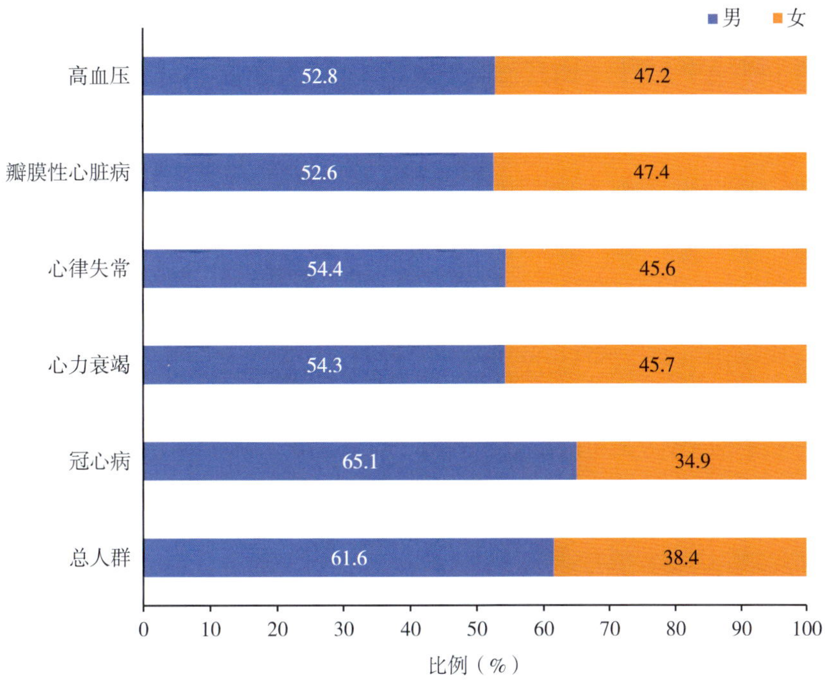

图5-1-8 2022年心血管病治疗费用的性别构成

来应有针对性地对不同疾病不同年龄段人群采取措施，包括提高诊断水平，扩大筛查范围，定期健康宣教等，从而降低心血管疾病事件发生率，减轻人民群众的疾病经济负担，有效推进心血管疾病防治工作。

5.1.8 对报告内容及引用数据的说明

5.1.1部分数据来源于《中国卫生健康统计年鉴（1981—2022）》，为保持与既往历年（2021年及以前）年报报告结果的一致性，结果的计算方法均与既往年报所用方法相同。

5.1.2至5.1.6部分数据来源于2022年医院质量监测系统（Hospital Quality Monitoring System，HQMS）数据，HQMS数据包括了2022年1月1日至2022年12月31日的心血管疾病相关诊疗数据，全部来源于患者个人出院病案首页。该监测系统覆盖全国31个省（自治区、直辖市），涵盖了全国70%以上公立三级医院和60%以上公立二级医院。本报告描述了2022年心血管疾病住院患者及其主要病种的住院总费用、诊断费和药费等。

出院人次数（1980—2021年）：由于中华人民共和国卫生部（卫生部）统计信息中心分别在1987年和2002年两次调整相关病种统计口径，因此同一病种调整前后的出院人次数数据出现波动，在一定程度上影响了数据的连续性。鉴于此，心脑血管疾病住院费用2003年的数据未被计入本报告。《中国卫生健康统计年鉴》能充分展现出院人次数的历年趋势。

（执笔人：黄宜林　赵延延　王杨　审稿人：李卫）

参考文献

［1］中华人民共和国卫生部．全国卫生统计年报资料2001［M］．北京：中国协和医科大学出版社，2001．

［2］中华人民共和国卫生部．中国卫生统计年鉴2012［M］．北京：中国协和医科大学出版社，2012．

［3］国家卫生和计划生育委员会．中国卫生和计划生育统计年鉴2017［M］．北京：中国协和医科大学出版社，2017．

［4］国家卫生健康委员会．中国卫生健康统计年鉴2022［M］．北京：中国协和医科大学出版社，2022．

［5］BH Foundation．Heart and Circulatory Disease Statistics 2023［EB/OL］．［2024-04-15］．https：//www.bhf.org.uk 2023

［6］TSAO CW，ADAY AW，ALMARZOOQ ZI，et al．Heart Disease and Stroke Statistics-2023 Update：a report from the American Heart Association［J］．Circulation，2023，147（8）：e93-e621．

5.2 心血管疾病卫生经济学评价

5.2.1 合理膳食

低钠盐与卒中关系研究（SSaSS）的卫生经济学评价表明，用盐代用品替代普通盐可降低14%的卒中风险，食盐代用品组平均每人多获得0.054个QALY，节约费用110元，干预组平均成本为1538元，对照组1649元。干预组在预防卒中和获得QALY方面优势明显，以较低成本获得更好的健康结果（表5-2-1）。敏感性分析表明，替代盐干预组具有成本-效果的概率>99.9%[1]。因此，在SSaSS患者中，用食盐代用品替代普通食盐对于预防卒中和提高生活质量是一种节约成本的干预措施。

表5-2-1 家庭食盐替代品干预的成本-效果

干预策略	总成本（元）	QALY	增量成本（元）	增量QALY	ICER
盐替代组	1538	4.155	—	—	—
普通盐组	1649	4.090	−110	0.054	成本节约

营养包干预项目采用营养微观经济学分析模型（PROFILING model），评价了营养包干预6～23月龄农村婴儿贫血和发育迟缓的效益-成本比。监测婴儿总数为10 672人，营养包干预总费用为257.09万元。2012—2020年，发育迟缓和贫血康复产生的总经济效益为1492.13万元，山西、湖北、云南三省六个县平均效益-成本比为5.8∶1.0。六个县6～23月龄婴儿营养包干预具有较高的效益-成本比[2]。

5.2.2 健康体重

一项以学校和家庭为基础的儿童肥胖预防项目（CHIRPY DRAGON随机对照试验）将40所学校的1641名儿童随机分为两组，一组接受综合（饮食和身体活动）干预，另一组继续日常活动。该项目12个月的卫生经济学评价结果表明，公共部门的干预费用为每名儿童35.53元，社会部门的干预费用为536.95元。从公共部门和社会角度来看，与对照组相比，干预组每多获得一个QALY的增量成本分别为8888元（相当于1760英镑或2502美元）和73 831元（相当于14 620英镑或20 796美元），无论是采用英国（20 000英镑/QALY）还是美国（50 000美元/QALY）的支付意愿阈值作为成本-效果评价标准，干预组均具有良好的性价比[3]。

超重肥胖会导致巨大的医疗费用和经济负担。一篇有关2010—2020年超重肥胖的卫生经济学评价综述指出，中国超重和肥胖导致的直接医疗费用为84亿～239亿美元，间接医疗费用为626亿美元[4]。在《肥胖问题对中国公共卫生的影响和政策应对的启示》一文中，按照CHNS中观察到的超重、肥胖率及费用发展趋势，采用拟合线性回归模型来预测2030年中国超重和肥胖导致的医疗费用，结果显示，2030年归因于超重、肥胖的医疗费用预计为4180亿元人民币，约占全国医疗费用总额的22%。该预测采用了较低的历史估计值和成本估计值，并且没有考虑医疗保健服务费用的长期增长，因此预测结果可能是保守的，需要更多的研究来了解与超重和肥胖相关的间接费用（包括但不限于出勤、旷工、提前退休、残疾等），并将其纳入总经济费用[5]。

5.2.3 高血压

基于老年高血压患者血压干预策略（STEP）试验的一项卫生经济学评价研究[6]，建立了一个微观模拟模型，纳入10 000名假定的基线收缩压高于140mmHg的60～80岁中国成人样本，比较强化降压治疗与标准降压治疗的终生健康益处和医疗成本。强化治疗组患者的平均QALY将比标准治疗组患者多出0.16，每增加一个QALY，成本将增加12 614元人民币（表5-2-2）。概率敏感性分析结果表明，强化降压治疗方案具有成本－效果。

表5-2-2 强化血压控制策略与标准血压控制策略的成本－效果分析

治疗策略	总成本（元）	增量成本［元（95%UI）］	QALY	增量QALY（95%UI）	ICER
强化治疗	25 103	2061（−13 089～16 059）	12.22	0.16（0.03～0.43）	12 614
标准治疗	23 042	—	12.05		—

5.2.4 糖尿病

一项基于英国前瞻性糖尿病研究结果模型2（UKPDS OM2）的卫生经济学评价研究表明，从中国医疗保健系统来看，对于治疗终生控制不佳的2型糖尿病患者，索马鲁肽（SEMA）与度拉糖肽（DULA）质量调整生命年（QALY）的平均差异为0.04QALY，成本差异为1132.29美元。两种治疗策略的增量成本－效果比为$26 957.44/QALY，大于1倍人均GDP，小于3倍人均GDP；也就是说，与度拉糖肽相比，索马鲁肽是一个更好的治疗选择[7]（表5-2-3）。

表5-2-3 索马鲁肽治疗控制不佳的2型糖尿病患者的长期（40年）成本－效果

治疗策略	总成本（美元）	增量成本（美元）	QALY	增量QALY	ICER
索马鲁肽	28 853.72	1132.29	10.88	0.04	26 957.44
度拉糖肽	27 721.42	—	10.84	—	—

另外一项研究也采用UKPDS OM2从中国医疗体系的角度评估甘精胰岛素与利西那肽固定比例复方制剂（iGlarLixi）与德谷门冬双胰岛素（IDegAsp）在中国2型糖尿病患者中的成本－效果，反向测算iGlarLixi在中国上市的合适药物价格。结果显示，基于iGlarLixi和IDegAsp年用药费用相等的初始假设，增量成本效果比（ICER）远低于支付意愿阈值，iGlarLixi与IDegAsp相比更具有成本效果。分别以1倍和3倍人均GDP为支付意愿阈值，iGlarLixi以每年590.41美元至865.03美元的药物费用时，其成本－效果优于IDegAsp。该研究有望填补iGlarLixi在中国卫生经济评价的空白，并帮助决策者设计iGlarLixi定价和报销政策[8]。

一项基于CORE糖尿病模型的卫生经济学评价研究表明，与双相门冬胰岛素30（BIAsp 30）相比，德谷门冬双胰岛素（IDegAsp）治疗中国2型糖尿病患者在30年的时间范围内增加了0.280个QALY，总成本增加了3888元，ICER为13 886元/QALY，IDegAsp与治疗成本增加有关，但也节省了并发症成本。以80 976元/QALY为支付意愿阈值，与BIAsp 30相比，对于我国基础胰岛素血糖管理不足的T2DM患者来说，IDegAsp是一种具有成本－效果的治疗选择[9]（表5-2-4）。

表5-2-4 IDegAsp治疗糖尿病患者的成本-效果

治疗策略	直接医疗成本（元）	增量直接医疗成本（元）	QALY	增量QALY	ICER（元/QALY）
BIAsp 30	386 264	—	9.242	—	—
IDegAsp	390 152	3888	9.522	0.280	13 886

一项基于马尔可夫模型的卫生经济学评价研究表明，从中国医疗体系的角度来看，与标准治疗相比，达格列净联合标准疗法治疗2型糖尿病合并心血管疾病高危患者，预计人均增加0.25QALY，人均增量成本为4435.81欧元（33 875.83元）。两种治疗策略的ICER为17 742.07欧元/QALY（135 494.41元/QALY）（表5-2-5），与2021年3倍人均GDP（31 809.77欧元/242 928元）相比，达格列净联合标准疗法在中国被认为具有成本-效果。该研究发现可能有助于临床医生为心血管风险高的T2DM患者作出最佳治疗决策[10]。

表5-2-5 达格列净联合标准疗法治疗T2DM合并心血管疾病高危患者的成本-效果

治疗策略	成本	增量成本	QALY	增量QALY	ICER
标准治疗	15 660.34欧元/119 596.44元	—	12.01	—	—
达格列净+标准治疗	20 096.15欧元/153 472.27元	4435.81欧元/33 875.83元	12.26	0.25	17 742.07（欧元/QALY）/ 135 494.41（元/QALY）

一项研究构建马尔可夫微观模拟模型，从社会角度评估两种基于中国糖尿病风险评分（CDRS）的糖尿病前期筛查策略的成本效果。策略1：在所有成人中使用CDRS筛查糖尿病前期（包括有或没有年度健康检查）。策略2：在没有年度健康检查的情况下，使用CDRS对成人进行糖尿病前期补充自我筛查。对照组的筛查策略是在接受年度健康检查的成人中通过空腹血糖（FPG）测试筛查糖尿病前期，对未进行年度健康检查的成人不进行筛查。研究结果显示，与对照组和策略2相比，策略1预防每个T2DM病例的成本分别为299.67美元和385.89美元，低于支付意愿阈值（12 551美元）。此外，与对照组相比，策略2预防每个T2DM病例的成本为272.23美元（表5-2-6）。因此，对所有成人进行糖尿病前期CDRS筛查是最具成本-效果的卫生政策[11]。

表5-2-6 不同筛查策略的临床和经济结果

	对照组（95%CI）	策略1（95%CI）	策略2（95%CI）
成本（美元）	6.04（6.04～6.05）	46.67（46.65～46.69）	33.14（33.12～33.16）
T2DM的累计患病率（%）	63.72（63.69～63.74）	50.14（50.10～50.17）	53.75（53.71～53.78）
预防每个T2DM案例的成本（美元）①	—	299.67（298.88～300.46）	272.23（271.50～272.96）
预防每个T2DM案例的成本（美元）②	—	385.89（381.58～390.20）	—

注：①两种筛查策略与对照组相比；②两种筛查策略之间比较。

5.2.5 空气污染

2015—2018年，中国政府在大气污染治理方面作出了巨大努力，包括空气质量监测、能源结构调整、工业、交通和家庭污染物减排等。随着1520亿元人民币的专项投入，京津冀城市群及周边“2+26”地区的$PM_{2.5}$、PM_{10}、SO_2和NO_2年均浓度分别从77μg/m³、132μg/m³、38μg/m³和46μg/m³下降到60μg/m³、109μg/m³、20μg/m³和43μg/m³。据估计，空气质量的改善避免了27 021例（95%CI：12 548～39 738）因暴露于空气污染而导致的过早死亡，其中包括45%、17%和15%的心肺、肺癌和呼吸道疾病病例。减少空气污染也有效地减少了工作时间损失，到2018年，总工作时间损失减少了3.8×10^7（95% CI：1.8×10^7～5.6×10^7）h，人均工作时间损失减少了0.28（95%CI：0.13～0.41）h。从经济方面来看，通过使用统计寿命值（VSL）计算，2016—2018年这些地区的大气污染控制行动共节省了95.6（95%CI：44.2～141）亿元人民币的经济损失，2016年、2017年、2018年的经济效益分别占当年GDP增长的0.25%、0.19%和0.52%。总效益－成本比为63.7%（95%CI：29.4%～93.7%）。由于其他城市对大气污染传播渠道的区域贡献，北京和天津的成本效益相对较低。尽管存在不确定性，但研究结果清楚地表明，在京津冀及周边"2＋26"地区采取行动对于治理空气污染具有重要的环境、健康和经济效益[12]。

5.2.6　冠心病

一项基于FOURIER试验数据、索赔数据库和已发表文献的卫生经济学评价研究表明，在成人冠状动脉疾病和低密度脂蛋白胆固醇（LDL-C）水平＞70mg/dl的中国成年患者中，与安慰剂相比，依洛尤单抗增量QALY为1.25，增量成本为18 714元，ICER为14 969元/QALY，低于支付意愿（WTP）阈值（80 976元/QALY，中国人均GDP，2021）。概率敏感度分析的结果显示，在80 976元/QALY的阈值下，依洛尤单抗联合他汀类药物具有成本－效果的概率为100%[13]（表5-2-7）。

表5-2-7　依洛尤单抗联合他汀类药物治疗成人冠脉疾病的成本－效果

治疗策略	总成本（元）	增量成本（元）	QALY	增量QALY	ICER（元/QALY）
依洛尤单抗＋他汀类药物	137 207	18 714	6.03	1.25	14 969
安慰剂＋他汀类药物	118 493	—	4.78	—	—

根据另外一项依洛尤单抗联合他汀类药物治疗近期急性冠状动脉综合征（ACS的）成本－效果分析研究，与依折麦布联合他汀类药物相比，依洛尤单抗增量成本－效果比为87 050元/QALY，在支付意愿门槛为217 341元/QALY下，依洛尤单抗联合他汀类药物具有成本－效果，概率敏感性分析结果显示其具有成本－效果的概率为100%。因此在中国ACS事件的患者中，依洛尤单抗＋他汀类药物联合用药是具有经济性的治疗选择[14]。

使用踝肱指数（ABI）测试对冠状动脉疾病（CAD）患者进行外周动脉疾病（PAD）筛查价格低廉且无创，并且具有较高的灵敏性和特异性。一项卫生经济学评价研究模拟了中国75岁CAD患者进行PAD筛查25年的有效性和成本，如果PAD筛查呈阳性，则给予利伐沙班治疗，将筛查组与中国的无筛查策略组进行比较。研究结果发现，模拟25年，经过一次ABI筛查后，增量成本为4959元人民币（约740美元），增量QALY为0.054，ICER值为91 936元人民币（约13 717美元）/QALY（表5-2-8），高于支付意愿门槛（72 447元/10 809美元），ABI筛查不具有成本－效果。与利伐沙班有关的全因死亡率的降低及其费用是影响ICER的最主要因素。在同样的支付意愿门槛下，如果将利伐沙班的每月费用降低到184.5元人民币（约27.5美元）或使用国产的利伐沙班，这项筛查将具有成本－效果。因此，对于中国的CAD患者，PAD的ABI筛查结合低剂量利伐沙班给药并不具有成本－效果，但是政策引导的国产品牌利伐沙班的成本变化可以很容易地解决这个问题[15]。

表5-2-8　踝肱指数（ABI）筛查的成本－效果

筛查策略	成本（元）	增量成本（元）	QALY	增量QALY	ICER/（元/QALY）
不筛查	92 133	—	4.891	—	—
筛查	97 092	4959	4.945	0.054	91 936

5.2.7 卒中

在24h内进行血管内治疗已被证明可以改善大面积梗死的急性缺血性卒中患者的预后。一项卫生经济学评价结果显示，与仅用内科治疗相比，急性缺血性卒中伴大面积梗死的血管内治疗从第四年开始和一生中都具有成本-效果。从长远来看，血管内治疗产生了1.33QALY的终生获益，额外费用为73 900元（11 400美元），ICER为55 500元（8530美元）（表5-2-9），在支付意愿阈值为243 000元/QALY（2021年，3倍人均GDP）时，概率敏感性分析结果显示血管内治疗在99.5%的模拟运行中具有成本-效果。因此血管内治疗急性缺血性卒中伴大面积梗死在中国具有成本-效果[16]。

表5-2-9　血管内治疗的成本-效果

治疗策略	成本（元）	增量成本（元）	QALY	增量QALY	ICER（元/QALY）
药物治疗	154 740	—	2.467	—	—
血管内治疗+药物治疗	228 660	73 920	3.800	1.333	55 454

一项在前循环大血管闭塞患者中，单独使用血管内血栓切除术（EVT）的经济分析研究结果显示，在指数卒中住院时，单独使用EVT组的平均药物成本比EVT+阿替普酶（IVT）组低487美元，单独使用EVT组的平均EVT相关成本高出479美元，但差异不显著。在试验的90天内，单独使用EVT和EVT+IVT的总成本（差异-222美元）或效用值（中位数0.84与中位数0.85）差异无统计学意义。在生命周期内，单独EVT和EVT+IVT产生的生命周期QALY（2.02QALY与1.90QALY）和成本（26 795美元与27 632美元）相当。该研究发现，单独使用EVT与EVT+IVT相比没有明显的经济优势[17]。

一项基于强化控制高血压和溶栓卒中研究（ENCHANTED）试验的卫生经济学研究，评估了低剂量阿替普酶与标准剂量阿替普酶在中国治疗急性缺血性卒中的成本-效果。结果显示，虽然低剂量组阿替普酶的平均成本较低（1569美元，标准剂量组为2154美元），但由于低剂量组的住院费用较高，总成本比标准剂量组高56美元。与标准剂量组相比，低剂量组的QALY略低（表5-2-10）。结果表明，与使用标准剂量相比，使用低剂量阿替普酶不会节省总医疗成本，也不会导致中国急性缺血性卒中患者QALY的增加[18]。

表5-2-10　低剂量与标准剂量阿替普酶治疗急性缺血性卒中成本-效果（95%CI）

治疗策略	总成本（美元）	增量成本（美元）	QALY	增量QALY
标准剂量	8561（7933～9190）	—	0.212（0.207～0.218）	—
低剂量	8618（7768～9467）	56（-1000～1113）	0.205（0.199～0.211）	-0.008（-0.016～0.001）

5.2.8 心血管疾病

一项基于COMPASS试验的卫生经济学评价结果显示，在中国稳定心血管疾病患者中，与单独使用阿司匹林组相比，低剂量利伐沙班联合阿司匹林组增加的成本为7937.30美元/QALY。与单独使用阿司匹林组相比，单独使用利伐沙班组增加的成本为15 045.78美元/QALY（表5-2-11）。支付意愿阈值为11 000美元，在稳定心血管疾病患者的二级预防中，低剂量利伐沙班联合阿司匹林可能具有成本-效果[19]。

表5-2-11　利伐沙班治疗中国稳定心血管疾病患者的成本-效果

治疗策略	成本（美元）	增量成本（美元）	QALY	增量QALY	ICER（美元/QALY）
阿司匹林	1445.06	—	48.20	—	—
利伐沙班	7773.92	6328.86	48.63	0.42	15 045.78
低剂量利伐沙班联合阿司匹林	4818.65	3373.59	48.63	0.43	7937.30

（执笔人：冯芮华　曹　雪　审稿人：王增武　陈育德）

参考文献

[1] LI K C，HUANG L P，TIAN M Y，et al. Cost-effectiveness of a household salt substitution intervention：Findings from 20 995 participants of the salt substitute and stroke study［J］. Circulation，2022，145（20）：1534-1541.

[2] 黄聪慧，魏艳丽，霍军生，等. 农村6～23月龄婴幼儿营养包干预的成本-效益分析［J］. 卫生研究，2022，03（51）：432-436.

[3] ZANGANEH M，ADAB P，LI B，et al. Cost-effectiveness of a school-and family-based childhood obesity prevention programme in China：The "CHIRPY DRAGON" cluster-randomised controlled trial［J］. Int J Public Health，2021，66：1604025.

[4] CHEN Z，JIANG S，WANG Y F，et al. Pharmacoeconomics of obesity in China：a scoping review［J］. Expert Rev Pharmacoecon Outcomes Res，2021，21（2）：173-181.

[5] WANG Y F，ZHAO L，GAO L W，et al. Obesity in China 3. Health policy and public health implications of obesity in China［J］. Lancet Diabetes Endocrinol，2021，9（7）：446-461.

[6] FAN J L，ZHENG W J，LIU W，et al. Cost-effectiveness of intensive versus standard blood pressure treatment in older patients with hypertensive in China［J］. Hypertension，2022，79（11）：2631-2641.

[7] HU S，GU S，QI C，et al. Cost-utility analysis of semaglutide for type 2 diabetes after its addition to the National Medical Insurance System in China［J］. Diabetes Obes Metab，2023，25（2）：387-397.

[8] JIANG Y Q，LIU R Z，XUAN J W，et al. A Cost-effectiveness analysis of iGlarLixi versus IDegAsp and appropriate price exploration of iGlarLixi for Type 2 diabetes mellitus patients in China［J］. Clin Drug Investig，2023，43（4）：251-263.

[9] LUO Q，ZHOU L，ZHOU N T，et al. Cost-effectiveness of insulin degludec/insulin aspart versus biphasic insulin aspart in Chinese population with type 2 diabetes［J］. Front Public Health，202210：1016937.

[10] HUANG KY，WANG Y，SUN SJ，et al. Cost-effectiveness analysis of dapagliflozin plus standard treatment for patients With Type 2 Diabetes and high risk of cardiovascular disease in China［J］. Front Public Health，2022，10：936703.

[11] HAO J，YAO Q，LIN Y，et al. Cost-effectiveness of two screening strategies based on Chinese diabetes risk score for pre-diabetes in China［J］. Front Public Health，2022，10：1018084.

[12] ZHAO N，ELSHAREEF H，LI B，et al. The efforts of China to combat air pollution during the period of 2015-2018：A case study assessing the environmental，health and economic benefits in the Beijing-Tianjin-Hebei and surrounding "2＋26" regions［J］. Sci Total Environ，2022，853：158437.

[13] XIE W，SONG Y，QIN X，et al. Cost-effectiveness of evolocumab in adult patients with atherosclerotic cardiovascular disease from Chinese Healthcare Perspective［J］. Adv Ther，2023，40（2）：489-503.

[14] XI XY，WANG X，XIE W W，et al. Comparison of evolocumab and ezetimibe，both combined with statin therapy，for patients with recent acute coronary syndrome：a cost-effectiveness analysis from the Chinese Healthcare Perspective［J］. Cardiovasc Drugs Ther，2023，37（5）：905-916.

[15] XING Y，QIU Y，YANG L，et al. Cost-effectiveness analysis of screening for peripheral artery disease in patients with coronary artery disease in China：a Markov model［J］. Int J Cardiol. 2023，371：420-426.

[16] PAN Y S，HUO X C，JIN A M，et al. Cost-effectiveness of endovascular therapy for acute ischemic stroke with large infarct in China［J］. J Neurointerv Surg，2023 Jun 16：jnis-2023-020466.

[17] MA H，ZHOU Y，GAO L，et al. Cost-effectiveness of thrombectomy alone versus alteplase before thrombectomy in acute ischemic stroke：results from the DIRECT-MT［J］. J Neurosurg，2023，139（3）：678-686.

［18］SI L，CHEN X，OUYANG M，et al. Cost-effectiveness of low-dose compared to standard-dose alteplase for acute ischemic stroke in China：a within-trial economic evaluation of the ENCHANTED Study［J］. Cerebrovasc Dis，2023，52（2）：145-152.
［19］FENG T，ZHENG Z，GAO S，et al. Cost-effectiveness analysis of rivaroxaban in Chinese patients with stable cardiovascular disease［J］. Front Pharmacol，2022，13：921387.

常用英文缩略语

A

ABI 踝肱指数
ADHF 急性失代偿性心衰
ACC 美国心脏病学会
ACEI 血管紧张素转化酶抑制剂
ACM 致心律失常型心肌病
ACS 急性冠脉综合征
AF 心房颤动
AHA 美国心脏协会
AKI 急性肾损伤
AMI 急性心肌梗死
APE 急性肺栓塞
AR 主动脉瓣关闭不全
ARB 血管紧张素Ⅱ受体阻断剂
ARVC 致心律失常性右室心肌病
AS 主动脉瓣狭窄
ASCVD 动脉粥样硬化性心血管疾病
ASMR 年龄标化死亡率

B

BMI 体重指数
BPA 球囊肺动脉成形术
BRS 生物可吸收支架

C

CABG 冠状动脉旁路移植术
CAMI 中国急性心肌梗死注册研究
CANCDS 中国成人营养与慢性病监测
CAS 颈动脉支架成形术
CCACH 中国儿童青少年心血管健康调查
CCC 中国心血管病医疗质量改善项目
CCDRFS 中国慢性病及危险因素监测
CCr 肌酐清除率
CCS 慢性冠脉综合征
CCSR 中国心脏外科注册研究
CDS 中华医学会糖尿病分会
CEA 颈动脉内膜剥脱术
CHARLS 中国健康与养老追踪调查
CHD 冠心病
China-HEART 心血管高危人群早期筛查与综合干预项目
China-HF 中国心力衰竭注册登记研究
China-PAR 中国动脉粥样硬化性心血管病风险预测研究
China-PEACE 中国心血管病高危人群早期筛查与综合干预项目
CHLS 中国健康素养调查
CHNS 中国健康与营养调查
CHS 中国高血压调查
cIMT 颈动脉内膜中层厚度
CKB 中国慢性病前瞻性研究
CKD 慢性肾脏病
CK-MB 肌酸激酶同工酶
CLHLS 中国老年健康影响因素跟踪调查
CMR 心脏核磁共振
CNDMDS 中国糖尿病和代谢异常研究
CNHS 中国居民营养与健康状况监测
CNNS 中国居民营养调查
CNSCKD 中国慢性肾病工作组调查
CNSSPP 中国卒中筛查与预防项目
CNSSS 中国卒中筛查项目
COPD 慢性阻塞性肺疾病
CPACS 中国急性冠状动脉综合征临床路径研究
CRRT 持续肾脏替代治疗
CRT 心脏再同步化治疗
CSPP 中国卒中预防项目
C-STRIDE 中国慢性肾脏病队列研究
CTD 结缔组织病
CTEPH 慢性血栓栓塞性肺动脉高压
CT-FFR CT血流储备分数
CTO 慢性完全闭塞
CTPEH 慢性血栓栓塞性肺动脉高压
CURB 射频消融联合球囊扩张术
CVD 心血管疾病

D

DALY 伤残调整寿命年
DCM 扩张型心肌病
DM 糖尿病

DVT　深静脉血栓形成

E

ECMO　体外膜肺氧合
eGFR　估算肾小球滤过率
EMS　紧急医疗服务
ESC　欧洲心脏病学会
EVAR　腹主动脉腔内修复术

F

FBG　空腹血糖

G

GBD　全球疾病负担
GLP-1RA　胰高糖素样肽受体激动剂

H

HbA1c　糖化血红蛋白
HCM　肥厚型心肌病
HCR　冠状动脉杂交术
HDL-C　高密度脂蛋白胆固醇
HF　心力衰竭
HFpEF　射血分数保留的心力衰竭
HFmrEF　射血分数轻度降低的心力衰竭
HFrEF　射血分数降低的心力衰竭
HOCM　肥厚型梗阻性心肌病
HOS　出血性及其他卒中
HQMS　医院质量监测系统
HR　风险比
HSAT　家庭睡眠呼吸暂停监测

I

IABP　主动脉内球囊反搏
IBP　有创血压
ICD　植入型心律转复除颤器
ICER　增量成本－效果比
ICH　脑出血
IDF　国际糖尿病联盟
IHD　缺血性心脏病
INR　国际标准化比值
IPAH　特发性肺动脉高压
IS　缺血性卒中

L

LBBB　左束支传导阻滞
LBBP　左束支起搏技术
LDL-C　低密度脂蛋白胆固醇
LEAD　下肢动脉疾病
LVEF　左室射血分数
LVNC　左室心肌致密化不全

M

MACE　主要不良心血管事件
MACCE　主要不良心脑血管事件
MET　代谢当量
MFR　肌肉－脂肪比
MINOCA　冠状动脉非阻塞性心肌梗死
MR　二尖瓣反流
MS　代谢综合征

N

NCEP　美国国家胆固醇教育计划
NIBP　无创血压
NIHF　非缺血性心衰
NHSS　全国健康服务调查
NSTEMI　非ST段抬高型心肌梗死
NSVT　非持续性室性心动过速
NYHA　纽约心脏协会

O

OCT　光学相干断层成像术
OR　比值比
OSA　阻塞性睡眠呼吸暂停
OSAHS　阻塞性睡眠呼吸暂停低通气综合征

P

PA　身体活动
PAD　外周动脉疾病
PADN　肺动脉去神经术
PAF　人群归因分值
PAH　动脉型肺动脉高压
PAR%　人群归因危险度百分比
PCI　经皮冠状动脉支架植入术/冠状动脉介入治疗
PCSK9　前蛋白转化酶枯草溶菌素9
PE　肺栓塞
PEA　肺动脉血栓内膜切除术
PH　肺动脉高压
PSS　原发性干燥综合征
PTCA　经皮冠状动脉腔内成形术
PTPA　经皮肺动脉成形术

Q

QALY　质量调整生命年
QFR　定量血流储备分数

R

RAS　肾动脉狭窄
RCM　限制型心肌病
RFCA　导管射频消融
RR　相对危险度

S

SAH　蛛网膜下腔出血
SAVR　单纯外科主动脉瓣置换术
SCD　心源性猝死

SDB　睡眠呼吸障碍
SDI　社会人口学指数
SGLT2i　钠－葡萄糖共转运蛋白-2抑制剂
SLE　系统性红斑狼疮
SNP　单核苷酸多态性
SSc　系统性硬化症
STEMI　ST段抬高型心肌梗死
STEP　老年高血压患者血压干预策略

T

TAR＋FET　主动脉全弓置换＋冷冻象鼻手术
TAVR　经导管主动脉瓣置换术
TC　总胆固醇
TCAR　经颈动脉血管重建
TEVAR　胸主动脉腔内修复术
TG　甘油三酯
TIA　短暂性脑缺血发作
TMVR　经导管二尖瓣置换术
TRV　三尖瓣反流速度
TSP　总悬浮颗粒物

U

UACR　尿白蛋白肌酐比

V

VTE　静脉血栓栓塞症

W

WHO　世界卫生组织

Y

YLD　健康寿命损失年
YLL　寿命损失年

NCCD

国家心血管病中心

NATIONAL CENTER FOR CARDIOVASCULAR DISEASES